U0233402

Percutaneous Collagen Induction
With Microneedling
A Step-by-Step Clinical Guide

美容微针疗法
临床应用指南

注　意

　　该领域的理论知识和临床实践在不断变化。随着新的研究与经验不断扩充我们的知识结构，有必要在实践、治疗和用药方面做出适当的改进。建议读者核实与操作相关的最新信息，或查阅每种药物生产厂家所提供的最新产品信息，以确定药物的推荐剂量、服用方法、服用时间以及相关禁忌证。医师根据对患者的了解和相关经验，确立诊断，以此确认每一位患者的用药剂量和最佳治疗方法，并采取适当的安全预防措施，是其职责所在。不论是出版商还是著作者，对于在本出版物使用过程中引起的或与本出版物相关的所有个人或财产的损伤和（或）损失，均不承担任何责任。

出版者

中国整形美容协会微针专业委员会推荐用书

Percutaneous Collagen Induction
With Microneedling
A Step-by-Step Clinical Guide

美容微针疗法
临床应用指南

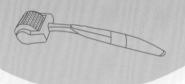

原 著 Emerson Lima　Mariana Lima
主 译 廖 勇
译 者 陈玉容　廖 勇　王一淼
　　　陈泳诗　甘嘉荷　赵良森

北京大学医学出版社

MEIRONG WEIZHEN LIAOFA LINCHUANG YINGYONG ZHINAN

图书在版编目（CIP）数据

美容微针疗法临床应用指南 /（巴）爱默生·利马（Emerson Lima），（巴）玛丽安娜·利马（Mariana Lima）原著；廖勇主译. —北京：北京大学医学出版社，2021.8（2023.5 重印）
书名原文：Percutaneous Collagen Induction With Microneedling: A Step-by-Step Clinical Guide
ISBN 978-7-5659-2446-0

Ⅰ. ①美… Ⅱ. ①爱… ②玛… ③廖… Ⅲ. ①美容术－指南 Ⅳ. ① R625-62

中国版本图书馆 CIP 数据核字（2021）第 129275 号

北京市版权局著作权合同登记号：图字：01-2021-3226

First published in English under the title
Percutaneous Collagen Induction With Microneedling: A Step-by-Step Clinical Guide
by Emerson Lima and Mariana Lima
Copyright © Emerson Lima and Mariana Lima, 2021
This edition has been translated and published under licence from
Springer Nature Switzerland AG.

Simplified Chinese translation Copyright © 2021 by Peking University Medical Press.
All Rights Reserved.

美容微针疗法临床应用指南

主　　译：廖　勇
出版发行：北京大学医学出版社
地　　址：（100191）北京市海淀区学院路38号　北京大学医学部院内
电　　话：发行部 010-82802230；图书邮购 010-82802495
网　　址：http：//www.pumpress.com.cn
E-mail：booksale@bjmu.edu.cn
印　　刷：北京金康利印刷有限公司
经　　销：新华书店
责任编辑：李　娜　　责任校对：靳新强　　责任印制：李　啸
开　　本：889 mm×1194 mm　1/16　印张：14　字数：400千字
版　　次：2021年8月第1版　2023年5月第3次印刷
书　　号：ISBN 978-7-5659-2446-0
定　　价：180.00元

版权所有，违者必究
（凡属质量问题请与本社发行部联系退换）

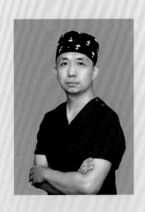

廖勇，现任远想集团医学中心副总经理兼美联体科室主任，原解放军总医院第七医学中心皮肤科主治医师，医学博士。硕士阶段师从廖万清院士，博士阶段师从杨蓉娅教授，长期致力于问题皮肤和面部年轻化综合诊疗方案的制订及临床应用（药物、光声电、注射及线雕技术）。在国内外期刊发表论文30余篇，其中SCI收录论文20篇。主译《敏感性皮肤综合征》《皮肤美容激光与光治疗》及《Plewing & Kligman 痤疮与玫瑰痤疮》。作为主研人获得国家自然科学基金及北京市自然科学基金支持，并入选北京市科技新星培养计划。任北京医学会皮肤性病学分会青年委员、中华预防医学会皮肤病与性病预防与控制分会青年委员、中国中西医结合学会医学美容专业委员会激光与皮肤美容专家委员会常委、中国非公立医疗机构协会整形与美容专业委员会青年委员、中国职业安全健康协会医美与整形安全专业委员会委员。

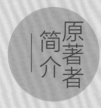

原著者简介

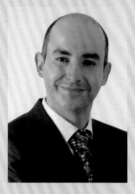

Emerson Lima

巴西伯南布哥州联邦大学应用免疫学专业博士后
巴西圣保罗大学皮肤病学博士
巴西累西腓市仁慈堂医院皮肤科指导医师
巴西累西腓市仁慈堂医院美容与整形外科主任医师
巴西伯南布哥州联邦大学附属医院银屑病与银屑病关节炎临床研究
　中心合作皮肤科医生
巴西皮肤病学会及巴西医学会会员

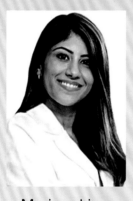

Mariana Lima

巴西累西腓市仁慈堂医院毛发与头皮疾病门诊部主任医师
巴西累西腓市仁慈堂医院皮肤科指导医师
巴西皮肤病学会及巴西医学会会员
美国迈阿密大学毛发疾病领域研究员

近年来，中国医疗美容行业进入快速发展期。微创医学美容技术由于无需手术、见效快、风险小、效果可逆等优势较手术类项目增长更快，已成为引领医学美容的主流技术。其中微针疗法是继微创注射、光声电治疗、美塑疗法之后发展空间巨大的医学美容治疗技术。既往大量的临床实践和基础研究证实了微针疗法的安全性和有效性，深受求美者的欢迎。随着微针疗法在医疗美容机构的逐渐普及应用，越来越多的从业医师将微针治疗技术应用于日常工作中。该技术可单独使用或联合功效性产品，高年资医师基于治疗需求也可将微针疗法联合现有的其他医学美容项目进行应用，通过发挥协同作用而进一步提高预期的美容效果。

由于微针疗法在我国皮肤美容领域应用起步较晚，针对微针疗法的规范操作流程和行业监管等方面缺乏共识性标准。为促进微针疗法在医疗美容行业应用的良性、有序发展，并为政府部门的有效监管提供依据，2020 年 12 月，中国整形美容协会的相关领域专家团承接并启动了"微针治疗操作规范团体标准"的制定工作，本人有幸作为委员会秘书和执笔人之一参与了制定工作。该团体标准对微针疗法的患者选择、操作方法、操作人员和机构资质、匹配产品等进行了原则性的规范，但对于微针疗法在临床实操中更为专业化的内容仍有待进一步细化。

本书是原著作者 20 年微针临床操作经验的系统化总结，内容涵盖各种继发性瘢痕、皱纹、膨胀纹、皮肤松弛症、脱发、橘皮组织以及黄褐斑等相关医学美容适应证的具体治疗（治疗前、治疗中及治疗后细则）及成功案例展示，同时分享了微针疗法与常用医学美容治疗手段联合应用的相关经验，对于广大美容皮肤科医师的临床工作具有实践指导意义。基于此，我们团队将其翻译介绍给国内同道，以期有助于微针疗法在国内临床安全、有效地使用，同时也配合"微针治疗操作规范团体标准"的推广，以促进相关学科从业人员对微针疗法的规范化应用。

廖 勇

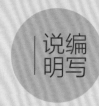

编写说明

本书旨在为新型微针疗法的临床应用提供指导，从而使该医学美容领域已广泛使用的治疗手段得到进一步拓展。

微针疗法是对现有的难治性皮肤病治疗方法的有益补充。基于我们专业团队在瘢痕、皱纹、膨胀纹、皮肤松弛症、脱发、硬皮病、橘皮组织以及白癜风治疗领域超过 20 年的临床经验，我们编写本书的目的是将过去 10 年间在巴西得到广泛认同的锐针及微针治疗经验与研究成果和同道们进行分享。

凭借皮肤科医生的天赋与创造力，我们希望为深受上述皮损困扰的患者带来显著的外观改善效果，从而提高其生活质量。

Emerson Lima

Mariana Lima

目录

第一章
微针疗法的临床应用基础

一、微针疗法与剥脱性治疗

通过剥脱性治疗促进胶原蛋白合成与重塑已成为皮肤科的经典治疗手段。采用机械性或化学性治疗使表皮层剥离，有利于包括白介素-1（interleukin-1，IL-1）在内的细胞因子（特别是炎症性因子）的释放以及炎症细胞的趋化，最终以瘢痕组织取代受损组织。

中度和深度的化学剥脱术作为剥脱性治疗的经典手段，得到皮肤科医生的广泛接受和应用，这是基于其有效刺激胶原蛋白合成的作用，从而达到减少皮肤皱纹和松弛，改善皮肤质地、亮度和色泽，以及美化修复瘢痕的效果，此外还可显著改善光损伤（图 1-1、1-2）。然而，此类治疗术后恢复的时间较长且易导致皮肤组织光过敏，增加了如增生性瘢痕、持续性红斑和肤色不均等并发症的风险，此外还易导致炎症后色素沉着和光敏性增加。

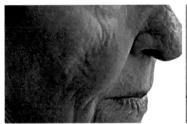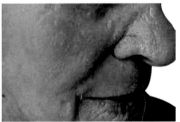

图1-1 患者接受皮肤磨削术联合 35% 三氯乙酸（TCA）剥脱术的治疗前与治疗后 3 个月的疗效对比，可见其皱纹与皮肤松弛症均获得改善（图片为作者个人资料）

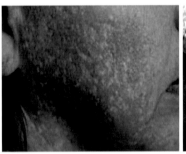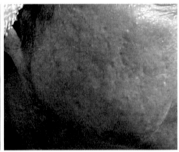

图1-2 肤色不均与萎缩性瘢痕患者接受 88% 苯酚剥脱术治疗前与治疗后 3 个月的疗效对比（图片为作者个人资料）

在剥脱性治疗过程中，表皮层及其基底膜被剥离，进而被瘢痕组织所替代，同时伴随真皮乳头层的重塑。此外，表皮层的破坏会引起炎症反应，从而刺激真皮组织产生平行排列且较粗大的胶原纤维束，而不是正常皮肤中相互交联形成的胶原纤维网。尽管治疗区域外观良好，但皮肤质地往往更坚硬。

研究表明，转化生长因子-β（transforming growth factor beta，TGF-β）在瘢痕形成的最初 48 h 内发挥了重要作用。因此，在 TGF-β1 和 TGF-β2 促进瘢痕胶原合成的同时，TGF-β3 则负责生成正常胶原以促进创面修复和愈合，几乎不存在瘢痕组织的特征。

近年来，为了缩短术后恢复时间且降低并发症风险，皮肤科医生更倾向于单一或联合应用微创治疗手段。鉴于此，微针经皮胶原诱导疗法（percutaneous collagen induction，PCI）[译者注：鉴于国内临床习惯，本书使用"微针疗法"（microneedling）这一术语] 给出了一种新的治疗选择，即在刺激胶原合成的同时能够避免剥脱性治疗中出现的完全去表皮化。

二、微针疗法的原理

Orentreich 等人首次报道了将细针应用于治疗瘢痕和皱纹以刺激胶原合成的案例，此后这个名为"皮下分离术（Subcision™）"的技术被临床广泛应用。其他学者在同样的操作准则下证实了他们的研究结果：新生胶原纤维和弹力纤维会取代原本断裂并剥离的表皮下胶原。21 世纪以来，有学者提出将微穿刺术结合于滚轮的方案，当作用于皮肤时，该装置能够制造大量深达真皮层的微通道，在引起出血的同时触发炎症信号，从而激活炎性级联反应，刺激胶原合成。

微针疗法最初由一位非洲的整形外科医生 Fernandes 完成临床评价（2006 年），他的研究基于 480 位有瘢痕、皱纹和皮肤松弛的患者，并获得了良好的术后效果，此后在全球范围内得到了广泛应用。巴西的皮肤科医生 Emerson Lima 自 2009 年开始研究微针疗法，并多次在学术会议中展示其治疗方案及疗效，共计发表了 12 篇科学论文并出版 2 本专著。该治疗手段始于对皮肤屏障完整性的损伤，目的是使角化细胞分离，从而引起细胞因子的释放，主要是 IL-1α，除此之外还有 IL-8、IL-6、肿瘤坏死因子-α（tumor necrosis factor alpha，TNF-α）和粒细胞 – 巨噬细胞集落刺激因子（granulocyte-macrophage colony-stimulating factor，GM-CSF）。这会诱发真皮层血管扩张和角质形成细胞迁移，以修复表皮层的损伤。微针创伤后的愈合过程分为三个阶段，为了更好地理解，我们在教学上可以这样划分：

• 第一阶段——损伤：血小板和中性粒细胞的释放提高了生长因子的功效，从而作用于角质形成细胞和成纤维细胞。这些生长因子包括转化生长因子-α（TGF-α）、TGF-β、血小板源性生长因子（platelet-derived growth factor，PDGF）、结缔组织活化蛋白Ⅲ和结缔组织生长因子（图 1-3）。

• 第二阶段——愈合：此时单核细胞取代了中性粒细胞，接着发生血管新生、上皮形成和成纤维细胞增殖等一系列修复过程，然后是Ⅲ型胶原蛋白、弹力蛋白、黏多糖和蛋白聚糖的合成。与此同时，单核细胞分泌成纤维细胞生长因子（fibroblast growth factor，FGF）、TGF-α 和 TGF-β。损伤发生后大约 5 天，纤连蛋白基质形成，从而使胶原蛋白在表皮层基底膜以下发生沉积（图 1-4）。

• 第三阶段——成熟：Ⅲ型胶原蛋白在愈合过程的初始阶段占主导地位，后来逐渐被更为稳定的Ⅰ型胶原蛋白所取代，后者的留存时间往往可达 5~7 年。

为了促成这一系列炎性级联反应，微针损伤必须深达皮下 1~2 mm，同时保持表皮层的部分完整性，即仅刺穿表皮，而不是完全剥离。随着数以百计的微损伤被制造出来，真皮层出血并伴随治疗区水肿，随后几乎即刻止血。这些反应的程度与术中所使用针长成正比。图 1-5 展示了一名患者在接受针长 2.5 mm 的微针手术后即刻出现的治疗反应，分别为大量出血期（a）、术后 10 min（b）和术后 20 min（c）。微针所造成的微通道逐渐闭合，因此出血量会在 20 min 内明显减少。在随后的 20 min 内，出血几乎完全停止，仅

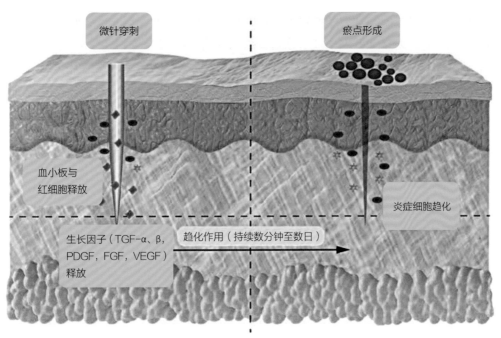

图1-3 微针穿刺所致即刻炎症反应的第一阶段。TGF-α：转化生长因子-α；PDGF：血小板源性生长因子；FGF：成纤维细胞生长因子；VEGF：血管内皮生长因子

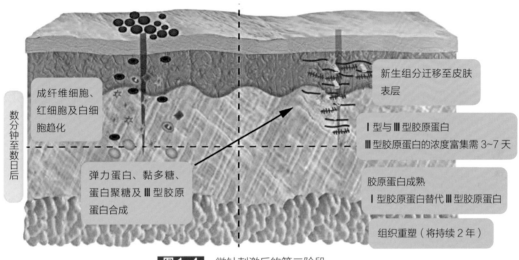

图1-4 微针刺激后的第二阶段

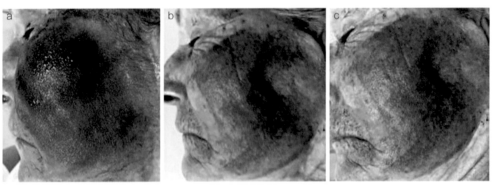

图1-5 患者接受微针治疗后的即刻表现（图片为作者个人资料）

可见微通道、细微血肿和渗出（通常为浆液性）。

　　然而，我们必须了解的是，微针在滚动的过程中并未完全穿透皮肤。据估测，3 mm 针头通常只能穿透皮肤 1.5 ~ 2 mm，或者大约穿刺至其针长的 50% ~ 70%。因此，当使用 1 mm 针头时，所造成的损伤通常非常表浅，并且与较长的针头相比，其所能引起的炎症反应通常更加有限（图 1-6）。

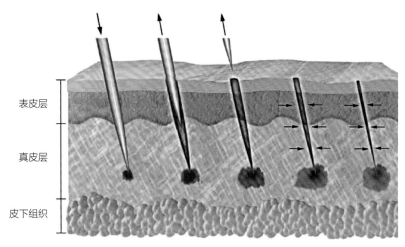

图 1-6 微针滚动过程中针头所致微通道的变化

三、微针疗法的特点

　　巴西的皮肤科医生 Emerson Lima 在瘢痕治疗方面有着 20 年的临床经验，加上他在剥脱性治疗（比如皮肤磨削术、激光和深度剥脱术）方面丰富的经验，使得他具备坚实的临床基础，从而能够对微针疗法实施中的每一个精确步骤进行研究。术中使用的器械为嵌有不锈钢针头的聚乙烯滚轮，针头对称成行排列，平均总数量为 190 个，具体视生产商而定。根据模型所示（图 1-7），针长在整体滚轮结构上保持不变，范围从 0.25 ~ 2.5 mm 不等。通常来说，使用 1.5 mm 以内针长并在局部麻醉下进行的治疗接受度较高。针头超过这一长度时则建议采用浸润麻醉。

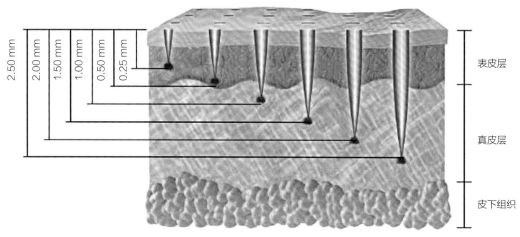

图 1-7 不同长度的针头所致不同程度皮肤穿刺的微针治疗适用范围示意图

尽管大多数患者仅需要在浸润麻醉下接受治疗，但某些情况则要求在医疗环境下使用镇静剂或全身麻醉。微针疗法是一种技术依赖型疗法，因此，操作人员对治疗器械的熟练程度和对技术的精通程度都是影响治疗效果的直接因素。例如，垂直施加在滚针上的力矢量不应超过6N，以避免伤及更深的解剖结构并造成预期外的疼痛（图1-8）。因此，通常建议采取执箸式握持方法，即将器械置于大拇指和示指之间，以控制大拇指施力。然而，握持方式可因人而异，以术者的舒适感为准，但更重要的是对于操作技术的精确把握。

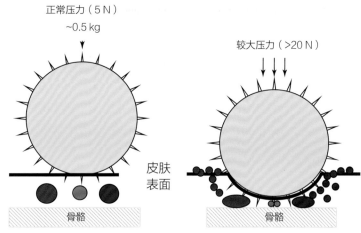

图1-8 滚轮针头所施加压力（以N表示）需将其保持于水平方向运动

此外，在短促而精确的来回滚动治疗过程中，制造微通道条带也至关重要。采取多少步骤来完成并不重要，重要的是根据预期达到的损伤效果来判定治疗终点。当第一条条带已经达到治疗终点时，即可开始在其上增加垂直和对角相交的新条带（图1-9）。治疗终点的反应从带瘀点的弥漫性红斑到均一性瘀斑不等。

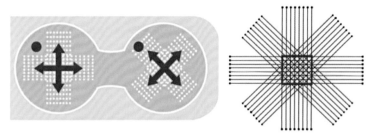

图1-9 微针治疗所致交错微通道条带示意图

瘀点出现的时间因受治疗皮肤的厚度、治疗部位（是否在骨表面）、面部或身体（是否有脂肪垫缓冲）和选择的针长而异。以痤疮瘢痕患者为例，较薄而松弛的皮肤（常为光老化所致）通常比较厚而坚韧的皮肤更早出现均匀的瘀点。

此外，这项治疗的适应证在不断增加。Emerson Lima 医生有超过 3000 个病例的治疗经验，治疗范围包括从头皮至足背等不同部位，也包括不同的光老化类型及皮肤类型，这就证明微针疗法是一种安全而用途广泛的治疗手段，即便针对高难度病例也能获得令人称奇的疗效。

四、微针疗法的优势

微针疗法无需剥离表皮层便能达到刺激胶原合成的效果，而且与剥脱性治疗相比，其组织再生所需时间往往更短，从而大幅降低了发生不良反应的风险。除此之外，不同于剥脱性治疗后形成的不稳定瘢痕组织，经微针治疗后的皮肤往往会变得更坚韧、厚实。

微针疗法可广泛应用于各种皮肤类型和肤色，而且可应用于皮脂腺密度较低的部位，例如颈部和四肢。此外，相比于其他技术成本较高的治疗方式，微针疗法的费用也相对较低。

五、微针疗法的不足

微针疗法是一项技术依赖型治疗手段（technical-dependent procedure），这就要求操作人员需接受专门的训练并深入理解皮肤的相关知识。同时，实施深度损伤后往往需要较长的恢复时间。医生需要在术前仔细评估患者的身体状况，以及治疗方案可能产生的相应疗效，以避免错判预期。此外，微针疗法是一种具有疼痛感的治疗手段，因此无论采取表面麻醉或是浸润麻醉，都有赖于实际的麻醉效果。

参考文献

[1] Aust MC. Percutaneous collagen induction therapy: an alternative treatment for scars, wrinkles, and skin laxity. Plast Reconstr Surg. 2008; 121(4): 1421–9.

[2] Bal SM, Caussian J, Pavel S, et al. In vivo assessment of safety of microneedle arrays in human skin. Eur J Pharm Sci. 2008; 35(3): 193–202.

[3] Brody HJ. Trichloroacetic acid application in chemical peeling, operative techniques. Plast Reconstr Surg. 1995; 2(2): 127–8.

[4] Camirand A, Doucet J. Needle dermabrasion. Aesthet Plast Surg. 1997; 21(1): 48–51.

[5] Cohen KI, Diegelmann RF, Lindbland WJ. Wound healing: biochemical and clinical aspects. Philadelphia: WB Saunders Co; 1992.

[6] Fabroccini G, Fardella N. Acne scar treatment using skin needling. Clin Exp Dermatol. 2009; 34(8): 874–9.

[7] Fernandes D. Minimally invasive percutaneous collagen induction. Oral Maxillofac Surg Clin North Am. 2006; 17(1): 51–63.

[8] Fernandes D, Massimo S. Combating photoaging with percutaneous collagen induction. Clin Dermatol. 2008; 26(2): 192–9.

[9] Lima E, Lima M, Takano D. Microneedling experimental study and classification of the resulting injury. Surg Cosmet Dermatol. 2013; 5(2): 1104.

[10] Orentreich DS, Orentreich N. Subcutaneous incisionless (subcision) surgery for the correction of depressed scars and wrinkles. Dermatol Surg. 1995; 21(6): 543–9.

第二章

微针疗法所致损伤的
分类与特征

一、损伤程度及与针长的关系

毫无疑问，微针疗法是一种技术依赖型治疗手段。选用不同的针长就对应着不同的治疗用途，这就需要在适应证和实施的损伤程度之间建立指导准则（图2-1）。常用滚轮微针和笔式微针的针长范围为0.25～2.5 mm，并且这些微针的穿透深度通常受限于表皮层，仅可触达真皮最浅层而趋近于真皮深层。因此，我们有必要在针头造成的损伤深度和损伤对应的反应之间建立联系，以更好地定义适应证。相比而言，这一原则也适用于剥脱性治疗，当选择某种产品实施表浅而非深度剥脱时，所选产品取决于预期治疗的适应证。此外必须指出，针长并不是治疗选择的唯一相关因素，其他直接影响治疗的因素如下：

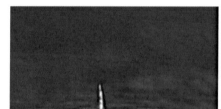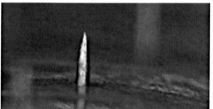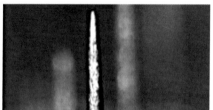

图 2-1 扫描电镜下所示不同长度针头的图像

- 力矢量及其强度：这取决于操作者及其技术培训。力度会影响损伤类型和损伤皮肤结构的风险。因此，力矢量应该保持精准并呈水平方向作用于皮肤，无论治疗区域为何处，都要追求效果的均一性。图2-2展示了在同一片区域，操作者所实施的不同程度的损伤。
- 皮肤厚度：皮肤越厚，对针头的阻力越大。相比于较薄的干性老化皮肤而言，针对较厚的油性年轻皮肤往往更难造成瘀斑状损伤（图2-3）。
- 皮肤松弛度：松弛的皮肤更易造成损伤，因此更容易对针头的作用出现反应。因此，即使采用较短的针长，也可能导致严重损伤（图2-4）。

• 弹性组织变性：皮肤弹性组织变性程度越高，想要获得均匀的损伤就越困难。当弹性组织变性的程度较大时，针头可能伤害到面部以外区域。组织柔韧性较差时，实施的创伤则可能不符合预期的疗效。因此，操作技术是至关重要的（图 2-5 ）。

• 脂肪垫的厚度：与前额和颈部区域相比，针对诸如臀部、腹部和大腿这些皮下组织较厚的区域实施损伤时可见明显的缓冲作用。因此，对于这些部位，要想造成程度相当的损伤往往需要更长的针头，这也意味着作用于面部时则需要相对较短的针头（图 2-6 ）。

• 骨性隆突：人体表面并不具备完全平坦之处，微针往往作用于凹凸不平的表面。这样一来，滚轮不能单一方式使用，还需要由操作者自行调适，使其尽可能作用均一。除此之外，达到预期损伤程度的应用基础还包括：①使用水平方向的力矢量；②注意配合每一治疗区域，按需改变手柄弯曲度。因此，操作技术是至关重要的。

• 纤维变性程度和瘢痕：两者会对针头产生阻力，为了克服这些因素，通常需要使用更长的针头，并且需要操作者施以适当的力度。通常建议将微针以 90° 作用于皮肤以去除变性纤维束（fibrosis beams），这需要较高的操作精确度以及对于技术的精通。

微针疗法针对不同皮肤类型的适应证显示了这项治疗手段的广泛用途。

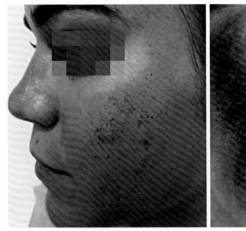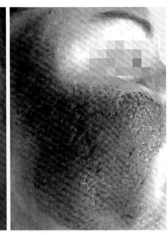

图 2-2 左图为中度损伤，右图为深度损伤

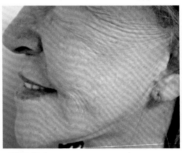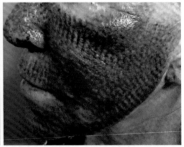

图 2-3 皮肤较薄患者接受 2.5 mm 针长的微针治疗前与治疗后即刻效果图

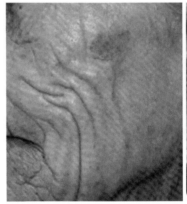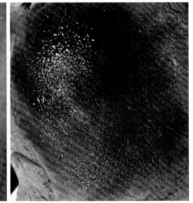

图 2-4 皮肤松弛患者颊部接受 2.5 mm 针长微针治疗前与治疗后即刻效果图

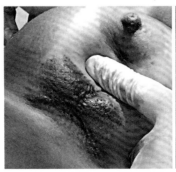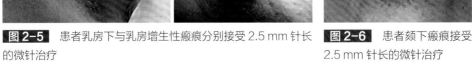

图 2-5 患者乳房下与乳房增生性瘢痕分别接受 2.5 mm 针长的微针治疗

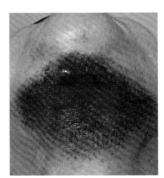

图 2-6 患者颏下瘢痕接受 2.5 mm 针长的微针治疗

一旦完成对于皮肤和待治疗区域特征的评估后，就需要设定治疗目标，例如去除变性纤维束、均匀肤色，改善皮肤的质地和亮度，改善浅表皱纹，治疗新、旧膨胀纹，刺激皮肤松弛部位的胶原合成，或者重构皮肤硬化区域的异常胶原。这些治疗目标都将决定针长的选择和预期实施的损伤程度。

因为这是一项会产生疼痛感的治疗手段，根据损伤程度而选择相应的麻醉方式也很重要。当使用较短的针头时，表面麻醉足矣；而使用较长的针头时，则需要采用浸润麻醉。麻醉剂的渗透也会影响微针穿透的效果，这是因为皮肤会变得肿胀，由此产生的阻力将促使皮肤扩张，从而需要操作者施加更为直接的力矢量。

Emerson Lima 等人认为猪皮与人体皮肤相仿，故利用生猪皮模型开展实验研究，并建立了针长和实施损伤深度之间的关系。治疗由同一位操作者在同样的手术时间实施，建立了力度和滚针通过次数的统一模式。用针长 0.5 mm、1.0 mm、1.5 mm、2.0 mm 和 2.5 mm 的微针分别造成损伤，其差异肉眼可辨（图 2-7）。针对第一阶段（术后即刻进行）的镜检显示，主要的组织变化是血管扩张，并伴有红细胞溢出。这一结果见于浅表层次，使用 0.5 mm 的针头即可触及真皮乳头层，更长的针头则可触达真皮网状层（图 2-8、2-9）。此外，治疗引发的出血量也与针长的增加成正比。除了针刺通道外，光镜下可见表皮层保持完好无损（图 2-10）。样本中没有出现皮下蜂窝组织的损伤。

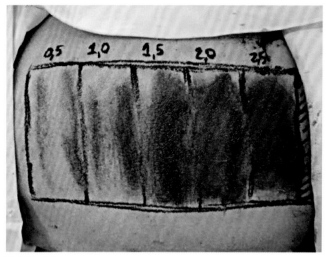

图 2-7 对于生猪皮进行的直观评价可见不同针长（0.5 mm、1.0 mm、1.5 mm、2.0 mm 及 2.5 mm）所致损伤的差异

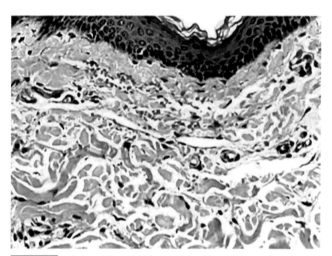

图 2-8 0.5 mm 针头所致真皮乳头层出血（HE 染色，100×）（图片由 Daniela Takano 医生提供）

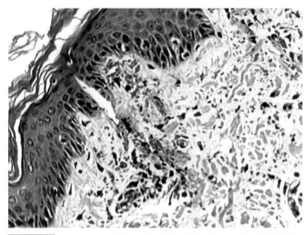

图 2-9 2.5 mm 针头所致皮肤深层出血累及真皮网状层（HE 染色，100×）（图片由 Daniela Takano 医生提供）

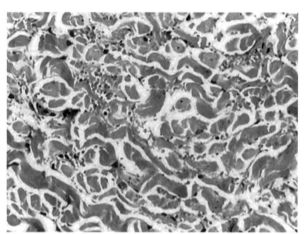

图 2-10 针头所致微通道引起出血，可见邻近表皮层无明显改变（HE 染色，100×）（图片由 Daniela Takano 医生提供）

二、损伤程度的分类

基于上述实验结果，研究者提出根据针长及其致损伤能力，将损伤程度分为轻度、中度和深度（表 2-1）。随后，他们还提出了损伤类型与最佳适应证之间的关系（表 2-2）。这个研究旨在建立滚针所用针长及其对皮肤造成的损伤之间的关系，从而帮助选择针对不同适应证的治疗器械。图 2-11 展示了在 6 个不同的身体部位（前胸、足背、肩部、腹部、股部和乳房）所造成的均匀瘀斑，均为研究者应用微针疗法后获得的治疗终点。

表 2-1　基于不同针长对微针疗法所致损伤程度的分类

刺激特征	针长
轻度损伤	0.25 mm 和 0.5 mm
中度损伤	1 mm 和 1.5 mm
深度损伤	2 mm 和 2.5 mm

引自参考文献 [9]。

表 2-2　基于不同适应证对微针疗法所致损伤程度的分类

刺激特征	主要适应证
轻度损伤	经皮给药，细纹，亮度和肤质的改善
中度损伤	皮肤松弛，皱纹，整体皮肤年轻化
深度损伤	明显的凹陷性瘢痕，膨胀纹，波浪状及收缩性瘢痕

引自参考文献 [9]。

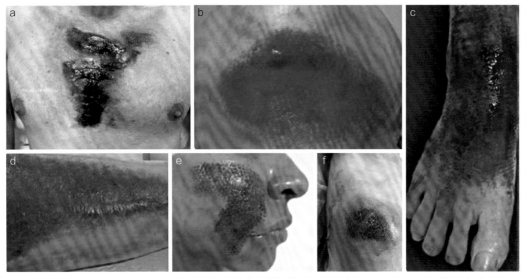

图 2-11　作为预期治疗终点，针对 6 处不同躯体部位的微针治疗都获得均匀的瘀斑。图片所示分别为前胸（a）、下颌部（b）、足背部（c）、股部（d）、面部（e）及肩部（f），以建议的损伤程度对上述部位进行治疗是安全的

三、小结

由于微针疗法是一种强技术依赖型的治疗手段，针对每种特定情况应用微针疗法时，必须要了解针长和损伤程度之间的关系。因此，我们有必要逐一考量治疗及其疗效的影响因素。该疗法因人而异，只有通过诊断和疗效呈递来实现个性化治疗，才能确定医患双方的真实期望，并使双方均感到满意。

无论损伤程度是中度或是深度，这种治疗方式均属于外科手术，因此，"非外科手术"一词并不适用于微针疗法（译者注：此界定方式各国有所不同）。这一疗法的要素包括：实施麻醉（不论是表面麻醉还是浸润麻醉），局部无菌操作（尽可能的无菌环境），以及训练有素的专科医生，从而确保实际操作中所有步骤的准确性。

参考文献

[1] Aust MC. Percutaneous collagen induction therapy: an alternative treatment for scars, wrinkles, and skin laxity. Plast Reconstr Surg. 2008; 121(4): 1421–9.

[2] Bal SM, Caussian J, Pavel S, et al. In vivo assessment of safety of microneedle arrays in human skin. Eur J Pharm Sci. 2008; 35(3): 193–202.

[3] Brody HJ. Trichloroacetic acid application in chemical peeling, operative techniques. Plast Reconstr Surg. 1995; 2(2): 127–8.

[4] Camirand A, Doucet J. Needle dermabrasion. Aesthet Plast Surg. 1997; 21(1): 48–51.

[5] Cohen KI, Diegelmann RF, Lindbland WJ. Wound healing: biochemical and clinical aspects. Philadelphia: WB Saunders Co; 1992.

[6] Fabroccini G, Fardella N. Acne scar treatment using skin needling. Clin Exp Dermatol. 2009; 34(8): 874–9.

[7] Fernandes D. Minimally invasive percutaneous collagen induction. Oral Maxillofac Surg Clin North Am. 2006; 17(1): 51–63.

[8] Fernandes D, Massimo S. Combating photoaging with percutaneous collagen induction. Clin Dermatol. 2008; 26(2): 192–9.

[9] Lima E, Lima M, Takano D. Microneedling experimental study and classification of the resulting injury. Surg Cosmet Dermatol. 2013; 5(2): 1104.

[10] Orentreich DS, Orentreich N. Subcutaneous incisionless (subcision) surgery for the correction of depressed scars and wrinkles. Dermatol Surg. 1995; 21(6): 543–9.

第三章

微针疗法的治疗器械

众所周知，微针所致的微通道会触发损伤愈合的级联反应，此过程通过释放生长因子来诱发胶原蛋白合成。我们开展了两项半脸对照临床试验（split face clinical trials）来证明这一点。试验旨在评估治疗后皮肤的亮度、弹性、毛孔以及质地的改善程度。在参考了涉及改善皮肤毛孔、出油、弹性乃至刺激胶原纤维形成等方面的文献后，我们将治疗方案制订为：患者的一侧面部导入生理盐水，另一侧接受中胚层疗法（mesotherapy），辅以复合维生素 B 或微量肉毒毒素联合注射。结果显示，两项试验中的皮肤外观均有所改善，但双侧半脸观测参数对比无明显差异。其中一项试验中，对治疗前后皮肤样本行活检（biopsy），通过组织病理学观察可见双侧半脸出现的胶原合成增加量基本相同，这一结果使得研究人员质疑其效果的产生究竟是由于注射药物的作用，还是仅仅因为微针穿刺的刺激。

Orentreich 等人于 1995 年首次将微针用于瘢痕治疗以刺激高质量胶原的合成，成功开展了皮下分离术（Subcision™）。不久之后，Camirand 和 Doucet 报道了使用文身机针头划破瘢痕（scar scarification）以改善瘢痕外观的案例。

随后在 2002 年，Fernandes 设计了一种仅采用针头穿透而不致表皮层剥离的皮肤穿刺方法，从而制造出可快速修复的皮肤通道。他还对应此方法发明了一种带有圆柱状组件的手动器械，其上嵌有许多细小针头，从而使其在皮肤上滚动的同时制造大量微通道，而不会产生划痕。这种器械后来被称为皮肤滚针 / 皮肤滚轮 ™（Dermaroller™）。

这种治疗手段被称为微针疗法（microneedling），也被称为经皮胶原诱导（PCI）疗法。巴西的皮肤科医生 Emerson Lima 将这种治疗方法注册为微针经皮胶原诱导（IPCA®）疗法。Lima 在 2009 年开始了他对微针疗法的研究，并针对多种皮肤科疾病的治疗开发了一系列不同损伤程度及针长的临床应用方案。

一、常用治疗器械

（一）滚轮微针

在皮下分离术和文身机所使用的微针之后，滚轮微针是第一种专为微针疗法所研发的医疗器械。其最大的优势之一是生产成本低，并且使用得当时能够有效地刺激胶原合成。所合成的胶原量及其疗效部分取决于针长，但主要取决于每次操作所达到的治疗终点。

医用滚轮针头的长度从 0.5 mm 到 3.0 mm 不等，短于 0.5 mm 的微针通常只能刺穿部分角质层，从而增加用于皮肤上的物质吸收率，这一过程被称为药物递送（drug delivery）或经皮给药。

图 3-1 展示了目前市面上采用这种滚轮系统的常见器械模型。不同厂商制造针头的固定方式多种多样。针头固定方式对于治疗的安全性至关重要，因为在治疗过程中，针头脱落或发生故障均可能会使疗效大打折扣，同时也会损伤患者皮肤，从而导致一系列并发症，如针头在皮肤中断裂所致凹槽造成皮肤色素沉着或瘢痕，以及"车轨效应"（train track effect）等。图 3-2 展示了一家制造商用于固定针头的一种方式。

微针所用的原材料来源对针头的质量也很重要。如图 3-3 所示（放大 100 倍后），微针生产所选用的不同原材料将直接影响使用阻力及其所致损伤的性质，并最终影响疗效。

为了追求最优疗效，某些微针器械的针头被设计为呈斜行排列。图 3-4 展示了这种排列方式。扫描显微镜下可见针长的明显差异，并且这种差异会直接影响针头在皮肤上所致损伤的程度（图 3-5）。

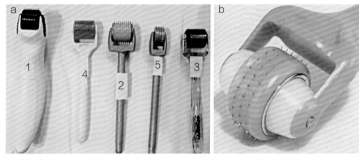

图 3-1 （a）目前市面上不同品牌的滚轮微针；（b）窄针滚轮，适用于线状损伤

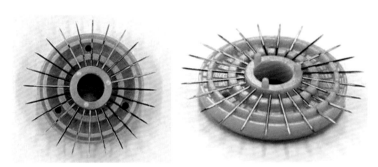

图 3-2 上市产品中常见的微针与滚轮固定方式

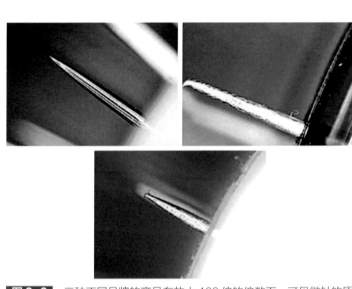

图 3-3 三种不同品牌的产品在放大 100 倍的倍数下，可见微针的质量差异

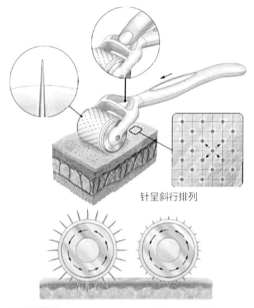

针呈斜行排列

图 3-4 某种上市产品的滚轮针头呈斜行排列

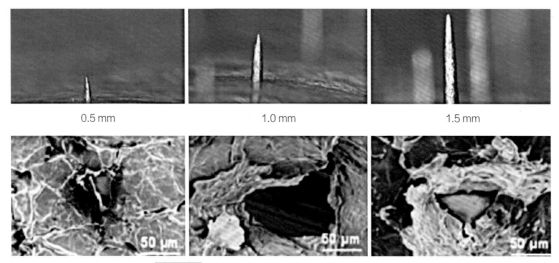

| 0.5 mm | 1.0 mm | 1.5 mm |

图 3-5　针长差异及使用后的磨损情况（电镜下）

器械上所附着的针头采用不锈钢制成，通常以 γ 射线预灭菌。因此，手术过程中应始终遵循无菌操作原则。

医用滚针为一次性，不可重复灭菌使用，因为使用过的针头往往会出现磨损甚至弯曲变形，从而影响疗效和治疗的安全性。

居家使用上述器械的风险很高。这是因为微针的使用须满足环境卫生和无菌操作的原则，同时也要在适宜的环境下进行，以保证在室内空间实施治疗的过程中不被闲杂人员干扰。此外，非专业人员可能由于无法准确识别易受感染的皮肤区域，从而在这些区域使用微针器械，导致病毒和细菌的传染。Leatham 等人于 2018 年报道了一例患者，该患者在误诊为痤疮的带状疱疹区域使用滚针，随后又在其面部使用该器械来治疗皱纹。这导致患者面部的水痘带状疱疹病毒发生自体接种，最后经过特殊治疗才使得损伤痊愈。

目前市面上已有多种滚轮微针器械，因此，选择一种具备高质量针头的治疗器械非常重要，这将直接影响疗效。

（二）笔式微针

笔式微针是一种弹簧装置，其作用原理是在皮肤上施以印章式动作。世界上首款笔式微针为弹力微针®（Dermapen®，美国犹他州盐湖城）。这个装置含有一枚笔头，其上嵌有 12 个经独立灭菌的一次性便携式微针（图 3-6）。它是一种电动手术器械，其实施微针疗法的速度和深度均可调节。与其他笔式器械相似，使用弹力微针时应垂直于皮肤进行均匀"盖章"，且每次穿刺之间应依次提起器械再下压，以免在穿刺过程中于皮肤表面拖拽微针，造成表皮剥离。

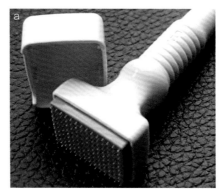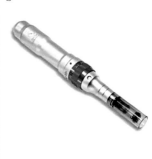

图 3-6　两种不同类型的非滚动类器械：印章微针（a）和笔式微针（b）

针对精细区域使用笔式微针尤其便捷高效，如眼睑、鼻部、口周区域及细小瘢痕。此外，其用途还包括微针对静态纹进行局部治疗。

（三）联合型微针

点阵射频（fractionated radiofrequency，RF）微针通常被称为"电动微针"（robotic microneedle），是一种使用微针直接向真皮层传导射频能量的技术。与利用发色团（chromophores）的激光治疗不同，射频是一种取决于靶组织电学特性的独立发色团，因此它对所有光老化类型的皮肤都很安全。另外，为了加速愈合并保持表皮层完整性，针头间的皮肤在治疗后依旧完好无损。

射频设备使用了嵌有不同数量微针电极的无菌尖端，具体取决于制造商的标准。穿刺深度从 0.5 mm 到 3.5 mm 不等，通常根据皮肤厚度与近骨区距离来调整（如在眼睑皮肤处，针头长度应调整至不超过 0.5 mm）。射频能量同样也取决于治疗区域，其所产生的热量取决于组织对通过电流的阻抗（即电阻）。因此，不同的组织将产生不同程度和深度的热量。

射频设备的目的是将微针诱导的真皮重塑与射频热效应所激活的真皮成纤维细胞作用相结合，从而促进胶原合成。其针头通过往复运动的电控电机方式穿透皮肤，理论上可以最大程度地减少患者的不适感。当针头触达预设深度时即发射射频，在选择性加热真皮层的同时能够保护表皮层，从而降低了诸如炎症后色素沉着等不良反应发生的风险。由于射频能量被发射至真皮层中能够有效促进凝血，使出血量降至最低，甚至几乎不出血。

射频设备可分为配备绝缘针头和非绝缘针头两种类型。二者之间最大的不同在于：前者仅通过针尖释放射频能量，从而避开表皮层以及真皮－表皮交界处，因此使用这种设备时无需冷却皮肤；后者则通过针头整体释放射频能量，因此必须冷却皮肤，但是这种设备能够更有效地促进真皮层凝血，同时也能在真皮层中产生更强大的电场。

点阵射频微针是一种能够提升原有优势的治疗方法，优点包括休工期极短、耐受性良好以及不良反应发生率较低，但是其所需经济成本较高。

二、小结

无论使用何种治疗器械，微针疗法都能促进胶原合成（neocollagenosis）及血管新生（neovascularization），并增加皮肤厚度。这种微创手术适用于那些无法接受外科手术或激光手术等恢复期较长疗法的患者。微针疗法可用于身体的不同部位，如上肢、腹部、臀部及大腿，而针对这些部位使用激光治疗则可能导致较严重的并发症。

滚轮微针是一种成本极低的医疗器械，只要正确应用，就可以得到良好的疗效。

微针疗法是一种技术依赖型治疗手段，操作人员对所用器械的熟悉程度及对操作技术的掌握程度都是直接影响疗效的因素。滚轮对皮肤施加的垂直压力不应超过 6 N，因为力度过大可能导致对更深层次解剖结构的损伤，并引起超出预期的疼痛感。

[1] Bal SM, Caussian J, Pavel S, et al. In vivo assessment of safety of microneedle arrays in human skin. Eur J Pharm Sci. 2008; 35(3): 193–202.

[2] Brody HJ. Trichloroacetic acid application in chemical peeling, operative techniques. Plast Reconstr Surg. 1995; 2(2): 127–8.

[3] Camirand A, Doucet J. Needle dermabrasion. Aesthet Plast Surg. 1997; 21(1): 48–51.

[4] Cohen KI, Diegelmann RF, Lindbland WJ. Wound healing: biochemical and clinical aspects. Philadelphia: WB Saunders Co; 1992.

[5] Fabroccini G, Fardella N. Acne scar treatment using skin needling. Clin Exp Dermatol. 2009; 34(8): 874–9.

[6] Fernandes D. Minimally invasive percutaneous collagen induction. Oral Maxillofac Surg Clin North Am. 2006; 17(1): 51–63.

[7] Fernandes D, Massimo S. Combating photoaging with percutaneous collagen induction. Clin Dermatol. 2008; 26(2): 192–9.

[8] Lima E, Lima M, Takano D. Microneedling experimental study and classification of the resulting injury. Surg Cosmet Dermatol. 2013; 5(2): 1104.

[9] Orentreich DS, Orentreich N. Subcutaneous incisionless (subcision) surgery for the correction of depressed scars and wrinkles. Dermatol Surg. 1995; 21(6): 543–9.

第四章

微针疗法的疼痛管理：
镇痛与麻醉

世界卫生组织（WHO）将疼痛定义为"实际或潜在的组织损伤相关的不愉快的情绪和感受体验"。任何个体都能从自身既往的生活经验中学习使用这个概念，同时其也受到主观和文化因素的影响。近几十年来，医生已学着将疼痛视为第五生命体征，患者也被教育知悉自身具有避免感受疼痛的权利。

皮肤外科在美容和修复方面的发展已经给习惯于门诊服务的专业医护人员带来了一个突出的问题：在诊所中实施可能造成疼痛的治疗时，如何应患者的无痛需求而制订方案？此外，另一个问题在于：如何在严格遵循手术规范的前提下（尤其是在门诊场景中）为患者实施镇痛？

对于所致疼痛更强且所涉范围更深的治疗方式和（或）临床损伤较大的患者，专业的医疗场景及麻醉师的参与是必不可少的。大多数治疗在门诊环境下以局部麻醉方式实施。

本章的目的是回顾局部麻醉在美容和修复类皮肤外科手术中的应用，并着重介绍了两种最常用的门诊麻醉方法：局部表面麻醉和局部浸润麻醉（及其特殊形式：肿胀麻醉）。

一、局部麻醉药

局部麻醉药为一类可逆地阻滞神经传导以造成感觉暂时性缺失（取决于其浓度和药代动力学），但不改变意识水平的药物。麻醉效果的可逆性是其与神经破坏性阻滞剂（如苯酚和乙醇）的本质区别。典型局部麻醉药的分子结构（如图 4-1 所示的利多卡因和普鲁卡因）包括叔胺（亲水部分）和杂环芳烃（亲脂部分），二者由中间链（多为酯键或酰胺键）连接。因此，根据不同的中间链结构，可将局部麻醉药分成两类：氨

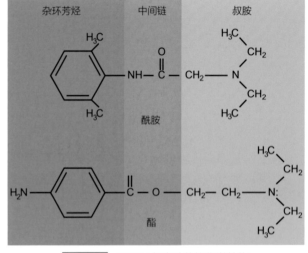

图 4-1 不同局部麻醉药的化学结构

基酰胺类和氨基酯类。

　　了解局部麻醉药属于哪一类别具有重要的临床意义。氨基酯类通过血浆中的非特异性酯酶代谢，而氨基酰胺类则在肝中代谢。由于氨基酯类的降解过程会产生对氨基苯甲酸（PABA），故较易引发过敏反应。因此，了解所用麻醉药的类别有助于判断其适应证和禁忌证，并预估可能导致的不良反应。

　　如表4-1所示，临床常用的局部麻醉药可分为两大类别。推荐一条实用的记忆规则用于判断麻醉药属于酯类或酰胺类：如果其英文名里只有一个字母"i"，则属于酯类，如普鲁卡因（procaine）、丁卡因（tetracaine）和苯佐卡因（benzocaine）；如果其英文名里有两个字母"i"，则属于酰胺类，如利多卡因（lidocaine）、丙胺卡因（prilocaine）、布比卡因（bupivacaine）和罗哌卡因（ropivacaine）。所有麻醉药均遵循该规则。

表4-1　临床常用局部麻醉药

分类	药名
氨基酯类	苯佐卡因、普鲁卡因、氯普鲁卡因、地布卡因、丁卡因
氨基酰胺类	利多卡因、甲哌卡因、丙胺卡因、布比卡因、左布比卡因、罗哌卡因

　　局部麻醉药阻断了周围神经的电压门控钠离子通道（electrically excitable sodium channels），从而阻止了痛觉刺激从外周传导至中枢神经系统。这是这类药物的预期效果。然而，如果阻断了大脑和心脏中的钠离子通道，局部麻醉药的毒性和不良反应则会大大增强。因此在本章中，我们也会回顾用药的安全剂量范围以及如何识别并治疗局部麻醉药中毒。

　　根据神经纤维直径的不同，可将其分类为细而无髓鞘的 C- 纤维至粗而有髓鞘的 Aα- 纤维（图4-2和表4-2）。纤维越粗，使用局部麻醉药阻断其传导就越困难；此时则应使用高浓度的麻醉剂。如图4-2所示，传导疼痛刺激的纤维相对较细，如 C- 纤维和 Aδ- 纤维。它们能够被低浓度局部麻醉药所阻断。

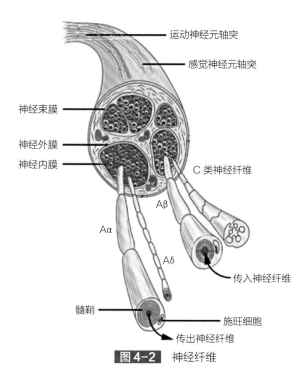

运动神经元轴突
感觉神经元轴突
神经束膜
神经外膜
神经内膜
C 类神经纤维
Aβ
Aα
Aδ
传入神经纤维
髓鞘
施旺细胞
传出神经纤维

图4-2　神经纤维

表4-2　神经纤维的分类，重点为传导伤害性刺激的纤维（Aδ 和 C）

神经纤维		直径（μm）	传导速度（m/s）	功能
有髓鞘，躯体神经	Aα	6～22	30～120	运动
	Aβ			本体感觉
	Aγ	3～6	15～35	肌张力

神经纤维		直径（μm）	传导速度（m/s）	功能
有髓鞘，躯体神经	Aδ	1~4	5~25	痛觉、触觉、温度觉
	Aε	2	5	
有髓鞘，自主神经	B	<3	3~15	节前交感神经纤维
无髓鞘	C	0.3~1.3	0.7~1.3	节后自主神经纤维，痛觉

以上分类的实际意义在于，由于可采取低浓度局部麻醉药，故而可以使用更大剂量，而不至于达到毒性剂量。因此，为了提高在术中浸润麻醉的安全性，应提前稀释麻醉药。

由于阻断的是较细的神经纤维（负责感知痛觉）而不是较粗的神经纤维（负责感知触觉及运动），在对患者起到镇痛效应的同时却不至于使其丧失触觉。然而，对于特定人群来说，仅仅感受到术者的操作却不会感到疼痛是一件非常痛苦的事，会使其感到焦虑，并认为："既然我能感受到手术实施的动作，那肯定是由于麻醉不充分，所以有可能会在任何时候让我感到疼痛！"该现象在肿胀麻醉和表面麻醉中更为常见。

局部麻醉药具有其理化特性，使得每种麻醉药均具有一定的起效时间（从给药到起效的时间）和作用时间（从起效到失去预期效果的时间）。本章的目的并不是汇总这些特性，而是为读者提供良好的局部麻醉实践的指导知识，也就是说，负责局部麻醉给药的医生需要了解以下知识：

• 麻醉药稀释程度越高，起效时间就越长。由于中毒与给药剂量（以毫克计算）有关。为了提升镇痛效果，可将麻醉药稀释更多倍数。稀释倍数越多，相同容量下的药物剂量就越小。因此，如果稀释度较高，就可以使用更大容量的麻醉药。当需要麻醉血管较丰富的大片区域（如全面部）时，这一点非常重要。

• 利多卡因起效时间较短，但作用时间也较短。根据手术时间长短，可能需要补充麻醉药。

• 如果手术伴随有中度至重度的术后疼痛，则可选择长效麻醉药，如布比卡因和罗哌卡因。

• 当选用长效麻醉药时，应谨记其起效时间也较长；因此，需要等待更长时间才能开始治疗。

• 利多卡因中毒通常较轻，且较易恢复；然而，罗哌卡因——特别是布比卡因所引起的中毒往往更为严重，所以更应遵循用药原则。

• 麻醉药中添加肾上腺素会减少局部血液灌注量，从而降低全身吸收率，还有两大益处：一是降低了药物中毒的可能性，二是延长了作用时间。此外，它还具有减少局部出血的临床效果（如果应用在手术部位而非外周神经阻滞）。

• 以 1：400 000 稀释肾上腺素即可达到收缩血管的目的（相当于将含有 1：200 000 血管收缩剂的利多卡因浓度稀释 1 倍应用）。较高的浓度不会显著减少出血，但会提高肾上腺素的全身吸收，从而增加心动过速和高血压发生的风险，不利于心肌受损的患者。

• 浸润麻醉药或者酸稀释液的局部低 pH 值会延长起效时间。因此，应该尽可能避免麻醉药在受损部位的渗透，且最好按顺序依次使用乳酸林格液、0.9% 氯化钠溶液以及蒸馏水将其逐步稀释。

局部麻醉药的浓度通常以百分比表示（比如 2% 利多卡因），但最大剂量通常表示为毫克（mg）或者毫克每千克体重（mg/kg）。以百分比表示的浓度意为克每百毫升（g/100 ml）。一般来说，将百分比浓度转换为以 mg/ml 表示，只需要将其乘以 10，如下所示：

• 2% 利多卡因 =2 g/100 ml=2000 mg/100 ml=20 mg/ml

- 0.5% 丁卡因 =0.5 g/100 ml=500 mg/100 ml=5 mg/ml

或者采用下列规则：

- 2% 利多卡因 =2 × 10=20 mg/ml
- 0.5% 丁卡因 =0.5 × 10=5 mg/ml

二、浸润麻醉

在这类麻醉方式中，局部麻醉药通过针头在两处可能的位置进行浸润渗透：一是承受疼痛刺激的位置；二是接近外周神经而远离治疗部位，且支配该区域感觉神经的位置（外周神经阻滞、神经丛阻滞或脊神经阻滞——脊髓麻醉或硬膜外麻醉）。但是，"浸润麻醉"一词通常指的是麻醉药在特定治疗部位浸润渗透的状态。它可以采取小容量、高浓度方式（即经典浸润技术）或者大容量、低浓度方式（即肿胀技术，见下文）进行应用。

麻醉药皮下渗透后，患者通常会感到疼痛，部分原因是麻醉药呈酸性。麻醉药中添加碳酸氢钠可增加其 pH 值，从而减少浸润产生的疼痛感并缩短镇痛的起效时间。

相比于表面麻醉，浸润麻醉的优势在于其能在表皮层和真皮层中达到更深的层次。表面麻醉药通常最多可渗入角质层 3 mm（最终为 5 mm）。因此，对于疼痛刺激超过 3 mm 的手术，浸润麻醉通常更为有效。当治疗涉及超过表皮层的皮肤层次时，如神经切除、眼睑成形术及使用旋转皮瓣的手术，则必须采取浸润麻醉。

浸润麻醉的劣势在于注射时的疼痛感（包括针刺及麻醉药注射所引起的疼痛）、注射相关的心理不适，以及局部解剖结构的改变，这可能会影响某些皮肤科手术，如填充物注射。

为了避免全身性中毒，应注意麻醉药的最大使用剂量（表4-3）。此外，应使用可在注射前抽吸的注射器，以尽可能减少血管内注射的风险。表4-3 还列出了在浸润麻醉中常用的麻醉药起效时间和作用时间。

表4-4 列出了皮肤科手术中实施浸润麻醉的证据等级和推荐程度。

表4-3　局部浸润麻醉的常用麻醉药

	麻醉药		起效时间（min）	作用时间（min）	成人最大推荐剂量
酰胺类	阿替卡因	含肾上腺素	2~4	60~240	7 mg/kg 或 500 mg
		不含肾上腺素		30~120	5 mg/kg 或 350 mg
	布比卡因	含肾上腺素	2~10	240~480	3 mg/kg 或 225 mg
		不含肾上腺素		120~240	2.5 mg/kg 或 175 mg
	依替卡因	含肾上腺素	3~5	240~360	6.5 mg/kg 或 400 mg
		不含肾上腺素		200	4.5 mg/kg 或 300 mg
	利多卡因	含肾上腺素	<1	60~400	7 mg/kg 或 500 mg
		不含肾上腺素		30~120	4.5 mg/kg 或 300 mg

麻醉药		起效时间（min）	作用时间（min）	成人最大推荐剂量
酰胺类	甲哌卡因 含肾上腺素	3~20	60~400	7 mg/kg 或 500 mg
	甲哌卡因 不含肾上腺素		30~120	6 mg/kg 或 400 mg
	丙胺卡因 含肾上腺素	5~6	60~400	10 mg/kg 或 600 mg
	丙胺卡因 不含肾上腺素		30~120	7 mg/kg 或 400 mg
酯类	氯普鲁卡因 含肾上腺素	5~6	N/A	14 mg/kg 或 1000 mg
	氯普鲁卡因 不含肾上腺素		30~60	11 mg/kg 或 400 mg
	普鲁卡因 含肾上腺素	5	30~180	14 mg/kg
	普鲁卡因 不含肾上腺素		15~90	10 mg/kg
	丁卡因 含肾上腺素	7	240~480	2 mg/kg
	丁卡因 不含肾上腺素		120~240	2 mg/kg

表 4-4　皮肤科手术中实施浸润麻醉的证据等级和推荐程度

建议	推荐程度	证据等级
使用浸润麻醉以获取活检样本，以及实施切除、伤口闭合、皮瓣旋转、皮肤移植、灼烧手术、非剥脱性激光治疗及剥脱性皮肤再生术	C	Ⅲ
结合局部麻醉方法用于剥脱性面部激光手术（全面部）及毛发移植术	C	Ⅲ
利多卡因最大成人剂量：不含肾上腺素 =4.5 mg/kg；含肾上腺素 =7 mg/kg	C	Ⅲ
布比卡因最大成人剂量：不含肾上腺素 =1.5~2 mg/kg；含肾上腺素 =3~4.5 mg/kg	C	Ⅲ
Mohs 显微外科手术中应用利多卡因的最大剂量 =500 mg	B	Ⅱ
局部酯类麻醉药应用于对利多卡因过敏患者	C	Ⅲ
苯海拉明应用于对利多卡因过敏患者	C	Ⅲ
抗菌盐溶液应用于对利多卡因过敏患者	C	Ⅲ
预防局部麻醉药的全身毒性	A	Ⅰ，Ⅱ

三、肿胀麻醉

肿胀麻醉是一项广泛应用于大面积麻醉的手段，如吸脂术或全面部手术。其缺点包括起效时间较长和解剖结构改变，可能影响某些皮肤科手术的实施。

肿胀麻醉的实施是通过皮下注射大量稀释后的局部麻醉药，通常需加用肾上腺素和碳酸氢盐。对于吸脂术而言，注射的麻醉药容量约与预期抽吸的脂肪体积相同（如预期抽吸 1000 ml 脂肪，则需注射 1000 ml 麻醉药溶液）。当然，这个推荐量并不精确，实际注射容量通常取决于实践经验。

文献中已介绍过多种溶液，但最广为应用的溶液组分为：

- 0.9% 生理盐水：1000 ml
- 2% 利多卡因：50 ml（1000 mg）
- 肾上腺素：1 ml（1 mg）
- 8.4% 碳酸氢钠：10 ml

至于肿胀麻醉的技术层面，利多卡因的最大剂量是 55 mg/kg。对于 70 kg 的成年人，这相当于注射 3850 ml 上述溶液，应该在 15～40 min 内缓慢渗透（注射容量越大，渗透速率应该越慢）。如前所述，稀释倍数较高的麻醉药往往起效时间较长，因此渗透完成后应至少等待 30 min（一般是 45 min 至 1 h）。同时也须考虑肾上腺素的起效时间，通常需要约 30 min 后才能产生手术所需的血管收缩作用。临床上可观察到麻醉区域变得苍白，即表示肾上腺素已起效。图 4-3 为肿胀麻醉前后对比。

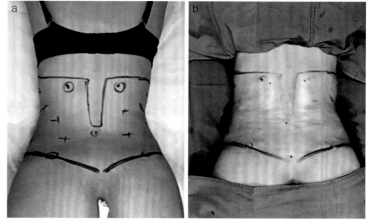

图 4-3 患者接受肿胀麻醉前（a）、后（b）的对比图

最大剂量利多卡因联合血管收缩剂用于浸润麻醉（9 mg/kg）与肿胀麻醉的差异在于：当注射这一稀释液（0.1% 利多卡因溶液）并经过很长时间后，麻醉药的药代动力学已发生改变，以至于其全身吸收速度将被其代谢出体外的速度所抵消，因此其血浆浓度并不会上升，从而最大程度地降低了发生全身性中毒的风险。因此，尽管剂量较高，但该技术的安全性已得到证实；然而，该技术最初的提出者指出：患者不应同时使用其他与利多卡因同样被细胞色素 P450 的异构体所代谢的药物（异构体 3A4 负责代谢奎尼丁、环孢霉素、红霉素、咪达唑仑、硝苯地平和三唑仑；异构体 1A2 负责代谢咖啡因、对乙酰氨基酚、他莫昔芬、茶碱、维拉帕米和华法林）。当然，使用大剂量麻醉药可能导致的风险往往更大，而这在皮肤科手术中并不常见。

该技术中所使用的利多卡因的血浆峰值浓度通常出现于 8～12 h 后，且中毒反应可能延迟出现。因此，建议在此期间不应使用额外剂量的局部麻醉药。

皮肤科手术肿胀麻醉的应用建议如下：

- 利多卡因和丙胺卡因的安全性高，推荐用于门诊吸脂术的局部肿胀麻醉。布比卡因则不建议作此用途。
- 在美国，丙胺卡因未被批准用于肿胀麻醉。
- 利多卡因联合肾上腺素用于吸脂术的局部肿胀麻醉是一种安全的麻醉方式，推荐使用。最大剂量利多卡因（55 mg/kg）联合肾上腺素用于体重在 43.6～81.8 kg 的患者吸脂术中局部肿胀麻醉已被证明是安全的。
- 在局部肿胀麻醉的给药过程中，推荐加热麻醉药溶液及减缓渗透速度，从而减少患者的不适感。

四、表面麻醉

表面麻醉广泛应用于多种医疗手术中，其主要特点为直接应用麻醉药后即造成浅表痛觉敏感性下降。不同配方的局部麻醉药（水溶液、凝胶和软膏）可应用于黏膜、结膜或全身皮肤。

其优点在于无需使用针头穿刺组织即可产生镇痛作用，从而避免了这一增加患者焦虑感的痛苦过程。此外，针头穿刺还可能导致组织水肿和解剖结构变化等，这会给某些皮肤科手术带来不理想的结果。

表面麻醉药可通过三种机制渗透进入皮肤全层：①细胞间途径（通过角质形成细胞之间的间隙）；②跨细胞途径（通过角质形成细胞）；③通过毛囊和汗腺。

皮肤对局部麻醉药的吸收有以下三点规律：

• 常见溶液中，局部麻醉药通常以盐形式存在（比如盐酸利多卡因）。但盐形式不能渗透进入皮肤，因此需要利用额外机制以透过角质层，如下所示。麻醉药的自由基则呈亲脂性，可通过角质层。

• 麻醉药的液化点也很重要，且液化点越低，皮肤吸收率越高。与单一成分相比，相同浓度的麻醉药以其碱性形式结合（即共晶混合物）所组成的溶液液化点较低，且吸收性较好。

• 载体中麻醉药的浓度越高，通过角质层的渗透率就越高。

麻醉药的吸收可通过脂质体制剂及其衍生物形式以达到最佳。对这些制剂的研究表明，脂质体分散在角质层的上层，并未渗透至表皮层、真皮层以及更深层次。5% 丁卡因微球制剂产生的浅表镇痛效果优于5% 利多卡因和 5% 丙胺卡因的共晶混合物（EMLA）。脂质体制剂的缺点则在于其不稳定性，且易发生氧化降解。而与脂质体制剂相比，非离子表面活性剂载体制剂通常更为稳定，但其渗透性则较低。

选择麻醉药时应注意氨基酯类（如普鲁卡因、丁卡因）的潜在致敏性。以下是已上市的表面麻醉常用麻醉药，重点在于能够渗透皮肤。其他制剂通常在医疗场景中使用，包括比已上市制剂浓度更高及起效时间更短以促进镇痛效果的麻醉药（如前所述，浓度越高，起效越快），但中毒的风险也更高。

通常根据体表面积即可确定最大推荐剂量。表 4-5 展示了每个身体部位所对应的体表面积，以患者的性别和体型作为区分（以人群百分位数表示）。因此，不需要确切知道患者属于哪一百分比，仅凭常识便足以判断患者体型在成人中属于正常、偏小或者偏大。

表 4-6 列出了皮肤科手术中局部麻醉相关问题的证据等级和推荐程度。常用的表面麻醉药参见表 4-7。

EMLA® 由一种液化点为 18℃的 5% 奶油状乳剂所组成，其成分是 25 mg/ml 利多卡因 + 25 mg/ml 丙胺卡因 + 增稠剂 + 乳化剂 + 蒸馏水，pH 调节至 9.4。应用方法是将其厚涂于待麻醉的完好皮肤表面（1~2 g/10 cm^2，最大剂量为 20 g/200 cm^2）。EMLA® 的最大推荐剂量如表 4-8 所示。涂抹后的区域应使用防水材料（如塑料薄膜）覆盖，从而促进其渗透穿过角质层。皮肤的麻醉深度取决于其与 EMLA® 接触的时间，通常麻醉效果在 60 min 后可达到皮下 3 mm，而 120 min 后可达 5 mm。EMLA® 使用并吸收后，其镇痛作用在长达 3 h 内逐渐增强，且将其去除后仍可持续 1~2 h。EMLA® 不应使用于手掌和足底，因其在这些部位的吸收不稳定且难以预测。此外，由于利多卡因可通过乳汁排泄，当用于哺乳期妇女时需谨慎。

表 4-5　各身体部位对应的体表面积（成人以 cm^2 表示）

百分位数		10	25	50	75	95
头部	男	1210	1240	1300	1350	1430
	女	1070	1090	1110	1140	1170

躯干（包括颈部）	男	6220	6740	7390	8070	9350
	女	5070	5380	5790	6360	7520
手臂（包括女性前臂）	男	2520	2700	2910	3140	3540
	女	2140	2210	2300	2380	2530
前臂	男	1110	1210	1310	1440	1660
	女	—	—	—	—	—
手部	男	880	930	990	1050	1170
	女	746	770	817	868	966
股部	男	3310	3540	3820	4110	4630
	女	2810	3000	3260	3570	4210
腿部	男	2260	2400	2560	2720	2990
	女	1920	2040	2180	2330	2610
足部	男	1180	1240	1310	1380	1490
	女	1030	1080	1140	1210	1340
全身	男	17 200	18 200	19 400	20 700	22 800
	女	14 900	15 800	16 900	18 200	20 900

表 4-6 皮肤科手术中表面麻醉相关问题的证据等级和推荐程度

建议	推荐等级	证据水平
使用非可卡因类表面麻醉药	A	Ⅱ
表面麻醉作为非剥脱性激光治疗的一线方法	C	Ⅲ
表面麻醉可用于成人小型手术	C	Ⅲ
表面麻醉可用于减少局部麻醉注射的疼痛	C	Ⅲ
限制利多卡因用于孕期及哺乳期妇女表面麻醉的用量	C	Ⅲ
妊娠或妊娠中期后尽可能推迟使用表面麻醉	C	Ⅲ
妊娠时禁止使用除利多卡因外的表面麻醉药	C	Ⅲ
表面麻醉是用于儿童真皮层修复的一线方法	A	Ⅰ，Ⅱ
表面麻醉是用于儿童小型手术的一线方法	C	Ⅲ
表面麻醉可辅助应用于减少儿童浸润麻醉时的不适感	C	Ⅲ
表面麻醉和浸润麻醉可作为镇静和全身麻醉的替代方法	C	Ⅲ

表 4-7　皮肤科手术中常用表面麻醉药

麻醉药	起效时间（min）	作用时间（min）	注意事项
苯佐卡因	< 5	15 ~ 45	可能引起高铁血红蛋白症
可卡因	1 ~ 5	30 ~ 60	—
地布卡因	< 5	15 ~ 45	用于黏膜
达克罗宁	2 ~ 10	< 60	用于除结膜外的黏膜
利多卡因	< 2	30 ~ 45	—
利多卡因 + 丙胺卡因（EMLA™）	< 60 ~ 120	移除封包材料后	仅用于完整皮肤，可能引起高铁血红蛋白症
利多卡因 + 丁卡因（Pliaglis™）	< 60 ~ 120	移除封包材料后	仅用于完整皮肤

表 4-8　EMLA® 的最大推荐剂量

年龄与体重	膏剂的最大总剂量	最大应用面积	最大应用时间
0 ~ 3 个月或 < 5 kg	1 g	10 cm^2	1 h
3 ~ 12 个月且 > 5 kg	2 g	20 cm^2	4 h
1 ~ 6 岁且 > 10 kg	10 g	100 cm^2	4 h
7 ~ 12 岁且 > 20 kg	20 g	200 cm^2	4 h

1. TAC　它是由 0.5% 丁卡因 + 0.05% 肾上腺素 + 11.8% 可卡因组成的混合物，不能渗透到皮肤的各个层次。其应用范围仅限于：损伤皮肤、预先由皮肤磨削术或激光处理的皮肤、黏膜。

2. LET　其由 4% 利多卡因 + 0.1% 肾上腺素 + 0.5% 丁卡因组成，同样不能渗透到皮肤的各个层次。

3. Dermomax®　其为 4% 利多卡因复合脂质体。使用后 7 min 起效（神经测定法），尽管有人认为 30 min 后才真正起效。其镇痛效果在接受静脉穿刺的儿童和接受激光脱毛及年轻化治疗的成人身上得到证实。将其去除后 15 ~ 30 min 仍可观察到持续的镇痛效果。

利多卡因脂质体包裹的优势在于：

• 通过优化透皮吸收使药物更快起效

• 降解缓慢，从而延长作用时间

• 局部渐进式代谢，保证了药物安全性

• 红斑、刺激和皮肤过敏反应的发生风险低

• 无需封包，易于使用

利多卡因脂质体的人体安全性已得到验证。通过在受试者面部及腹部分别使用 30 g 和 60 g 利多卡因，经过心脏、胃肠道、神经和血清的剂量评估（1 h、2 h、6 h 和 24 h），测量参数的信度经过证实，最终证明无毒性迹象。该制剂与皮肤接触的时间不应超过 3 h。建议阅读第十章"微针疗法在炎症后色素沉着中的应用"，查阅 Lima 医生提出的治疗方案中涉及利多卡因脂质体用于皮肤科手术的内容。

4. 优卡因® LA 该制剂中包含利多卡因、丙胺卡因和肾上腺素，但制造商并没有公布其浓度。研究表明其浓度相比 EMLA® 中的成分高达 4 倍；因此，可将其安全应用于较小区域的麻醉。

5. 4% 丁卡因 这是一种卵磷脂基制剂的长效麻醉药，应该在手术前 30 min 使用并用塑料薄膜封包。成人最大剂量为 50 g。

6. S-Caine Patch® 其由 70 mg 利多卡因 + 70 mg 丁卡因（碱性）的共晶混合物组成，外加一种氧活性物。它能够以可控方式使局部温度（39～41 ℃）升高 2 h，从而加速活性成分渗透穿过角质层。

7. Pliaglis® 它同样也是一种每克中含 70 mg 利多卡因 + 70 mg 丁卡因的混合膏剂。应借助于压舌板或刮刀使用，从而在待麻醉的完整皮肤区域上形成一层薄膜（1 mm 厚）。该区域不应封包。麻醉起效时间从 30～60 min 不等，取决于手术要求的深度。应用适当的时间后，该产品会形成一层可从边缘掀起移除的薄膜。

8. Toperma® 它是 5% 利多卡因膏剂，其中含有 700 mg 水基麻醉药。其常用于治疗慢性疼痛，如带状疱疹引起的疼痛。

表面麻醉过程中优化使用效果并减少患者不适感的技巧如下：

- 只在健康的皮肤上应用表面麻醉药，避免在红肿、湿疹或者结痂部位使用。
- 为了避免眼部刺激，应避免表面麻醉药接触眼部。
- 肝功能不全的患者应避免使用酰胺类表面麻醉药。
- 新生儿应慎用 EMLA®，尤其是药物所致高铁血红蛋白血症的患儿。
- 注意产品使用量、覆盖总面积、角质层厚度及使用时间。
- 对于较大面积的治疗区域，仅在某些高敏感区域使用麻醉药，低敏感区域不要使用。
- 条件允许时，可采用口服抗焦虑药、止痛药及外周神经阻滞、浸润麻醉和静脉镇静来作为表面麻醉的补充手段。
- 事先服用从药房购得的止痛药可加速治疗进程。
- 在治疗期间应用冰块、冷凝胶超声及制冷装置可提高患者的舒适感，有助于减少甚至不需使用表面麻醉药。
- 通过交谈转移患者的注意力，或通过深呼吸练习和"减压球"来减少患者的紧张感和焦虑感。

五、外周神经阻滞

外周阻滞是区域性麻醉方式。由于神经根聚集在一起形成神经丛（如臂丛神经、股丛神经）和外周神经，可从神经的源头对其实施阻滞（即其离开脊髓时）。

一般来说，由于这些结构位置较深且与其他重要结构较接近（如大血管），因此这类阻滞需要训练有素的专业麻醉医生实施操作。许多阻滞方式需在超声引导下实施。限制这些技术用于门诊手术的另一个因素在于，这些阻滞方式通常需要使用大剂量麻醉药，且其引起中毒的风险较高，因此手术过程中需持续监测患者状态。

然而，从技术的角度来看，某些外周神经阻滞方式相对简单，仅需要少量麻醉药，使其可在门诊环境下安全实施。其中，令皮肤科医生尤其感兴趣的当属面部神经阻滞。

相对于浸润麻醉而言，神经阻滞的优势在于使用少量麻醉药即可实现大面积区域的镇痛效果，且不会造成解剖结构改变。然而，除了技术难度较高外，其缺点还包括起效时间更长（从 10～20 min 不等）。建议计划实施神经阻滞（即便是最简单的项目）的专业人员应事先接受足够的训练，才可以在患者身上实施。

仅使用少量局部麻醉药便可实施的最简单的面部神经阻滞包括：

- 眶上神经和滑车上神经阻滞
- 眶下神经阻滞
- 鼻睫神经阻滞
- 泪腺神经阻滞
- 颧神经阻滞
- 颏神经阻滞

以上神经阻滞的联合应用几乎可以实施全面部的镇痛。在进行鼻部手术的情况下，可能需要对特定的小分支加以阻滞，但这部分知识已超出本章的范围。

针对每一类阻滞的技术将在下文进行论述。图 4-4 ~ 4-8 展示了相对于面部骨骼的神经解剖结构、镇痛区域和皮肤穿刺部位。

最常用于这些阻滞类型的麻醉药是利多卡因，其起效快，且严重中毒反应的风险低。所有阻滞方式都应该严格遵循消毒和无菌操作原则。

1. 眶上神经和滑车上神经阻滞　眼睑上缘可触及眶上孔或眶上切迹，距中线 2.5 cm，位于患者前视时经过瞳孔的垂直面上（图 4-4）。在此处插入 13 mm × 0.45 mm 针头（并不会造成感觉异常）并注射 1.0 ~ 1.5 ml 麻醉药，随后采取指压法以达到最佳的扩散效果。

滑车上神经可采用同样的穿刺方式进行麻醉，针头沿眶缘居中刺入并注射 1 ml 麻醉药。

2. 眶下神经阻滞　眶下神经可通过经皮途径或口内途径进行阻滞（图 4-5）。经皮途径可在眶下

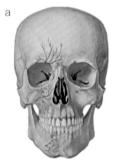
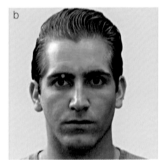
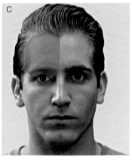

图 4-4　眶上神经阻滞与滑车上神经阻滞。（a）颅神经分布；（b）阻滞的穿刺位点；（c）镇痛作用区域（改编自 Wolf-Heidegger[14]）

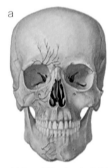
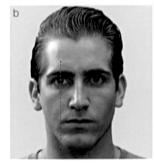
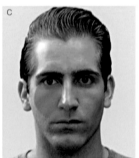

图 4-5　眶下神经阻滞。（a）颅神经分布；（b）阻滞的穿刺位点；（c）镇痛作用区域（改编自 Wolf-Heidegger[14]）

孔周围实施，上颌窝以上的上颌骨前缘可触及眶下孔，距眶下缘以下 1.5 cm，位于眶上孔及颏孔连线上（易触及）。针头不应进入孔内，以免损伤神经和血管。注入 2 ml 麻醉药，随后以指压法帮助扩散。眶下孔可用示指经口内触及，并以同一手的拇指抬起上唇，使口腔黏膜暴露在第一前磨牙高度。此时将 13 mm × 0.45 mm 针头沿置于眶下孔的示指刺入此处。随后注入 2 ml 麻醉药，并再次实施指压法。

3. **鼻睫神经阻滞**　在眶内角上方 4 mm 处，将 20 mm × 0.5 mm 针头垂直插入眶内壁旁 2 mm 深处，并注入 2 ml 麻醉药（图 4-6）。

4. **泪腺神经阻滞**　触及眶外上角，将 13 mm × 0.45 mm 针头插入眶角，直至触及骨骼。随后将针头向后拔出 1 mm 并回抽。注入 2ml 麻醉剂，并以指压法助其扩散（图 4-7）。

5. **颧神经阻滞**　在眶外角近颧突处触及眶缘。插入 13 mm × 0.45 mm 针头直到触及眶缘，随后回抽并注入 2 ml 麻醉药，并施以指压法（图 4-8）。

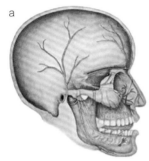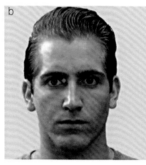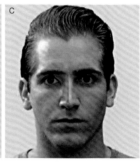

图 4-6　鼻睫神经阻滞。（a）颅神经分布；（b）阻滞的穿刺位点；（c）镇痛作用区域（改编自 Wolf-Heidegger[14]）

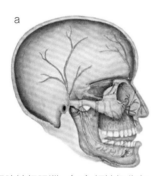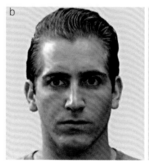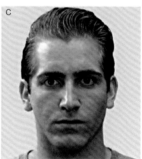

图 4-7　泪腺神经阻滞。（a）颅神经分布；（b）阻滞的穿刺位点；（c）镇痛作用区域（改编自 Wolf-Heidegger[14]）

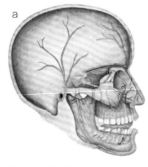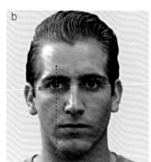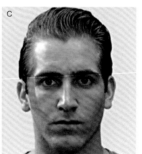

图 4-8　颧神经阻滞以及颧部与颞部。（a）颅神经分布；（b）阻滞的穿刺位点；（c）镇痛作用区域（改编自 Wolf-Heidegger[14]）

6. 颏神经阻滞　该阻滞同样可通过口内或口外路径实施（图4-9）。在口外路径中，患者保持口部静止。通过唇联合画一条垂直线，在其上距下颌骨上下缘一半距离处可触及颏孔。使用 13 mm × 45 mm 针头将 2 ml 麻醉药注入颏孔，并用手指按压以帮助麻醉药扩散。

嘱患者咬紧牙床。通过口腔前庭，可在分离两颗下前磨牙的垂直线距下颌骨上下缘一半距离处触及颏孔。使用 13 mm × 45 mm 针头将 2 ml 麻醉药注入颏孔，并通过指压法扩散麻醉药。

由于颏动脉邻近相应的神经，因此在注射前应始终预先回抽注射器。此外，须避免将针头刺入颏孔内，以免造成神经损伤。

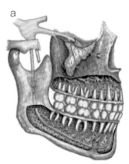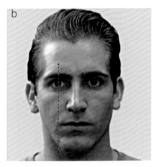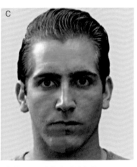

图4-9　颏神经阻滞。（a）颅神经分布；（b）阻滞的穿刺位点；（c）镇痛作用区域（改编自 Wolf-Heidegger[14]）

六、局部麻醉药中毒

在给药剂量恰当且给药位置正确的情况下，局部麻醉药非常安全。但是，意外的血管内注射或不恰当的大剂量给药可能会引起不良反应。因此，预防中毒的最好方法是遵循技术要点。除此之外，特殊的不良反应通常与特定药物的使用有关，例如氨基酯类引起的过敏反应及使用丙胺卡因所致高铁血红蛋白血症（皮肤科手术中使用的临床剂量几乎不会引发临床相关的高铁血红蛋白血症）。

中枢神经系统和心血管系统的神经传导阻滞会引发全身性中毒反应。负责实施局部麻醉的医生必须知道如何诊断及处理中毒反应。

当局部麻醉药的血药浓度升高时，患者会出现以下体征和症状：

• 轻盈感

• 嘴唇发麻

• 口中有金属味

• 眩晕感

• 难以聚焦

• 耳鸣

• 震颤

• 肌肉痉挛（最初在面部和肢端）

• 全身性强直阵挛发作

• 昏迷

• 呼吸骤停

• 心脏骤停

患者表现出第一个症状所需的血药浓度比表现出严重症状时（如抽搐、昏迷、呼吸及心脏骤停）要低6~10倍。预防中毒的相关措施必不可少，特别是对于诊所环境下进行的手术而言，此时往往缺乏即刻的医疗支持，无麻醉师在场，而且缺乏监测条件。遵循推荐剂量，注射前回抽注射器，并在麻醉药中添加血管收缩剂，可以最大程度地降低中毒风险。

如本章开篇所述，使用大剂量麻醉药时应该优先考虑稀释度更大的麻醉药（例如1%利多卡因），同时应谨记：稀释度越大，起效时间越长。医生应遵循这一起效时间，避免麻醉过量，因为导致麻醉药过量（以及更大的中毒风险）的一个常见原因就是没有等到麻醉药起效且患者开始抱怨疼痛时，医生便会补充注射不必要的麻醉药。

有效识别更有可能发生中毒的患者也是预防措施之一，例如正在服用抗心律失常药和抗惊厥药的患者。

首先，针对中毒的治疗措施包括临床支持以及立即停止麻醉给药。必须确保气道通畅、空气流通及供氧。其次，当患者处于缺氧、高碳酸血症及酸血症状态时，中毒反应可进展为更为严重的体征和症状，为预防这种情况应确保患者处于通风良好的环境。当使用麻醉作用较弱且作用时间较短的麻醉药时，这些措施通常足以预防中毒反应进一步发展，并改善中毒症状。

如果患者症状进展为肌肉震颤和强直阵挛发作，则应给予抗惊厥药（最好是苯二氮䓬类）。此时需行气管插管术以维持气道通畅。若患者出现心脏循环衰竭，则需应用血管加压药和正性肌力药进行治疗。此外，若出现心脏骤停，则应遵循急救复苏方案（如高级心脏生命支持）实施支持性治疗。

直到数年前，治疗局麻药所致心脏骤停的方法仍是对患者实施体外循环直到麻醉药对心脏的作用消失。近来有一种成功率颇高的中毒反应药理学疗法：静脉注射脂质乳剂，即肠外营养支持中使用的脂质成分。初次输注1.5 ml/kg的20%脂质乳剂，随后在心脏功能恢复后至少输注10 min 0.25 ml/kg的乳剂。如果患者生命体征仍不稳定，则应重复输注初始剂量，且维持剂量应提高至0.5 ml/kg。脂质乳剂的总推荐剂量是10 ml/kg，持续30 min。

幸运的是，用于门诊手术的麻醉药剂量几乎不会引起严重的中毒反应。当出现中毒的初期症状时，应立即停止麻醉给药，使患者保持静止，并尽可能为其补充供氧，便足以阻止中毒反应继续恶化。

七、微针疗法麻醉的特殊性

微针疗法在表皮层和真皮层中制造微通道，每平方毫米皮肤结构大约包含4000个神经末梢。因此，如果不采取任何麻醉措施，这将是一种非常令人不适的治疗方法。手术过程中的某些节点可能令患者感到尤为不舒服，其中有些值得重点关注。伤害性感觉本身即是直接作用于皮肤中C-纤维和A-纤维的疼痛刺激，显然会引起不适感。本体感受也会造成大量疼痛感，特别是在具有骨性突起且脂肪组织缓冲较少的部位，如颧部、颏部及额区，通常在这些部位运用微针器械实施的操作会伴随较大的压力。最后不可忽视的是，患者无法预判医生实施的下一步动作是否会造成疼痛，对于容易焦虑的患者来说，这种不确定性给他们带来了严重的紧张感，就像躺在牙科治疗椅上一样。此外需要强调的是，实施损伤的深度与预期的疼痛刺激成正比。

当选择实施中度损伤时，通常采取表面麻醉便足矣（详见第十一章"Lima方案"部分）；然而，选择以瘀斑作为治疗终点并实施深度损伤的情况下，则必须采取浸润麻醉。对于后者，作者研发了一种比肿胀麻醉所用溶液浓度更高的麻醉药溶液（详见第十一章相关内容）。

参考文献

[1] Barash PG, Cullen BF, Stoelting RK et al. Clinical anesthesia. 8th. ed. LWW; 2017.

[2] Cangiani LM, Nakashima ER, Gonçalves TAM, et al. Atlas de técnicas de bloqueios regionais. Sociedade Brasileira de Anestesiologia; 2013.

[3] Cohen JL. Pain treatment with lidocaine and tetracaine 7%/7% with LASER dermatologic procedures. J Drugs Dermatol. 2013; 12(9): 986–9.

[4] Cohen JL, Gold MH. Evaluation of the efficacy and safety of a lidocaine and tetracaine (7%/7%) cream for induction of local dermal anesthesia for facial soft tissue augmentation with hyaluronic acid. J Clin Aesthet Dermatol. 2014; 7(10): 32–7.

[5] El-Fakahany H, Medhat W, Abdallah F, et al. Fractional microneedling: a novel method to enhancement of topical anesthesia before skin aesthetic procedures. Dermatol Surg. 2016; 42(1): 50–5.

[6] Gaitan S, Markus R. Anesthesia methods in laser resurfacing. Semin Plast Surg. 2012; 26: 117–24.

[7] Greveling K, Prens EK, Ten Bosch N, et al. Comparison of lidocaine/tetracaine cream and lidocaine/prilocaine cream for local anaesthesia during laser treatment of acne keloidalis nuchae and tattoo removal: results of two randomized controlled trials. Br J Dermatol. 2017; 176(1): 81–6.

[8] Kouba DJ, LoPiccolo MC, Alam M, et al. Guidelines for the use of local anesthesia in office-based dermatologic surgery. J Am Acad Dermatol. 2016; 74: 1201–19.

[9] Kumar M, Chawla R, Goyal M. Topical anesthesia. J Anesthesiol Clin Pharmacol. 2015; 31(4): 450–6.

[10] Miller RD, Eriksson LI, Fleisher LA et al. Miller's anesthesia. 8th ed. Saunders; 2014.

[11] Sobanko JF, Miller CJ, Alster TS. Topical anesthetics for dermatologic procedures: a review. Dermatol Surg. 2012; 38: 709–21.

[12] Tran AN, Koo JY. Risk of systemic toxicity with topical lidocaine/prilocaine: a review. J Drugs Dermatol. 2014; 13(9): 1118–22.

[13] Wan K, Jing Q, Sun QN, et al. Application of a peripheral nerve block technique in laser treatment of the entire facial skin and evaluation of its analgesic effect. Eur J Dermatol. 2013; 23(3): 324–30.

[14] Wolf-Heidegger. Atlas de anatomia. 6th ed. Rio de Janeiro: Guanabara Koogan; 2006.

第五章

微针疗法的皮肤术前准备与术后护理

巴西属于热带地区国家，混合性皮肤人群占比较高，这部分人群较易发生术后并发症，有时甚至无法通过术前皮肤评估达到准确预测。因此，必须完善术前皮肤准备及术后护理措施，从而确保能够避免非预期的不良反应。与剥脱性治疗不同，使用微针能够保留表皮层的完整性，从而提高术后安全性，并减少不良反应的发生率。众所周知，采用机械性或化学性手段剥离表皮层会触发细胞因子的释放以及炎症细胞的趋化，而在实施中度及深度化学剥脱术时，最终还将导致受损组织被瘢痕组织所取代。这类治疗的术后恢复期较长，并且易导致皮肤组织的光过敏，从而更易造成炎症后色素沉着和光敏性增加。除此之外，增生性瘢痕、持续性红斑及肤色不均等并发症的发生风险也会相应增加。

此外，剥脱性治疗术后往往还需要较长时间的休工期，这也进一步限制了求美者对这类治疗的选择。而采用微针疗法时，术后护理方式及准则是由治疗方案中对皮肤造成的损伤程度决定的。为了预防并发症的发生，在皮肤科手术实施前必须完善待治疗区皮肤的准备工作。此外，经过治疗的皮肤可立即使用防晒用品，且由于黑色素减少，故不易发生炎症后色素沉着，因此其疗效较易令人接受。而根据观察结果对比，即便在未行术前准备的情况下实施微针治疗，其并发症的发生风险也低于表皮剥脱性治疗方式。本章将讨论术前的相关考量因素及可行性指导建议。

此处要强调一下高质量图像采集的重要性。术前须对患者采集至少 3 个角度的图像，即正位及双侧位各一张，由于患者通常可能忘记自身术前已存的微小瑕疵，故借助图像可在术后比对其外观变化，并记录采集日期。

进行任何手术之前均须充分采集患者的既往史，需特别注意以下几点：

• 单纯疱疹的预防：即便在仅实施非剥脱性治疗时，也要考虑到手术应激和顽固性感染的可能影响。通常来说，由于角质形成细胞并未被移除，实施微针疗法无需采取特别的预防措施。然而，如果接受治疗的患者有复发性疱疹的病史，则必须给予常规预防性治疗。

• 用药核查：针对同时接受某些药物治疗的患者，需要核查其用药情况，如抗凝药、降压药（需留意治疗期间血压峰值）、降糖药或胰岛素（易引发糖尿病代偿失调及伤口愈合迟滞）以及长期使用全身性皮质类固醇治疗。

- 孕期和哺乳期：属于禁忌证，因为治疗前需进行表面麻醉或浸润麻醉，会降低此时接受治疗的安全性。
- 术后炎症后色素沉着的病史：不视为绝对禁忌证。
- 过敏症：对药物、金属及局部或全身麻醉药过敏。
- 自身免疫性疾病：不视为禁忌证。
- 神经病变所致对疼痛过敏。
- 既往手术史及术中出血现象（未被检测的凝血因子相关缺陷）。
- 当前使用异维甲酸：无论实施任何程度的损伤，均不视为治疗禁忌证。以作者的经验为例，如针对油性皮肤痤疮瘢痕实施深度治疗损伤，即便在术后第 7 天仍可借助于微针疗法以优化治疗效果。
- 不切实际的焦虑和期望：术前应当与患者沟通其既往针对同一目标而接受的治疗，特别是针对痤疮瘢痕的治疗。除此之外，还需要确定患者的满意度，并避免采用百分比来评估预期改善程度，切记疗效是因人而异的。
- 恢复期：术前须明确告知患者因治疗所需的防晒时间，以及休工和回避社交活动的时间。
- 充分采集患者信息：微针疗法可用于实施从中度到深度不等的损伤，其广泛的适用性为治疗范围提供了极大的可能性（详见第二章）。

一、皮肤护理措施

微针疗法能够制造足以突破皮肤屏障的完整性并触及真皮层的微通道，具体取决于所用针长。这一过程在引起皮肤出血的同时会触发炎症信号，并进一步刺激新的胶原合成。因此，术前皮肤准备应于治疗前 2～4 周开始，准备工作包括联合应用皮肤科医生所开具处方中的局部外用药，以及其他在本章中列出的措施。

规律护理的皮肤通常不需要特别的术前准备，否则可能需要实施辅助性治疗。与未实施准备的皮肤相比，准备后的皮肤通常可以获得更有效而均匀的治疗效果。此外，除了可以促进快速表皮再生及改善愈合过程，术前皮肤准备还可以使不良反应（如炎症后色素减退／沉着和持续性红斑）的发生率降至最低。

因此，术前准备的主要目的是促进利于疗效的皮肤变化，例如：
- 减弱角质层的皮肤屏障，使其厚度减少并对微针疗法的反应性更好
- 促进表皮再生及愈合的过程，使不良反应减至最低
- 尽可能减少炎症后色素沉着的发生风险
- 减少术后皮肤组织色素减退的风险
- 降低皮肤出油量或术后痤疮暴发的风险

术前准备工作包括使用低敏肥皂、防晒霜、抗衰活性成分、皮肤美白及再生产品。通过采取这些措施，还可评估皮肤敏感性和耐受度，以便充分了解患者的皮肤状态，从而确定更为安全的治疗损伤程度。

- 低敏肥皂：应该根据接受治疗的患者皮肤类型来开具处方，并持续使用至手术当天。根据术后恢复期的护理建议，治疗完成后可停止使用，具体取决于所用产品。但一般而言，如果所用产品具有中度清洁力，也可在微针术后的居家护理中继续使用。
- 防晒霜：使用患者日常惯用产品即可。应避免出现接触性皮炎、不耐受症状、出油量增加或者皮肤

干燥的风险，这些因素都可能降低产品使用的依从性。通常建议使用全波段广谱防晒霜，最好与患者肤色一致，从而有助于形成物理屏障并遮掩术后的红斑、脱屑或结痂等情况。中度损伤术后 12 h 或深度损伤术后完成表皮再生之后（约 5 天）即可使用防晒霜，具体取决于损伤程度。一例接受中度损伤治疗患者术后 1 h 即在轻度渗出创面所用的生物敷料（此时已凝固）表面涂抹防晒霜，结果证明其安全、无风险，患者未诉灼烧感、刺激感或并发红斑。

• 外用维 A 酸和果酸（AHA）：其角质剥脱作用可以优化微针疗法的疗效。无论使用的是膏霜还是凝胶剂型，都建议提前使用，从而改善肤质并促进微针的穿透性。维 A 酸能使角质层变薄，还能加快炎症后表皮再生过程。此外，由于其具有重塑胶原的作用，维 A 酸在皮肤年轻化及瘢痕改善方面具有重要的价值，因此建议术后持续使用。与维 A 酸相比，AHA 的作用机制则有所不同，但其对角质层也有着类似的作用效果，可加以联合应用，并建议在表皮再生前后均可使用（深度损伤则在术后 7 天使用），或在中度损伤后第 2 天使用。

• 维生素 C：它是一种强大的抗氧化剂，对胶原合成的作用与维甲酸类似。维生素 C 应该每天使用，以维持对 DNA 的天然保护和修复。两位微针疗法研究者 Fernandes 和 Signorini 提出，微针术后使用维生素 C 对于新生胶原的合成至关重要。随着更多胶原的合成，对维生素 C 的需求量也会相应增加；因此，术后建议增加饮食中维生素 C 的摄入，并外用维生素 C。研究者指出，外用型抗坏血酸四异棕榈酸酯（ascorbyl tetraisopalmitate）已被证明对皮肤的刺激性较小，是最有效的维生素 C 形式。

• 美白剂：最常用的是氢醌。其美白作用机制主要是通过抑制酪氨酸酶并调控其 DNA 和 RNA 的合成，同时伴随着黑素小体的降解以及黑素细胞的破坏。它有助于在术前和术后抑制色素沉着，术后色素沉着通常由于炎症反应、血管扩张以及随后的愈合过程而引起。对于对酚类化合物过敏的患者，则建议单一或联合应用曲酸、熊果苷、壬二酸、植酸和二元酸等其他功效性产品。这些产品的美白功效弱于氢醌，但与维 A 酸或乙醇酸联合应用时，其效果则得以优化。

二、针对中度损伤的指导细则

当计划使用 1.5 mm 针长微针实施中度损伤时，采取表面麻醉足矣。预期治疗终点为中度出血点，并出现伴有卫星状淤点的弥漫性红斑。建议在治疗前 1 h 使用 4% 利多卡因微球制剂。通常全面部局部使用的安全用量为 30 g，而用于身体部位治疗时则可达 60 g。以下为使用原则：

• 使用 4% 利多卡因微球制剂，首先面部涂抹 15 g（使用前不用洗脸）。
• 充分按摩，利用皮肤原有的油脂作为利于麻醉药透皮吸收的途径。
• 初始 15 g 外敷 30 min 后，将另外 15 g 涂抹于面部，并以同样方式按摩。
• 无需采取封包措施。
• 外敷 30 g 麻醉药 1 h 后，采用抗菌剂（2% 氯己定）将其洗净并实施治疗。

上述麻醉方式通常用于进行中度损伤的微针疗法。当选择进行深度损伤的微针治疗时，可在进行浸润麻醉之前采取上述步骤。

微针术后不需要清除渗出液，这是由于针头穿刺诱发的生长因子以及干细胞成分的释放，可作为附加的治疗机制发挥作用。这些微通道会在数分钟后闭合，故可以在损伤深部通过活性物质的蓄积来进行给药。活性物质的选择通常取决于皮肤科医生的临床实践经验（详见第十八章）。

必须注意配合使用产品的安全性。由于角质层和表皮层已受到损伤，因此，此时皮肤屏障功能不全。尽管目前在将非无菌软膏、膏霜或精华类皮肤化妆品用于受损皮肤可能造成的风险方面尚未达成共识，但应谨记上述产品是针对完整皮肤而生产的。这一过程中可见持续约 30 min 至 2 h 的适度浆液性渗出，其有利于获得预期治疗效果，故而不应将其清除。数分钟后微通道将闭合，此时可选择是否在损伤深部通过活性物质的蓄积从而进行给药。

因此，如果皮肤科医生建议使用药物，患者可将其用于治疗区域，并在 6 ~ 8 h 后将其清除并使用清水或低清洁力肥皂清洁皮肤，还可开始使用防晒霜。如果你正在使用居家护肤品，包括酸类、美白剂或者皮肤化妆品，则应在术后第 2 天再开始使用上述产品。另外还建议在后续一段时间内回避日光照射或人工光照，同时配合使用 SPF > 30 且最好与肤色一致的广谱防晒霜。此外，术后至少 1 周内应尽可能避免在海滩、泳池、公园及田野户外从事娱乐活动，但术后第 2 天即可恢复工作。对于中度损伤的微针治疗而言，适度的皮肤剥脱发生于最初 72 h 内，且不会造成不便。由于损伤程度较浅，上皮再生的速度较快，通常无需额外使用特殊的皮肤再生剂。同一强度的治疗刺激建议在 15 ~ 30 天后实施，具体取决于规划的治疗方案。此外，术后第 2 天即可使用化妆品，且一般不会产生术后疼痛。

仅针头刺激已足以引发血管新成和新生胶原合成，而配合使用的药物选择则取决于皮肤科医生的临床实践经验。根据 Emerson Lima 于 2016 年提出的方案（详见第九章），基于我们专业团队的实操经验及最新发表的研究文献，上述损伤适于采用不添加任何额外活性成分的黄褐斑美白剂。Emerson Lima（2018 年）还提出该损伤也适于采用 5% 维 A 酸剥脱性渗透液。患者遵医嘱使用且在 2 h 后将其清除，并用清水或低清洁力的肥皂清洁皮肤，随后开始使用防晒霜（详见第九章）。另一个选择是使用生物纤维素面膜且在 30 ~ 40 min 后将其去除，即可让患者离开诊所。根据作者的经验，此后可安全使用防晒霜。此外，家居护理方案与轻度损伤一致。

因为只造成了皮肤轻度水肿和弥漫性红斑，患者在微针术后第 2 天便可恢复工作。最初 72 h 内会出现脱屑，不会造成任何不便。由于这属于非剥脱性治疗，故不需要额外使用局部或全身性抗生素以预防疱疹的发生。通常而言，因为损伤深度适中，因此无需额外使用特殊的皮肤再生剂；然而，在存在不适感的情况下则可以加用皮肤再生剂。表皮再生在微针术后几天内即可完成；然而，由于皮肤敏感性增加，更容易受到外部晒伤，因此应避免阳光直射。根据术前规划的方案，建议在约 30 天后再实施同一强度的治疗。无需额外使用止痛药和（或）消炎药。禁止使用局部或全身性皮质类固醇治疗。

三、针对深度损伤的指导细则

使用 2.0 ~ 2.5 mm 针长微针通常即可造成深度损伤（详见第二章），伴随大量出血，并导致血清血性渗出（serosanguinolent exudation）（持续 20 ~ 30 min），随后更替为浆液性渗出（持续 40 ~ 60 min）。60 min 后，接受治疗区域仅可见均匀的淤斑，当治疗目的是深度损伤时，这便是预期的治疗终点。该治疗应在浸润麻醉下实施，且手术操作过程中需要控制出血和渗出。此外应使用纱布和敷料进行无菌操作。

治疗过程中可见严重的浆液性渗出，可能持续 4 ~ 6 h；因此，必须配合使用含浆液的敷料（建议直接在皮肤上使用大量纱布及 Micropore® 外科胶带）。深度损伤时不建议额外使用任何活性物质，因为新打开的微通道中会出现血液反流，进而影响活性物质的预期吸收。应持续使用敷料至少 12 h，并由患者居家淋浴或洗澡时自行利用流水或低清洁力的肥皂清除。术后 5 ~ 7 天内应避免阳光直射，故建议患者避免外出。

敷料无需更换，但将其去除后应使用有再生功效的软膏、硅酮凝胶或泛醇基凝胶，直到表皮再生完成，通常需要 5~7 天。此后，建议使用美白剂和防晒霜。

术后至少 1 个月内应尽可能避免在海滩、泳池、公园及田野户外从事娱乐活动。此外不建议使用局部或全身性抗生素。

尽管抗生素的使用已在皮肤科中实施，但由于存在导致细菌耐药性的风险，FDA 仍对其应用持谨慎态度。因此，有研究比较了术后使用局部抗生素和保湿剂的效果，证明仅使用后者也可达到同样令人满意的愈合效果。该研究还指出即使过往不存在过敏史，使用局部抗生素也可诱发致敏风险，提示其与其他物质可能存在相互作用机制，从而延长并阻碍了常规愈合过程。图 5-1 为一名患者术前与术后 7 天的情况，显示使用局部抗生素所致过敏反应。

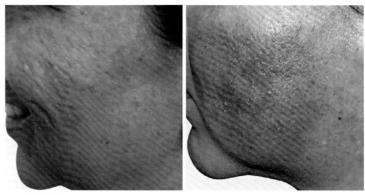

图 5-1 术前与术后 7 天的情况，显示使用局部抗生素所致过敏

深度损伤的微针术后 24 h 内可见严重水肿，并且直至 72 h 后才开始消退。治疗部位的弥漫性血肿会被出血性及浆液性痂皮所替代，随后自行脱落，必须注意绝对不应以机械方法将其去除。图 5-2 为一名患者分别在术前、术后 24 h、术后 7 天的情况演变。

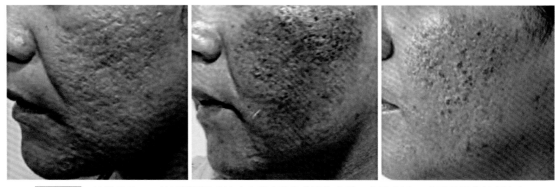

图 5-2 接受 2.5 mm 针长微针治疗的痤疮瘢痕患者分别在术前、术后 24 h、术后 7 天的情况演变

大多数情况下，术后 5~7 天即可恢复工作，此时仅可见持续性红斑，会逐渐消退，随后发生脱屑，不会造成任何不便。然而在这一时期如果没有采取必要的预防措施，则可能发生炎症后色素沉着。

微针术后不建议使用局部或全身性抗生素。术后通常不会疼痛，故无需使用消炎药或止痛药。禁止使用局部或全身性皮质类固醇治疗以抑制水肿反应。

四、生物纤维素在术后护理中的应用

生物纤维素面膜是一种新型的术后即刻护理手段，有望带来更好的舒适性和实用性。它借助于生物技术，由微生物发酵及后续纯化过程而生产。该类产品为单层厚凝胶膜，其微观结构由纤维素纳米纤维 3D

网络所构成。该结构的相应特性包括：高机械抗力、强延展性及高保湿力。其吸收渗出液并易于清除的特点有助于实施微针疗法。此外，它还能通过调节血管新成和结缔组织形成来加快皮肤愈合。

一项体内对照研究的结果显示，生物纤维素治疗组的表皮层和真皮层厚度增加，早期胶原合成增加，肉芽组织形成改善，并且血管数量增加。此外，还观察到肥大细胞组织浸润及血管内皮生长因子（VEGF）合成均明显减少。微针术后使用生物纤维素的原因在于它能提供一个封闭的湿性环境，从而有利于加速表皮再生过程，有助于减少红斑并控制疼痛感、灼烧感等症状。

五、小结

微针疗法是一种创新的治疗技术，可有效刺激胶原的合成，主要用于皮肤年轻化以及改善瘢痕。借助于正确的工具和技术，它能够广泛应用于多种皮肤病的治疗，此外还具备治疗成本低、恢复时间短等优势，有望成为激光治疗的绝佳替代治疗方案。

深入详细地了解患者皮肤有助于取得更好的治疗效果；因此，术前皮肤准备是重要的基础步骤。尽管该治疗没有绝对禁忌证，但也应当尽可能评估患者的主诉及其治疗依从性，以确保达到治疗目的。尽管微针疗法被认为是一种可在皮肤科诊室常规实施且并发症有限的门诊手术，但也应该严格执行术前皮肤护理和即刻处理措施，以避免并发症并确保获得最佳的预期效果。

参考文献

[1] Cohen KI, Diegelmann RF, Lindbland WJ. Wound healing: biochemical and clinical aspects. Philadelphia: WB Saunders Co; 1992.

[2] Costa IMC, Igreja ACS, Costa MC. Dermabrasão, microdermabrasão e microagulhamento. In: Tratado de cirurgia dermatológica, cosmiatria e laser da Sociedade Brasileira de Dermatologia. Rio de Janeiro: Elsevier; 2012.

[3] Czaja W, Krystynowicz A, Bielecki S, et al. Microbial cellulose - the natural power to heal wounds. Biomaterials. 2006; 27(2): 145–51.

[4] Czaja WK, Young DJ, Kawecki M, et al. The future prospects of microbial cellulose in biomedical applications. Biomacromolecules. 2007; 8(1): 1–12.

[5] Desmond F, Massimo S. Combating photoaging with percutaneous collagen induction. Clin Dermatol. 2008; 26: 192–9.

[6] Draelos Z. A comparison of post-procedural wound care treatments: do antibiotic-based ointments improve outcomes? J Am Acad Dermatol. 2011; 64: S23–9.

[7] Fabroccini G, Fardella N. Acne scar treatment using skin needling. Clin Exp Dermatol. 2009; 34(8): 874–9.

[8] Fernandes D. Minimally invasive percutaneous collagen induction. Oral Maxillofac Surg Clin North Am. 2006; 17(1): 51–63.

[9] Fernandes D, Massimo S. Combating photoaging with percutaneous collagen induction. Clin Dermatol. 2008; 26(2): 192–9.

[10] Fernandes D, Signorini M. Combating photoaging with percutaneous collagen induction. Clin Dermatol. 2008; 26: 192–9.

[11] Kalil CLPV, Frainer RH, Dexheimer LS, et al. Tratamento das cicatrizes de acne com a técnica de microagulhamento e drug delivery. Surg Cosmet Dermatol. 2015; 7(2): 144–8.

[12] Kede MPV, Sabatovich O. Dermatologia estética. 3. ed. rev. e ampl. São Paulo: Atheneu; 2015.

[13] Kwak MH, Kim JE, Go J, et al. Bacterial cellulose membrane produced by Acetobacter sp. A10 for burn wound dressing applications. Carbohydr Polym. 2015; 122: 387–98.

[14] Leyden JJ, Shergill B, Micali G, et al. Natural options for the management of hyperpigmentation. J Eur Acad Dermatol Venereol. 2011; 25(10): 1140-5.

[15] Lina F, Zhang Y, Li C, et al. Skin tissue repair materials from bacterial cellulose by a multilayer fermentation method. J Mater Chem. 2012; 22: 12349-57.

[16] Mateus A, Palermo E. Cosmiatria e laser: prática no consultório médico. São Paulo: AC Farmacêutica; 2012.

[17] Nathan ST. Treatment of minor wounds from dermatologic procedures: a comparison of three topical wound care ointments using a laser wound model. J Am Acad Dermatol. 2011; 64:S8-15.

[18] Orentreich DS, Orentreich N. Subcutaneous incisionless (subcision) surgery for the correction of depressed scars and wrinkles. Dermatol Surg. 1995; 21: 6543-9.

[19] Resnik BI. O papel da preparação da pele para o peeling. In: Rubin MG, editor. Peeling químico. Rio de Janeiro: Elsevier; 2007.

第六章

微针疗法的组织病理学证据

一、概述

对于皮肤创伤，表皮层和真皮层的应答机制均是通过释放炎性介质、激活组织酶和凝血因子，进而触发组织修复过程以及相应的皮肤生理学改变。然而，针对所致创伤的不同类型和程度，组织应答调节过程的差异细节仍不得而知。

微针疗法联合不同的医学美容治疗方法，如化学剥脱术、皮肤磨削术及剥脱性与非剥脱性（点阵与非点阵）激光术（及其他光技术）应用后的修复过程，形态变化和新生胶原蛋白的合成，目前已有大量文献报道。有趣的是，根据其治疗所导致的损伤模式不同，这些治疗方式会带来具有特定差异的治疗反应。因此，应深入了解这些损伤模式及其相关的修复级联反应，这不仅有利于根据最佳适应证进行治疗而获得最佳疗效，也有助于设计新的治疗手段或联合治疗方案。

应用微针疗法时，组织反应主要取决于微针穿刺的密度及其所触达的深度。此外，在下文所述情况中，微针所致的不同类型损伤同样也会导致其自身的皮肤生理学效应，后续研究将会进一步阐明。

图 6-1 展示了分别由 0.5 mm 和 1.0 mm 针长的滚轮微针所致组织损伤的即刻反应。除了针长，针头所触达的深度还取决于操作者施加的压力强度，但总体而言，针头穿刺组织的深度通常为针长的 50%~70%。

0.5 mm 针头所致损伤主要发生在表皮层及基底膜区域，真皮浅层受累较少。临床没有明显出血，愈合较快，且皮肤反应集中表现为皮肤亮度和质地的整体提升。在表皮较薄的部位（如光老化面部皮肤），损伤可触及更深层次。

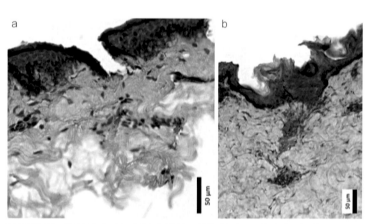

图6-1 微针治疗后即刻的皮肤组织学切片（HE 染色）。（a）0.5 mm 针头；（b）1 mm 针头

在 1 mm 或更长针头所致损伤中，真皮浅层乃至于更深层的毛细血管内皮可见明显受损，其临床表现从明显出血至瘀斑不等，并且水肿和疼痛的表现更为明显，恢复时间也更长。

所有微针治疗方案中，表皮微通道均在 24 h 内由纤维蛋白吸收闭合并完成表皮再生，从而最大程度地缩短了术后恢复期。微针穿刺使物质经表皮渗透性增加超过 72 h，从而最大程度地增加了药物透皮吸收率，尽管这也会增加不良反应的发生率，以及表皮全层对常用外用药的敏感性。

术后遗留的红斑反映了潜在的真皮层修复过程，该过程持续超过 60 天，并且可能通过血管扩张与炎性介质的释放而增加对高温和日光照射的敏感性。

微针治疗所造成的损伤通常不超过真皮浅层，将其用于改善皮肤光老化和黄褐斑均可达到令人满意的疗效。痤疮瘢痕与膨胀纹的治疗则需要真皮中层的胶原重塑。最后，对于表皮层较厚（如臀部）或较坚韧的区域实施微针治疗时，通常需要较长的针头（如 2.5 mm），以取得与较短针头作用于面部时等同的疗效。

目前学术界已经达成一定共识，即新生胶原合成与组织重塑的促进效果与所造成的真皮层损伤程度成正比；但是，即使损伤深度相同，由不同治疗方法（如微针疗法与 CO_2 点阵激光）所造成的损伤在真皮层重塑和表皮层反应之间均存在一定差异。

类器官 3D 皮肤模型研究对于理解微皮片的功能具有巨大贡献，它使我们能对相关形态学及分子现象进行时程性评估。表皮全层再生已被证实可在创伤后 5 天完成。真皮层重塑相关的基因（*COL1*、*COL8A1*、*TIMP3*）呈正向调节，此外还包括参与表皮增殖（*KRT13*、*IGF1*）、白细胞趋化（*CCL1*）和先天性免疫激活（*HSPB6*）的基因表达。另外，一些通常由创伤激活的促炎性细胞因子则呈负向调节，如白介素（IL）-1α、IL-1β、IL-24、IL-36γ、IL-36RN，以及抗菌肽（S100A7A、DEFB4）。上述数据提示存在一种有别于其他损伤（尤其是热损伤）的皮肤重塑特征，其往往会释放高水平的 IL-1。这一现象或许解释了相比于皮肤磨削术、中度剥脱术和剥脱性激光手术，微针所致创伤发生炎症后色素沉着的概率较低的机制。

二、光老化与黄褐斑

微针疗法所致轻度至中度皮肤损伤会导致组织变化，从而促进逆转皮肤光老化和黄褐斑所引起的组织学改变。图 6-2 展示了不同程度光老化皮肤的组织学改变。该过程的主要组织学变化可通过角化过度和角质层受压、表皮萎缩变平、颗粒层增厚、细胞核去极化、日光性弹力组织变性、真皮层胶原断裂并伴有毛细血管扩张而被证实。

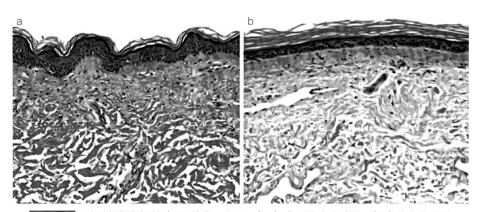

图 6-2 皮肤组织学切片（HE 染色，100×）。（a）无光老化皮肤；（b）光老化皮肤

除了内源性老化的影响外，加速皮肤光老化的主要因素是中波紫外线（UVB）和长波紫外线（UVA）辐射，其除了导致真皮层损伤外，还会在表皮层中诱发突变及许多其他变化，从而降低表皮层的合成与修复能力，激活基质金属蛋白酶并在真皮浅层维持促炎性微环境。

图 6-3 展示了光老化基底膜区变化的细节，例如黑色素过度合成、基底层空泡变性、基底层角质形成细胞极性丧失、基底膜连续性及结构破坏、弹力纤维及胶原纤维断裂。

在光老化或黄褐斑皮肤中（图 6-4 ~ 6-8），微针治疗有助于表皮层持续增厚、基底层细胞核极性恢复、日光性弹力组织变性减少以及 I 型、III 型和 VII 型（基底膜区域结构

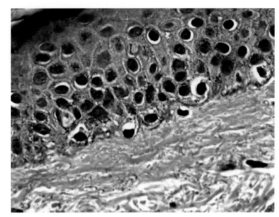

图 6-3 皮肤组织学切片（PAS 染色，400×）

成分）胶原的增加。此外，还可以观察到黑色素密度和黑素小体颗粒度减少 5%，基底膜区域的结构性提升，以及角质形成细胞增殖率（Ki67）提高 32%。这些表皮层的变化或可解释皮肤质地在外观上的改善。

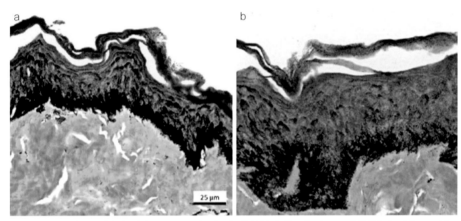

图 6-4 黄褐斑皮肤的组织学切片（氨银染色，100×）。（a）微针治疗前；（b）两次微针治疗后（45 天），可见表皮层厚度增加及黑色素密度降低

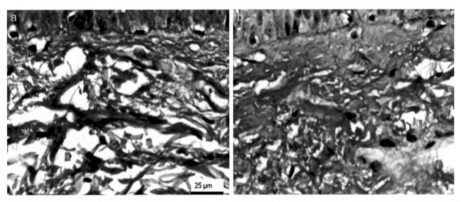

图 6-5 黄褐斑皮肤的组织学切片（Herovici 染色，100×）。（a）微针治疗前；（b）一次微针治疗后（7 天），可见胶原纤维密度增加及纤维蛋白与蛋白多糖聚积

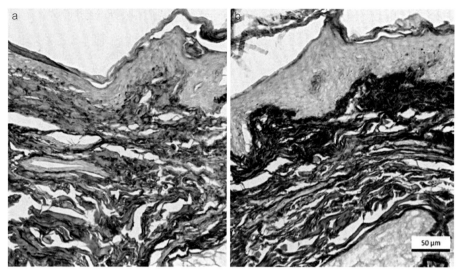

图 6-6 黄褐斑皮肤的组织学切片（Picrosirius red 染色，100×）。（a）微针治疗前；（b）两次微针治疗后（45 天），可见表皮层持续增厚及真皮浅层胶原密度增加

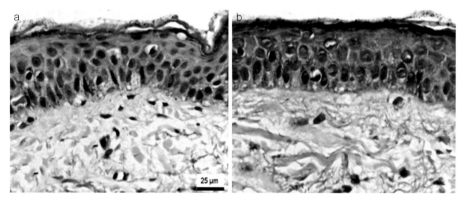

图 6-7 黄褐斑皮肤的组织学切片（PAS 染色，100×）。（a）微针治疗前；（b）一次微针治疗后（7 天），可见基底膜区域的早期重构

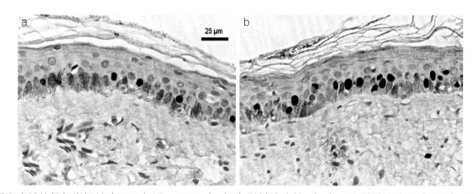

图 6-8 黄褐斑皮肤的组织学切片（Ki67 标记，100×）。（a）微针治疗前；（b）一次微针治疗后（7 天），可见角质形成细胞更替周期的早期增加

　　由于剥脱性治疗往往会在黑色素含量较多的皮肤类型中诱发炎症后色素沉着，表皮层黑色素密度降低或许解释了微针治疗为何常用于皮肤色素含量较多的人群，如拉丁裔、非裔、印度裔及中东地区人群。

　　总的来说，光老化皮肤和黄褐斑的临床变化是由表皮层和真皮层的变化综合导致。真皮浅层和基底膜区域的修复有助于重建表皮 – 真皮交界处的生理功能。

除单纯给药以外，针对光老化皮肤和黄褐斑的联合治疗还包括剥脱性治疗和激光 / 强脉冲光治疗的联合应用，从而达到最佳的治疗效果。与其他治疗方法相比，在黄褐斑治疗中将这三种疗法及光保护和护肤措施相结合，能够显著降低治疗后 60 天内的复发率。

三、痤疮瘢痕与膨胀纹

微针修复方面已有大量出版物，其中最常见的研究方向主要涉及痤疮瘢痕、术后瘢痕及膨胀纹治疗所需的明显真皮层损伤。然而，上述研究大部分仅限于临床评估。下文将论述个别组织学及功能评估。

一项埃及的研究中，10 名受试者接受针对面部痤疮瘢痕的治疗。在经过 3 个月（6 次）的微针治疗后，结果显示不同组织结构都出现了相应的厚度增加，分别为：表皮层 26%、弹力蛋白原 47%、Ⅰ 型胶原蛋白 21%、Ⅲ 型胶原蛋白 22% 及 Ⅶ 型胶原蛋白 41%。

使用 1.5 mm 针长微针治疗面部痤疮瘢痕的研究结果显示，除了上文所述的表皮变化（如棘层增厚和黑色素减少），真皮胶原蛋白、弹力蛋白及真皮层厚度也都出现实质性增加。此外，研究者提示，须注意表皮层（和真皮层）较薄部位可能发生瘀斑 / 血肿风险，如眶周区域。

在一项对比微针疗法与 Carboxy 疗法联合应用于治疗面部萎缩性痤疮瘢痕的半脸对照研究中，32 名患者在接受治疗 2 个月后进行评估，结果显示，除了临床改善，治疗还实质性促进了真皮层胶原蛋白、弹力纤维的增加及真皮层的重构。

此外，针对白癜风、脱发、烧伤瘢痕、外源性褐黄病及硬皮病等病例，目前仍缺乏有关微针治疗后组织学改变的实质性医学文献支持。同样，不同的微针治疗体系也有待进行系统对比（如滚轮微针与电动微针）。

参考文献

[1] Abdel-Motaleb AA, Abu-Dief EE, Hussein MR. Dermal morphological changes following salicylic acid peeling and microdermabrasion. J Cosmet Dermatol. 2017; 16: e9-e14.

[2] Agamia N, Badawi A, Sorror O, et al. Clinical and histopathological comparison of microneedling combined with platelets rich plasma versus fractional erbium-doped yttrium aluminium garnet (Er: YAG) laser 2940 nm in treatment of atrophic post traumatic scar: a randomized controlled study. J Dermatolog Treat. 2020: 1–24.

[3] Alster TS, Graham PM. Microneedling: a review and practical guide. Dermatol Surg. 2018; 44: 397–404.

[4] Andrade Lima EV, Aandrade Lima MMD, Miot HA. Induction of pigmentation through microneedling in stable localized vitiligo patients. Dermatol Surg. 2010; 46(3): 434–5.

[5] Bandral MR, Padgavankar PH, Japatti SR, et al. Clinical evaluation of microneedling therapy in the management of facial scar: a prospective randomized study. J Maxillofac Oral Surg. 2019; 18: 572–8.

[6] Berneburg M, Plettenberg H, Krutmann J. Photoaging of human skin. Photodermatol Photoimmunol Photomed. 2000; 16: 239–44.

[7] Bhawan J, Andersen W, Lee J, et al. Photoaging versus intrinsic aging: a morphologic assessment of facial skin. J Cutan Pathol. 1995; 22: 154–9.

[8] Bonati LM, Epstein GK, Strugar TL. Microneedling in all skin types: a review. J Drugs Dermatol. 2017; 16: 308–13.

[9] Cassiano D, Esposito Lemos AC, Hassun K, et al. Efficacy and safety of microneedling and oral tranexamic acid in the treatment of facial melasma in women: an open, evaluator-blinded, randomized clinical trial. J Am Acad Dermatol. 2020;

[10] Cassiano DP, Esposito ACC, Hassun KM, et al. Early clinical and histological changes induced by microneedling in facial melasma: a pilot study. Indian J Dermatol Venereol Leprol. 2019; 85: 638–41.

[11] de Andrade Lima EV, de Andrade LM, Takano D. Microagulhamento: estudo experimental e classificação da injúria provocada. Surg Cosmet Dermatol. 2013; 5: 110–4.

[12] Dhurat R, Sukesh M, Avhad G, et al. A randomized evaluator blinded study of effect of microneedling in androgenetic alopecia: a pilot study. Int J Trichology. 2013; 5: 6–11.

[13] Ebrahim HM, Elkot R, Albalate W. Combined microneedling with tacrolimus vs tacrolimus monotherapy for vitiligo treatment. J Dermatolog Treat. 2020: 1–6.

[14] El-Domyati M, Attia S, Saleh F, et al. Intrinsic aging vs. photoaging: a comparative histopathological, immunohistochemical, and ultrastructural study of skin. Exp Dermatol. 2002; 11: 398–405.

[15] El-Domyati M, Barakat M, Awad S, et al. Multiple microneedling sessions for minimally invasive facial rejuvenation: an objective assessment. Int J Dermatol. 2015; 54: 1361–9.

[16] El-Domyati M, Hosam W, Abdel-Azim E, et al. Microdermabrasion: a clinical, histometric, and histopathologic study. J Cosmet Dermatol. 2016; 15: 503–13.

[17] El-Domyati MB, Attia SK, Saleh FY, et al. Trichloroacetic acid peeling versus dermabrasion: a histometric, immunohistochemical, and ultrastructural comparison. Dermatol Surg. 2004; 30: 179–88.

[18] El-Fakahany H, Medhat W, Abdallah F, et al. Fractional microneedling: a novel method for enhancement of topical anesthesia before skin aesthetic procedures. Dermatol Surg. 2016; 42: 50–5.

[19] Iosifidis C, Goutos I. Percutaneous collagen induction (microneedling) for the management of non-atrophic scars: literature review. Scars Burn Heal. 2019; 5: 2059513119880301.

[20] Ismail ESA, Patsatsi A, Abd El-Maged WM, et al. Efficacy of microneedling with topical vitamin C in the treatment of melasma. J Cosmet Dermatol. 2019; 18(5): 1342–7.

[21] Jha AK, Vinay K. Androgenetic alopecia and microneedling: every needling is not microneedling. J Am Acad Dermatol. 2019; 81:e43-e4.

[22] Kligman AM, Baker TJ, Gordon HL. Long-term histologic follow-up of phenol face peels. Plast Reconstr Surg. 1985; 75: 652–9.

[23] Konicke K, Knabel M, Olasz E. Microneedling in dermatology: a review. Plast Surg Nurs. 2017; 37: 112–5.

[24] Krieg T. Cell-cell and cell-matrix interactions in the skin - implications for tissue repair and chronic wounds. Bull Mem Acad R Med Belg. 2010; 165: 393-7; discussion 8.

[25] Kumar MK, Inamadar AC, Palit A. A randomized controlled, single-observer blinded study to determine the efficacy of topical minoxidil plus microneedling versus topical minoxidil alone in the treatment of androgenetic alopecia. J Cutan Aesthet Surg. 2018; 11: 211–6.

[26] Lee Peng G, Kerolus JL. Management of surgical scars. Facial Plast Surg Clin North Am. 2019; 27: 513–7.

[27] Lima EVA, Lima M, Paixao MP, et al. Assessment of the effects of skin microneedling as adjuvant therapy for facial melasma: a pilot study. BMC Dermatol. 2017; 17: 14.

[28] Meddahi A, Caruelle JP, Gold L, et al. New concepts in tissue repair: skin as an example. Diabetes Metab. 1996; 22: 274–8.

[29] Minh PPT, Bich DD, Hai VNT, et al. Microneedling therapy for atrophic acne scar: effectiveness and safety in Vietnamese patients. Open Access Maced J Med Sci. 2019; 7: 293–7.

[30] Moftah NH, El Khayyat MAM, Ragai MH, et al. Carboxytherapy versus skin microneedling in treatment of atrophic postacne scars: a comparative clinical, histopathological, and histometrical study. Dermatol Surg. 2018; 44: 1332–41.

[31] Priya SG, Jungvid H, Kumar A. Skin tissue engineering for tissue repair and regeneration. Tissue Eng Part B Rev. 2008; 14: 105–18.

[32] Rana S, Mendiratta V, Chander R. Efficacy of microneedling with 70% glycolic acid peel vs

microneedling alone in treatment of atrophic acne scars-A randomized controlled trial. J Cosmet Dermatol. 2017; 16: 454–9.

[33] Scattone L, de Avelar Alchorne MM, Michalany N, et al. Histopathologic changes induced by intense pulsed light in the treatment of poikiloderma of Civatte. Dermatol Surg. 2012; 38: 1010–6.

[34] Schmitt L, Marquardt Y, Amann P, et al. Comprehensive molecular characterization of microneedling therapy in a human three-dimensional skin model. PLoS One. 2018; 13: e0204318.

[35] Schwarz M, Laaff H. A prospective controlled assessment of microneedling with the Dermaroller device. Plast Reconstr Surg. 2011; 127: 146e-8e.

[36] Stanimirovic A, Kovacevic M, Korobko I, et al. Combined therapy for resistant vitiligo lesions: NB-UVB, microneedling, and topical latanoprost, showed no enhanced efficacy compared to topical latanoprost and NB-UVB. Dermatol Ther. 2016; 29: 312–6.

[37] Starace M, Alessandrini A, Brandi N, et al. Preliminary results of the use of scalp microneedling in different types of alopecia. J Cosmet Dermatol. 2020; 19: 646–50.

[38] Stuzin JM, Baker TJ, Baker TM, et al. Histologic effects of the high-energy pulsed CO_2 laser on photoaged facial skin. Plast Reconstr Surg. 1997; 99: 2036-50; discussion 51–5.

[39] Urdiales-Galvez F, Trelles MA, Martin-Sanchez S, et al. Histopathological changes after experimental skin resurfacing using an improved fractional high-power 1064-nm Q-Switched Nd:YAG laser. J Drugs Dermatol. 2019; 18: 1261–6.

[40] Wells A, Nuschke A, Yates CC. Skin tissue repair: matrix microenvironmental influences. Matrix Biol. 2016; 49: 25–36.

[41] Yamaba H, Haba M, Kunita M, et al. Morphological change of skin fibroblasts induced by UV Irradiation is involved in photoaging. Exp Dermatol. 2016; 25(Suppl 3): 45–51.

第七章

微针疗法的并发症管理

一、微针疗法与剥脱性治疗

与剥脱性治疗不同，微针治疗皮肤时无需剥离表皮层。该层次结构的完整性是预防术后不良反应的基础，因此，微针疗法较之其他剥脱性治疗方法具有很大的优势。众所周知，采用机械性或化学性手段剥离表皮层会触发细胞因子释放以及炎性细胞趋化，受损组织最终被瘢痕组织所替代（图 7-1）。中度或深度化学性剥脱术以及机械性皮肤磨削术等治疗方式通常需要较长的术后恢复时间，且易诱发皮肤组织对光过敏，从而易造成炎症后色素沉着和光敏性增加，同时也会增加增生性瘢痕、持续性红斑及肤色不均等并发症发生的风险。由于上述疗法会剥离表皮层及其基底膜带并使其最终被瘢痕组织所替代，同时伴随真皮乳头层的重塑，因此易导致上述不良反应的发生。在上述过程中，表皮层受损所诱发的炎症反应会刺激组织合成平行排列的粗大胶原纤维束，有别于正常皮肤中交错排列形成的胶原纤维网络结构。

由此可见，微针疗法通过穿透表皮层从而刺激胶原合成，在触及真皮层的同时却不会导致去表皮化。因此，比较微针治疗与剥脱性治疗后，基于作者的临床实践以及汇聚全球专家经验的科研文献报告可知，相比剥脱性治疗，微针治疗具有更高的安全性、更低的不良反应风险以及更短的恢复周期。

表皮层剥离后的结果

– 弹性降低的瘢痕组织

– 有瘢痕形成的风险

– 有色素沉着的风险

– 有肤色不均的风险

– 有持续性红斑的风险

– 恢复期较长

– 皮肤敏感性增加：表皮层变薄及真皮乳头层纤维化

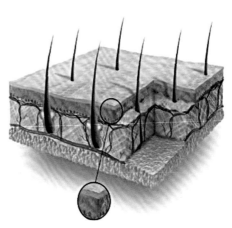

图 7-1 剥脱性治疗中表皮层剥离后的结果

二、预期反应与不良反应

　　以下是微针术后最常见的不良反应，尽管其发生率较低（图7-2～7-7）。

　　1. 水肿　从中度至重度不等，实际取决于治疗所用针长，以及操作者的实施方法，即计划实施的损伤为轻度、中度或深度（详见第二章）。一般而言，针对黄褐斑进行治疗或者治疗目标为局部给药时，所用针长范围通常为0.5～1.5 mm，此时术后即刻可见易于遮掩的轻度水肿。其在最初24 h内即可明显消退，对于患者复工不会造成任何不便。而当手术方案采用浸润麻醉且所选针长范围为2.0～2.5 mm时，术后出现的水肿则往往会对患者回归日常生活造成一定影响。此时，微针治疗诱发的炎症级联反应会在术后最初48～72 h内造成明显的进行性水肿，当其开始缓慢消退时，则会从术后第5～7天开始呈弥漫性分布。在此期间，由于水肿区域极易出现炎症后色素沉着，故应严格避免日光及可见光照射。

　　2. 红斑　与水肿同理，红斑程度取决于所致损伤的程度。轻度损伤时，红斑可作为终止治疗操作的终点反应。此时，为了使活性物质在治疗区域蓄积而达到给药目的，预期疗效为治疗区域出现弥漫而均匀的红斑，仅伴有轻度渗出，随后结痂。上述治疗利用了角质层屏障受损以及易吸收区域便于透皮吸收的特性。

　　持续性红斑非常罕见，在作者既往的临床经验中几乎从未遇到过。某些患者的皮肤对损伤出现应激反应，可出现持续性红斑，但仍属于自限性症状。即使对于玫瑰痤疮这种更易出现该并发症的患者，也不属于该疗法的禁忌证。相反，由于可获得皮肤状态的实质性改善，反而建议对于上述患者采取深度损伤的治疗方案。该并发症继发于治疗所

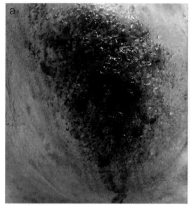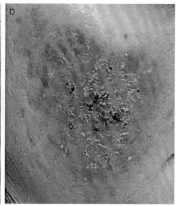

图7-2　微针治疗后即刻的渗出状态（a）与72 h后的皮肤状态（b）

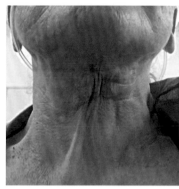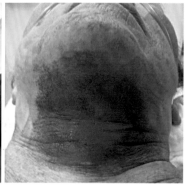

图7-3　针对挛缩性颈部瘢痕接受微针治疗后呈现的即刻疗效

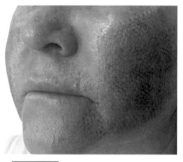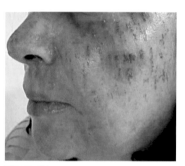

图7-4　治疗后5天可见水肿　　**图7-5**　治疗后48 h可见明显结痂

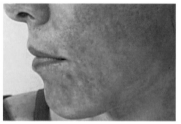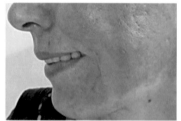

图7-6　治疗后7天可见肤色不均　　**图7-7**　治疗后15天可见持续性红斑

导致的表皮层和真皮层重塑，反映了炎症反应的可能预后。

3. 血肿、瘀点与瘀斑　细微而尖锐的针头刺入皮肤后会引起适度而迅速的可逆性出血。轻度损伤时，肉眼仅可见弥漫性红斑伴卫星灶样出血点，随后迅速凝血，并伴有轻度浆液性渗出。当治疗涉及如下眼睑等薄嫩皮肤，或是由于体质或衰老而导致皮肤极薄的个体时，微针治疗可造成更为明显的瘀点/瘀斑，通常需要 5～7 天才能吸收。

计划施行深度损伤的微针疗法时，当治疗区域出现均匀瘀斑，即达到治疗终点。最初表现为明显的出血，随后更替为轻度的浆液血性渗出，最后仅可见浆液性渗出，并伴随微针所致微通道的关闭。由于膨胀纹组织相对松弛，常会出现血肿。上述表现看似不良反应，实为预期效果。其有助于新生组织替代损伤组织。在瘀斑期，如果缺乏术后护理，可能会导致非预期的色素沉着。因此，应注意避免日光照射和热源。

4. 结痂　结痂属于愈合过程中的预期反应，不需对其进行人为干预。当使用针长 2.5 mm 的微针实施深度损伤时，通常较易出现结痂。术中和术后即刻出现的出血性凝固物可予以清除，但无需完全撕脱。术后数日即形成可自行脱落的新痂皮，其有利于损伤后愈合并有助于避免损伤性剥脱导致的肤色不均。

使用针长 1.5 mm 的微针实施轻度至中度损伤时，由于需要借助生长因子和干细胞的作用以促进治疗区域的改善，最终术后可出现少量薄痂。

5. 炎症后色素沉着　微针治疗区域发生反黑通常与术后护理不当以及皮肤术前准备不足有关。必须注意避免过度光照，并且表皮再生后应即刻采取必要的外用光防护措施，以及配合使用美白剂（在术前 30 天和恢复期外用），从而确保治疗成功并避免术后色素沉着。此外，当治疗区域出现肤色加深的情况时，通常为一过性现象，易于恢复。作者的经验表明，该并发症发生率较低，多见于针对肤色较深的皮肤类型实施深度损伤时，或是附加使用某些带有剥脱效果的功效性成分，如化学性剥脱术所用的酸性溶液。

6. 脱屑　轻度至中度损伤治疗后 48～72 h（即水肿消退后），预期可出现几乎呈屑状的散在表皮剥脱。如果损伤较深，脱屑时间将推迟至第 5～7 天，与水肿消退的时间点相重叠。此时由于治疗部位皮肤较脆弱，故必须使用防晒霜和美白剂，并预防性使用含棕榈酸异丙酯的产品。此外，有时可能会出现灼烧及其他不适感，可在日间坚持使用与肤色一致的防晒霜（强烈建议多次使用）的同时，调整夜间使用的修复产品。

7. 灼烧感与不适感　在最严重的剥脱过程中，由于需要控制治疗区域的出油量，以免诱发痤疮和皮脂相关真菌性皮肤病，故建议使用非油性基质的皮肤再生产品。此外，还建议保持治疗区域湿润，以利于损伤后愈合。尽管无绝对影响，但治疗区域干燥可能导致皮肤瘙痒，并引起局部不适感、过敏反应及渗血，最终延缓愈合过程，特别是在实施损伤程度较深的治疗时。

8. 感染　微针疗法的基础是保持表皮层的部分完整性，即并非通过剥脱角质形成细胞来导致表皮层破坏，而是仅穿透并部分移除上述细胞。由于单纯疱疹病毒需要依赖宿主细胞，也就是需要在表皮层剥脱（即去表皮化）的区域才能繁殖；因此，术后继发病毒感染的风险相对较低。即便如此，由于手术应激本身即可诱发感染，如果患者曾有反复性单纯疱疹的病史，则建议给予预防性抗病毒治疗。为此，应在术前 2 天即开始接受常规剂量的抗病毒治疗，并持续至水肿消退以及表皮层完整再生之后，一般为 3～5 天，实际疗程取决于治疗损伤的程度。

细菌感染的发生是由于治疗器械污染而导致微生物植入。因此，除了在手术过程中严格遵循消毒和无菌操作原则，还必须小心谨慎地选择所用滚针，确认其来源是否可靠，是否为伪劣产品以及保存环境是否符合规定。此外，术者还须注意选择手术操作环境，并选用参数合适的治疗器械。

9. 疼痛感　治疗损伤较深时，术后产生的轻度不适感可能是由于局部水肿，但患者通常不会主诉有疼痛感。尽管其发生率极低，但如果患者出现疼痛感，仍须确认是否存在其他相关并发症，如疱疹病毒或细菌所引起的感染。

10. 萎缩性或隆起性瘢痕　微针疗法有其适应证范围及相应的治疗方式。即使受术者既往有瘢痕疙瘩病史，也尚未见到术后有并发瘢痕形成的报道。作者曾对有增生性瘢痕发生风险的患者进行治疗，术后并未出现非预期的治疗反应。此外，对于这类患者，在治疗方案选择得当的情况下，作者认为微针疗法是为数不多的能产生良好疗效的治疗选择之一。

参考文献

[1]　Aust MC. Percutaneous collagen induction therapy: an alternative treatment for scars, wrinkles, and skin laxity. Plast Reconstr Surg. 2008; 121(4): 1421–9.

[2]　Bal SM, Caussian J, Pavel S, et al. In vivo assessment of safety of microneedle arrays in human skin. Eur J Pharm Sci. 2008; 35(3): 193–202.

[3]　Brody HJ. Trichloroacetic acid application in chemical peeling, operative techniques. Plast Reconstr Surg. 1995; 2(2): 127–8.

[4]　Cohen KI, Diegelmann RF, Lindbland WJ. Wound healing: biochemical and clinical aspects. Philadelphia: WB Saunders Co; 1992.

[5]　Fabroccini G, Fardella N. Acne scar treatment using skin needling. Clin Exp Dermatol. 2009; 34(8): 874–9.

[6]　Fernandes D. Minimally invasive percutaneous collagen induction. Oral Maxillofac Surg Clin North Am. 2006; 17(1): 51–63.

[7]　Fernandes D, Massimo S. Combating photoaging with percutaneous collagen induction. Clin Dermatol. 2008; 26(2): 192–9.

一、微针疗法在老化皮肤治疗中的应用基础

皮肤老化过程涉及内源性与外源性因素。对于面部而言，该过程会造成其容量的明显减少，包括骨吸收、肌肉量下降、脂肪重新分布以及韧带松弛。皮肤就像信封一样包裹着上述所有结构，当皮肤失去弹性及紧致度时，便会出现松弛与下垂，并伴有细纹以及深在性皱纹。剥脱性治疗（如中度及深度的化学剥脱术）可显著刺激胶原合成，从而改善皱纹与松弛，并且提升皮肤的质地、亮度以及色泽。此外，将其与皮肤磨削术（如化学磨削法）进行联合应用，也可以达到很好的疗效。图 8-1 ~ 8-3 所示为使用皮肤磨削术与 35% 三氯乙酸（TCA）以及苯酚联合治疗的效果。但是，正如第一章中"微针疗法的原理"部分所述，上述治疗的问题在于术后恢复的时间较长且易导致皮肤的光过敏，还易造成炎症后色素沉着和光敏性增加，从而增加了并发症（如增生性瘢

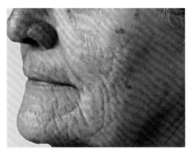
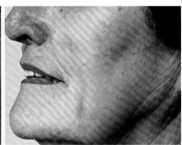

图 8-1 皮肤光老化患者接受皮肤磨削术联合 35% 三氯乙酸（TCA）剥脱术的治疗前与治疗后 3 个月的对比图

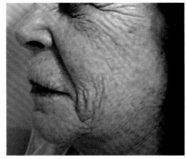
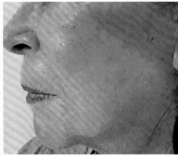

图 8-2 皮肤光老化患者接受皮肤磨削术联合 35% 三氯乙酸（TCA）剥脱术的治疗前与治疗后 3 个月的对比图

痕、持续性红斑及肤色不均等）的风险（图 8-4）。此外，表皮层被剥离的同时也伴随着真皮乳头层的重塑，最后形成的瘢痕组织是由平行排列且较粗大的胶原纤维束所构成，而不是正常皮肤中相互交织的胶原纤维网。

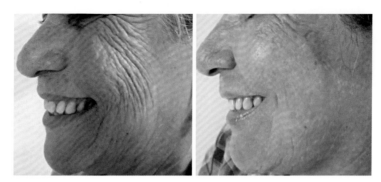

图 8-3 皱纹与面部皮肤松弛症患者接受皮肤磨削术联合 88% 苯酚剥脱术的治疗前与治疗后 3 个月的对比图

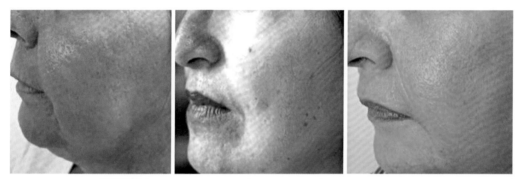

图 8-4 不同患者接受剥脱性治疗后并发肤色不均及持续性红斑

现有的治疗手段旨在造成皮肤的部分损伤，从而保证损伤邻近微区域的完整性免受影响，有利于缩短术后恢复期并降低并发症发生的风险。CO_2 点阵激光即为上述治疗手段的代表之一，微针疗法亦然。需要注意的是，即使患者接受了手术治疗来改善皮肤松垂及皱纹，治疗后的皮肤也必须达到极佳的状态。总而言之，微针治疗即是通过促进新生胶原合成及新生血管形成来改善肤质。

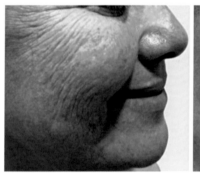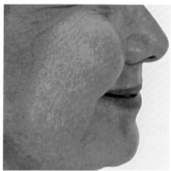

图 8-5 接受微针治疗后可见患者肤质、肤色均有所改善，皱纹亦得到改善

图 8-5 与图 8-6 所示为经微针治疗后的患者，其皮肤质地和色泽均得到提升，皱纹亦有改善。微针治疗在刺激胶原合成的同时，并不会造成如剥脱性治疗所致的表皮全层剥脱。其目的在于穿透表皮层与真皮层，而非使其剥离。因此，使用微针疗法针对光老化皮肤中变性的弹力组织（常表现为难治性深在性瘢痕）进行治疗，即可达到改善深

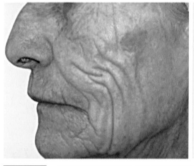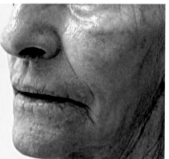

图 8-6 接受微针治疗后可见患者肤质、色斑均有所改善，皱纹亦得到改善

在性皱纹的疗效。针对多见于诸如口周、前额及眶周区域的深在静态纹（特别是皮肤较厚、皮脂分泌旺盛的个体以及吸烟者），微针有助于打破其常见的僵硬状态（图 8-7）。

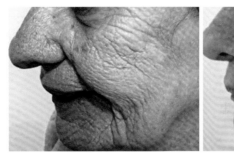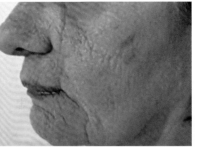

图 8-7 皮肤较厚患者的面部皮肤松弛症与深层皱纹接受微针治疗的前后对比图

二、微针疗法对于老化皮肤治疗的适用性

微针最初是瘢痕理想的治疗方法，其对于老化皮肤也同样具有明显的疗效。Orentreich 等人首次报道了以刺激胶原合成为目的而将细微针应用于萎缩性瘢痕和皱纹的治疗，此后这一名为"皮下分离术"（Subcision™）的治疗方法得到了广泛应用。其他研究者证实，受损的表皮下胶原被破坏并剥离后，会被微针刺激合成的新生胶原纤维和弹力纤维所替代。近年来，有人提出将一种新型微针器械应用于皮肤，以制造大量深达真皮层的微通道，在引起出血的同时触发炎症信号并激活炎症级联反应，从而促使胶原合成及其成熟。所用针长的选择取决于操作者计划实现的损伤程度，可分为轻度、中度及深度损伤（详见第二章）。下文将介绍对于老化皮肤的治疗方案应考虑的因素。

（一）皮肤厚度

与较厚的皮肤相比，较薄的皮肤通常对于较短的针头更不耐受。由于既往具有痤疮与瘢痕病史的患者其皮肤通常较厚，且伴有皮肤凹陷，使得微针滚动较为困难，从而使其穿刺效果出现不均，甚至可使总穿刺长度减少多达 50%；因此，微针对此类患者的治疗方案应充分考虑上述因素。此外，严重光老化的典型表现——弹力组织变性，也会影响治疗效果。皮肤的弹力组织变性程度越高，其对微针治疗的阻抗就越强。而对于吸烟者也可见上述现象。为了抵消并克服这一阻抗，术者通常使用器械时会施力过度，从而可能损伤神经或血管结构，并且不能达到预期效果。因此，建议对滚针施加的力矢量始终保持与其作用平面相切，并且避免垂直于该表面施力。图 8-8 展示了一例患者因面部除皱术后效果不佳而接受微针疗法，使用 2.5 mm 针长的微针对其进行治疗，术后 1 个月可见明显改善效果，且微针治疗其组织松垂明显部位时，术后即刻可见瘀斑。

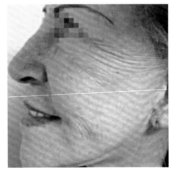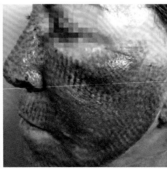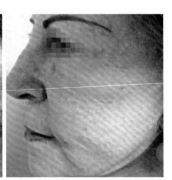

图 8-8 患者接受面部除皱术所致皮肤皱褶影响其美观，故而接受 2.5 mm 针长的微针治疗，通过治疗后即刻与 30 天后的情况对比，可见明显改善效果

（二）皱纹深度

由于深度皱纹的表现类似于瘢痕，其底部往往难以保持平整，因此需要先将其剥离以便治疗。此时，治疗操作需要采取类似于垂直皮下分离术™ 的方式，因此所用针长范围为 2.0 ~ 2.5 mm。图 8-9 展示了一例难以通过短针治疗其眉间、口周、前额皱纹的患者。

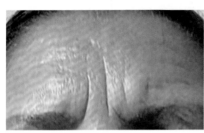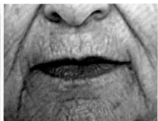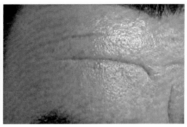

图 8-9 不同患者的眉间纹、口周纹及额纹，通常难以通过较短的微针获得改善效果

（三）皮肤松弛度

面部的皮肤松弛相比躯体而言更易于治疗。躯干部皮肤的脂肪垫通常较厚，会给微针穿刺带来较大的缓冲作用，从而形成更强的阻抗。而面部的骨性隆突则相当于支撑面，有助于微针的穿刺。因此，治疗方案建议采取短针进行多次治疗，治疗间隔为 1 个月；或者进行深度损伤的单次治疗，在术后 3 个月再次评估。图 8-10 是一例面部皮肤严重松垂的患者，接受单次微针治疗（针长为 2.5 mm）后疗效显著，日光性色素沉着问题也有消退。

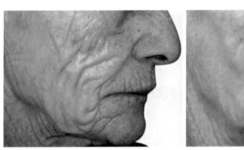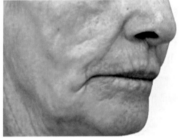

图 8-10 严重面部松弛症患者接受 2.5 mm 针长微针治疗的前后对比图

三、操作流程

对于老化皮肤的治疗可以分次进行，每月一次，还可以配合使用能够刺激胶原合成的活性物质（如维生素 C、维生素 E、氨甲环酸、生长因子以及脂质体等）。此时，微针可以充分发挥其穿透表皮屏障的作用，从而促进活性物质的透皮吸收。此外，通常不需要使用针长超过 1.5 mm 的微针，1.5 mm 甚至更短的微针已足够满足经皮给药的目的（详见第十八章）。

（一）深度损伤

当治疗目标是通过单次治疗实现较好的疗效时，建议进行以下操作。此时，需要改善皮肤皱纹、松弛以及容量不足的问题。通常来说，使用 2.5 mm 长的微针在浸润麻醉下实施治疗即可达到符合患者与皮肤科医生预期的疗效；但是如果仍需进行二次治疗，则必须等待至少 90 天以使首次治疗效果趋于稳定。此外，Emerson Lima 还研发并报道了一种创新的治疗方案，即将上述治疗与剥脱性治疗（例如使用 88% 苯酚或者 35%TCA）进行联合应用（图 8-11）（详见第二十四章）。

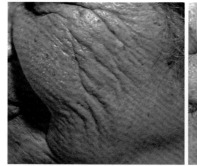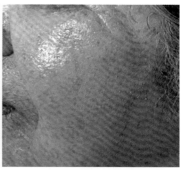

图 8-11 面部松弛症与皱纹患者接受 88% 苯酚剥脱术与微针疗法的联合治疗

1. **患者评估**　微针疗法的适用性与皮肤光老化类型无关。即使对于光老化程度最重的患者（治疗后较易出现炎症后色素沉着，多为一过性），该疗法也可达到满意的疗效。此时最重要的是完善皮肤的术前准备工作。治疗区域的皮肤中黑色素含量越少，术后反黑的风险越低。因此，建议在治疗前 30 天预先使用美白及防晒产品。

2. **器械准备**　最好选用平均针数为 192 根、针长为 1.5 mm 的滚轮微针。治疗应在严格遵循外科手术环境要求的操作间中进行，并由训练有素且符合资质的专业人员负责实施。切记不可忽视相关安全准则，包括无菌手套及无菌手术单的使用，以及严格遵循无菌原则的治疗环境。

3. **治疗区皮肤消毒和麻醉**　用 2% 氯己定消毒之后，考虑到所允许使用功效成分的最大剂量（参见第四章），建议在采取眶下神经及颏神经阻滞的同时，联合应用 2% 利多卡因溶液（不含 1∶2 血管收缩剂及 0.9% 生理盐水）进行麻醉。此外，为了减轻患者在术中的灼烧感以提升舒适度，可配合使用碳酸氢盐。

4. **手术过程**　滚动微针器械，形成平行且交错的微通道条带，彼此间呈斜向交错，从而获得具有大量微通道的均匀瘀斑。过程中可见大量出血，但可以自行止血。治疗结束后 10 min，可见出血明显减少，随后出现浆液性渗出，并在最初 6 h 内逐渐消退（图 8-12）。

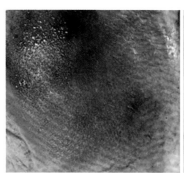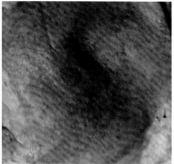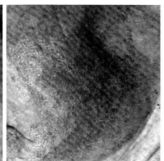

微针治疗后即刻　　　　　　微针治疗后 10 min　　　　　　微针治疗后 20 min

图 8-12 微针治疗后的疗效呈现

5. **术后即刻护理**　将大量无菌纱布（用于吸收渗出）以及 Micropore® 外科胶带外敷于治疗区皮肤，无需额外使用任何保湿剂。由于手术过程的洁净度较高，而且根据美国食品和药品管理局（FDA）的指南，此时不需要使用局部或系统性抗生素等预防性治疗措施。此外，亦不建议采取冷敷或热敷疗法，最好保证损伤修复以及术后的炎症反应遵循其自然过程。

6. 术后护理　患者回家后可自行移除敷料。当治疗区皮肤可沾水后，建议在淋浴过程中使用低清洁力的皂液将敷料洗净，以避免刺激致敏。此后建议使用具有再生修复功效的外用药直至表皮再生完成（5~7天），随后可以使用美白剂，并且日间坚持配合使用防晒霜。应尽可能避免光照。随后数日内可出现明显的水肿及血肿。通常，患者可在术后第 7 天左右恢复工作。如果治疗区皮肤可由衣物覆盖（如臂部、股部及臀部），则术后次日即可外出。

7. 联合治疗　如果皮肤科医生希望使用透明质酸填充进行联合治疗，建议至少在术后 30 天再实施，从而确保水肿已经完全消退。此外，肉毒毒素治疗不应与微针疗法同时进行。根据作者的临床经验，通常在术后 15 天才能够安全地使用肉毒毒素。这是因为在水肿消退之前使用肉毒毒素可能使其作用肌肉的范围扩散，从而导致非预期疗效的不良反应发生。

8. 并发症　通常这属于预期治疗反应，如水肿、血肿、一过性炎症后色素沉着及红斑。只要皮肤术前准备得当，并遵循建议采取严谨的术后护理措施，而且是由训练有素且符合资质的人员实施操作，微针疗法对于老化皮肤来说是一种安全且可重复应用的治疗手段。

9. 疼痛与不适　术后恢复期通常不会出现疼痛与不适。根据作者的经验，患者通常无疼痛方面的主诉；但如果患者出现疼痛，则需要确认是否存在继发性感染，特别是在治疗后 48 h 内。通常不需要在术后使用镇痛或抗炎治疗，如果患者主诉出现不适感，又无其他加重症状的因素，则建议配合使用安乃近（1 g/6 h）。

10. 单纯疱疹的预防　由于微针疗法不属于剥脱性治疗，即不会造成表皮层的完全剥离以致引发病毒感染（疱疹病毒在角质形成细胞完整性受损的情况下会繁殖），因此无需常规采取此类预防措施。但是，如果由于某些原因（通常为手术应激）而导致频繁出现复发性单纯疱疹病毒感染的情况，则必须采取相应的预防措施。

（二）中度损伤

与深度损伤的治疗相比，尽管中度损伤的治疗所引发的炎症级联反应程度较轻，并且对于真皮胶原合成及重塑的刺激也较少，但其仍可产生显著的刺激作用，从而改善皮肤亮度、质地以及色泽。针对该治疗目标，推荐至少进行两次治疗，治疗间隔 30 天。为此，还可以配合使用活性物质以提高最终疗效。如果需要了解更多的关于作者临床经验以及强脉冲光联合微针疗法并配合维 A 酸剥脱剂等方面的信息，建议分别阅读第二十三章和二十四章。

四、小结

针对老化皮肤，微针疗法为训练有素的皮肤科医生增加了一项安全且有效的治疗手段。即便仅实施中度损伤的治疗，其依然有助于改善皮肤色泽、质地及皱纹。配合使用剥脱性治疗（详情见下文）可获得令人惊叹的治疗效果。

[1] Aust MC. Percutaneous collagen induction therapy: an alternative treatment for scars, wrinkles, and skin laxity. Plast Reconstr Surg. 2008; 121(4): 1421–9.

[2] Bal SM, Caussian J, Pavel S, et al. In vivo assessment of safety of microneedle arrays in human skin. Eur J Pharm Sci. 2008; 35(3): 193–202.

[3] Brody HJ. Trichloroacetic acid application in chemical peeling, operative techniques. Plast Reconstr Surg. 1995; 2(2): 127–8.

[4] Camirand A, Doucet J. Needle dermabrasion. Aesthet Plast Surg. 1997; 21(1): 48–51.

[5] Cohen KI, Diegelmann RF, Lindbland WJ. Wound healing: biochemical and clinical aspects. Philadelphia: WB Saunders Co; 1992.

[6] Fabroccini G, Fardella N. Acne scar treatment using skin needling. Clin Exp Dermatol. 2009; 34(8): 874–9.

[7] Fernandes D. Minimally invasive percutaneous collagen induction. Oral Maxillofac Surg Clin North Am. 2006; 17(1): 51–63.

[8] Fernandes D, Massimo S. Combating photoaging with percutaneous collagen induction. Clin Dermatol. 2008; 26(2): 192–9.

[9] Lima EA. Association of micro-needle with phenol peeling: a new therapeutic proposal in flaccidity, wrinkles and facial acne scars. Surg Cosmet Dermatol. 2015; 7(4): 328–31.

[10] Orentreich DS, Orentreich N. Subcutaneous incisionless (subcision) surgery for the correction of depressed scars and wrinkles. Dermatol Surg. 1995; 21(6): 543–9.

第九章

微针疗法在黄褐斑
治疗中的应用

　　黄褐斑是一种常见的获得性黑素沉着病，其特征是边界不清的镶边样斑点 / 斑片，颜色从浅褐色到深褐色不等。皮损通常发生于光暴露部位，主要分布于面部。黄褐斑主要发生于 Fitzpatrick Ⅲ～Ⅴ型皮肤的育龄期妇女。它严重影响患者的生活质量，是皮肤科常见的主诉之一。图 9-1 展示了不同区域及不同皮肤类型的黄褐斑表现。

　　对黄褐斑的诊断主要基于临床表现。在体格检查时，医生可以使用伍德灯来判定色斑的范围。另外，紫外灯（UV）检查已被证实有助于评估色斑的程度，亦即获得疗效的难易程度。

　　组织病理学检查发现，黄褐斑皮肤表现为表皮层色素过度沉着。表皮层各层次的黑色素含量均增加，并且成熟黑素小体的数量也有所增加。黑素细胞的数量未见变化，但其体积异常增大，且树突和细胞器的

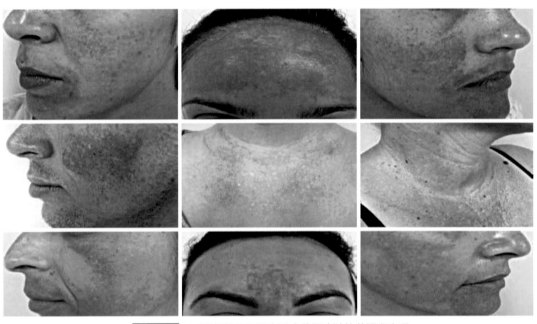

图 9-1　不同部位及不同光反应分型皮肤的黄褐斑表现

数量增加，这说明其细胞代谢活性提高。然而相应地，黄褐斑皮肤中的沟槽型黑素细胞（下沉至邻近真皮层的基底层黑素细胞）数量也有所增加，并且基底膜带也更为脆弱，致密板变薄，透明板的锚原纤维也有减少。

黄褐斑皮损区域皮肤与其邻近的正常皮肤相比，二者在真皮层的黑色素含量方面并无明显差异。由于相比表皮层，真皮层的黑色素含量极少（< 100 倍），因此，作者认为不应将黄褐斑分为表皮型、真皮型或者混合型。然而，其他关于真皮层黄褐斑的组织学结果可能有助于理解其病理生理学，例如明显的日光性弹力组织变性，弹力组织变性物质增加，胶原不均的程度提高，以及血管和肥大细胞数量增加。

黄褐斑的标准治疗方法仍然包括使用接近于肤色的广谱防晒霜以及外用美白剂，特别是酪氨酸酶抑制剂。然而，家居护理往往会出现皮肤色素减退以及黄褐斑的复发。因此，建议同时采用辅助疗法来提高治疗效果并降低复发率。微针疗法已被证实对于色素减退及色素沉着均有疗效。

一、Lima 方案

2015 年，Emerson Lima 发表了针对 22 例顽固性黄褐斑的治疗方案（图 9-2）。该方案包括两次中度损伤的微针治疗（本章后文将说明相关技术），每次治疗间隔 15～30 天，并且在治疗后 24 h，开始配合在日间使用防晒霜，以及在夜间使用三联配方美白剂（4% 氢醌、0.05% 维 A 酸和 0.01% 氟轻松）。需要强调的是，上述方案首次提出了仅使用微针而无需配合给药的黄褐斑治疗方法。如图 9-3 和图 9-4 所示，基于作

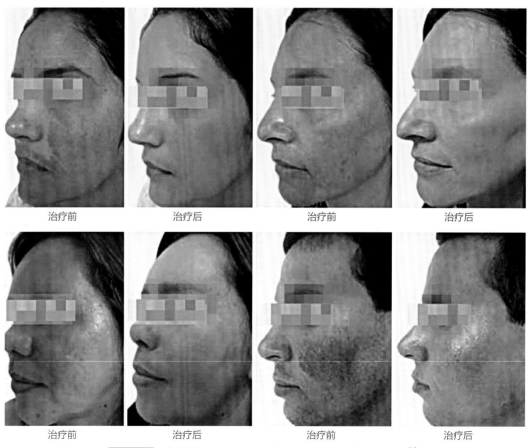

治疗前　　　　治疗后　　　　治疗前　　　　治疗后

治疗前　　　　治疗后　　　　治疗前　　　　治疗后

图 9-2　患者接受 Lima 方案治疗前后的对比图（引自 Lima[2]）

者在 10 年间通过微针疗法治疗色素沉着性瘢痕的临床经验，该疗法可获得显著的美白效果。

经过 Lima 方案治疗的所有案例（即使是超过 20 年病史的患者），均可见美白效果。为了优化疗效并保持美白效果，应该根据皮肤的耐受程度尽快使用局部美白剂。此外，也可以用其他美白剂代替上述的三联配方美白剂，具体取决于医生的个体化临床经验。

最近的一项研究发现，微针疗法已被证实有助于标准化治疗，并能降低黄褐斑的复发率。与对照组（仅用防晒霜和三联配方美白剂）相比，联合应用两次微针治疗的实验组在末次治疗结束 1 个月后，其皮损严重程度评分的降幅相对更明显。然而，在仅通过防晒霜和局部美白剂来进行术后护

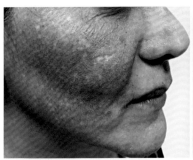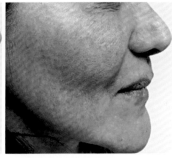

图 9-3 难治性黄褐斑接受 2 次 Lima 方案治疗的前后对比图

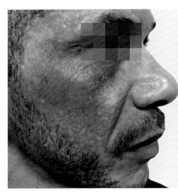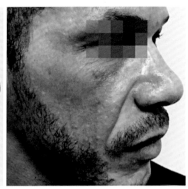

图 9-4 难治性黄褐斑接受 2 次 Lima 方案治疗的前后对比图

理 2 个月后，微针治疗组的复发率更低。除此之外，与其他对照组相比，微针治疗组对生活质量的改善也更显著。除了美白效果，患者的肤质也有所改善。即使对于皮肤分型较高的患者，在术后也没有观察到其出现炎症后色素沉着的现象（图 9-5 ~ 9-7）。

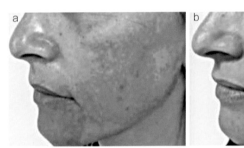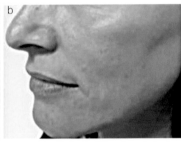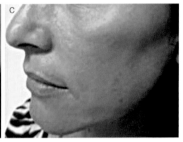

图 9-5 黄褐斑患者接受（a）Lima 方案治疗前；（b）Lima 方案治疗后；（c）Lima 方案治疗后 90 天，治疗后未见病情复发

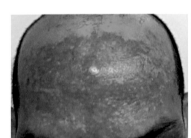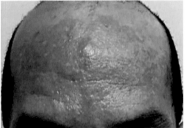

图 9-6 患者接受 2 次 Lima 方案治疗前与治疗后 3 个月的对比图，可见其对于 Ⅳ 级皮肤分型、病史 15 年的难治性黄褐斑有改善效果

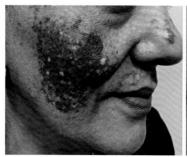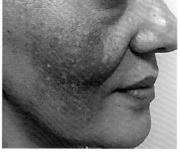

图9-7 Ⅳ级皮肤分型、病史12年的难治性黄褐斑患者接受4次Lima方案治疗，可见其改善效果

（一）治疗机制

作者在提出微针治疗顽固性黄褐斑的Lima方案之后，还报道了第二组黄褐斑患者经治疗后的组织病理学变化。在最新的评估中，遵循Lima方案治疗2次后，所有黄褐斑患者中均可普遍观察到表皮层黑色素的含量减少以及真皮乳头层的弹性增加，并伴随基底膜的再生（图9-8、9-9）。在第三项研究中，单次微针治疗7天后，通过使用Ki67免疫标志物进行检测，可见棘层增厚及表皮层容量增加，从而也导致表皮层黑色素含量小幅下降（图9-10）。除此之外，还可以观察到基底膜重塑、沟槽型黑素细胞减少、细胞外基质成分蓄积以及成纤维细胞增殖。

在另一项研究中，2次微针术后15天对Lima方案的疗效进行评估，结果发现治疗后黑色素含量减少、表皮层增厚，并且真皮浅层的日光性弹力组织变性程度有所改善。

基底膜和真皮浅层的重塑会抑制真皮促黑素生成因子对黑素细胞的作用。此外，角质形成细胞的代谢速率增加，从而

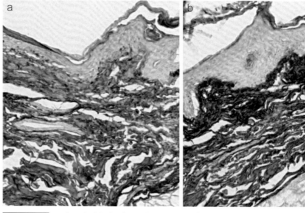

图9-8 胶原纤维束（天狼星红染色）。通过Lima方案治疗前（a）与治疗后（b）的对比图，可见真皮浅层的日光性弹力组织变性程度得到改善（引自BMC Dermatology）

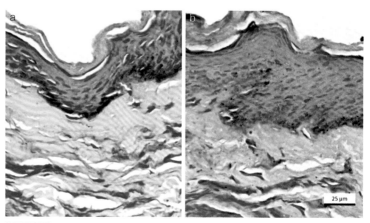

图9-9 基底膜带重建（PAS染色）。（a）Lima方案治疗前；（b）Lima方案治疗后（引自BMC Dermatology）

促进了表皮层黑色素的清除。上述原因解释了微针疗法对于黄褐斑的治疗机制。然而为了更好地理解微针疗法在黄褐斑治疗中的作用，还需要开展更多的研究。

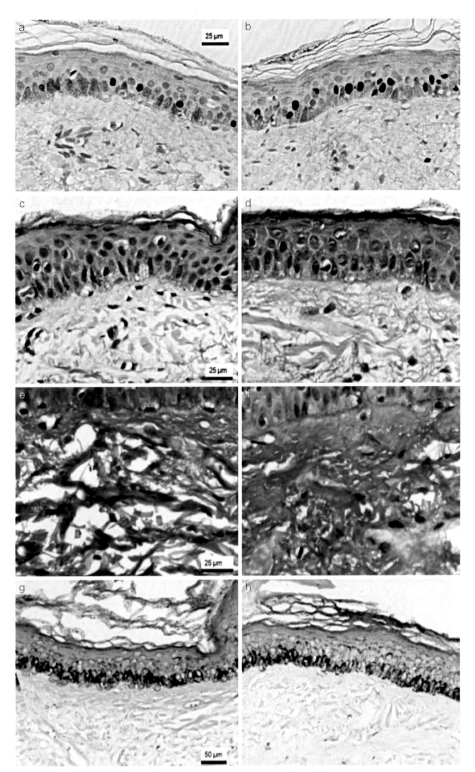

图9-10 Ki67标志物的表达水平增加:(a)微针治疗前;(b)微针治疗后7天,基底膜带恢复(PAS染色);(c)微针治疗前;(d)微针治疗后7天,真皮浅层的黏多糖及纤维蛋白含量增加(Herovici染色);(e)微针治疗前;(f)微针治疗后7天,表皮层黑色素含量减少;(g)微针治疗前;(h)微针治疗后7天(引自Indian Journal of Dermatology, Venereology and Leprology)

（二）推荐的操作流程

1. 患者评估　微针疗法的适用性与患者皮肤分型以及是否存在炎症后色素沉着（PIH）均无关。即使对于皮肤分型较高的患者（治疗后较易出现炎症后色素沉着，多为一过性），该疗法也可获得较好的疗效。此类患者需要配合使用日间美白剂，并且非常建议选择与患者肤色一致的广谱防晒霜。术前准备工作必不可少。此外，治疗区皮肤中黑色素含量越低，术后发生反黑的风险就越低。

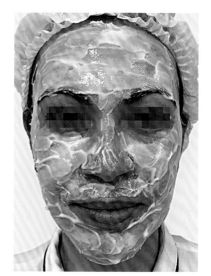

图 9-11 治疗前患者面部厚涂表面麻醉药

2. 器械准备　最好选用平均针数为 192 根、针长为 1.5 mm 的滚轮微针。治疗应在严格遵循外科手术环境要求的操作间中进行，并由训练有素且符合资质的专业人员负责实施。注意不可忽视相关的安全准则，包括无菌手套的使用、治疗区的消毒以及严格遵循无菌原则的治疗环境。

3. 治疗区皮肤消毒和麻醉　建议使用利多卡因脂质体制剂。由于皮肤原有油脂可促进其透皮吸收率，使用这一表面麻醉药之前不应消毒患者的面部。建议在患者面部涂抹 10 g 麻醉药后进行充分的按摩，并保持外敷 30 min。30 min 后，另外使用 10 g 麻醉药重复上述操作，再次保持外敷 30 min（图 9-11）。经过 1 h 的表面麻醉后，使用 2% 氯己定浸润的纱布去除麻醉药。如此一来，便可获得良好的麻醉效果，从而保证治疗操作的顺利实施。

4. 手术过程　往复滚动微针，以获得平行的水平治疗条带，使其彼此间重叠 10%，以免在条带之间遗留未治疗区域。此后，基于获得治疗条带的操作原则，继续垂直于上述条带进行往复滚动，最后进行斜向滚动，切记避免"之"字形的滚动。操作次数并不重要，重要的是治疗结束时所达到的治疗终点。在作者的临床经验里，黄褐斑的治疗终点是每个治疗区皮肤均出现伴有瘀点的弥漫性红斑。治疗所致出血呈轻度、点状，并可自行止血。图 9-12 展示了微针治疗黄褐斑时所应达到的治疗终点，以及用生理盐水清洁皮肤后即刻出现的红斑。Lima 方案建议术后不要立刻清洁皮肤，应等待至少 2 h 后才能进行。渗出物对于疗效来说至关重要，故不应将其清除。

5. 术后即刻护理　等待 30~40 min 后，血清血性渗出物足以为治疗区皮肤提供生物性敷料，此时患者即可离开，并嘱其不要移除上述渗出物所形成的薄痂。薄痂中富含生长因子和细胞因子，有利于皮肤再生和美白。此后，微针所致中度损伤的创口已经闭合，可将与肤色一致的防晒霜用于上述薄痂表面。尽管防晒霜并非无菌产品，但其并不会对患者造成风险。在我们应用 Lima 方案超过 10 年的临床经验中，从未观察到患者出现过敏反应或感染的现象。术后 2 h，患者可用流水清洁面部，对于敏感性皮肤则可使用低敏洁面皂。建议在清洁皮肤后薄涂一层保湿霜或者皮肤再生剂。由于手术过程的洁净度较高，而且根据美国食品和药品管理局（FDA）的指南，不需要使用局部抗生素等预防性治疗措施。此外，亦不建议采取冷敷或热敷疗法。

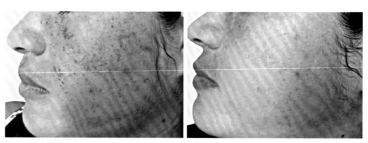

图 9-12 患者接受微针治疗后即刻以及使用生理盐水清洁面部后的效果，可见红斑反应

6. 术后变化与护理措施　根据患者的耐受度，可在术后 24~48 h 开始使用美白剂。建议应逐步恢复并隔夜交替使用。应坚持使用防晒霜并避免强光照射。在随后 48 h 内可能会出现轻微水肿及血肿，通常会在 3~5 天后消退，有色防晒霜或化妆品可轻松将其遮盖。通常，患者可在术后第 2 天恢复工作。图 9-13 和图 9-14 所示为接受 Lima 方案治疗的患者。

7. 并发症　通常，只要皮肤术前准备得当，并遵循建议采取严谨的术后护理措施，而且是由训练有素且符合资质的人员实施操作，微针疗法对于黄褐斑而言是一种安全且可重复应用的治疗手段。

8. 疼痛与不适　只要遵循推荐的治疗流程，治疗过程中产生的疼痛感与不适感通常可耐受。术后亦未见相关主诉。

9. 单纯疱疹的预防　由于微针疗法不属于剥脱性治疗，即不会造成表皮层的完全剥离以致引发病毒感染（疱疹病毒在角质形成细胞完整性受损的情况下会繁殖），因此无需常规采取此类预防性措施。但是，如果由于某些原因（通常为术前焦虑或手术应激）而导致频繁出现复发性单纯疱疹病毒感染的情况，则必须采取相应的预防措施。

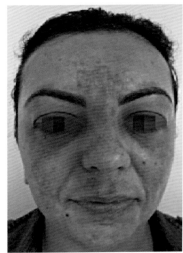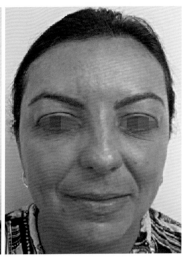

图 9-13　面部黄褐斑患者接受 2 次 Lima 方案治疗前与治疗后 90 天的对比图

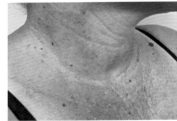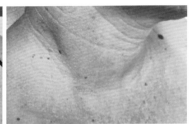

图 9-14　面部以外黄褐斑患者接受 2 次 Lima 方案治疗前与治疗后 90 天的对比图

二、小结

遵循 Lima 方案的微针疗法需使用针长 1.5 mm 的微针，不需要配合使用任何活性成分，无论患者黄褐斑的治疗难度如何，该方案均能够促进其色斑的淡化，还可改善肤质。此外，对于黄褐斑患者，除了其色斑症状，治疗中还应考虑到组织病理学观察所见的弹力组织变性及其导致的皮肤暗沉与老化，以及表皮基底层的退化。上述情况均可通过微针进行治疗。其他注意事项包括：皮肤必须实施均匀的损伤，无论是否存在色斑的皮肤都应予以治疗，术后必须使用美白剂和防晒霜。

参考文献

[1]　Lima EVA, Lima MMDA, Paixão MP, et al. Assessment of the effects of skin microneedling as adjuvant therapy for facial melasma: a pilot study. BMC Dermatol. 2017; 17(1): 14.

[2] Lima EA. Microneedling in facial recalcitrant melasma: report of a series of 22 cases. An Bras Dermatol. 2015; 90(6): 919–21.

[3] Cassiano DP, Espósito ACC, Hassun KM, et al. Early clinical and histological changes induced by microneedling in facial melasma: a pilot study. Indian J Dermatol Venereol Leprol. 2019; 85(6): 638–41.

[4] Espósito ACC, Brianezi G, de Souza NP, et al. Ultrastructural characterization of damage in the basement membrane of facial melasma. Arch Dermatol Res. 2020; 312(3): 223–7.

[5] Handel AC, Miot LDB, Miot HA. Melasma: a clinical and epidemiological review. An Bras Dermatol. 2014; 89(5): 771–82.

[6] Kang WH, Yoon KH, Lee ES, et al. Melasma: histopathological characteristics in 56 Korean patients. Br J Dermatol. 2002; 146: 228–37.

[7] Sheth VM, Pandya AG. Melasma: a comprehensive update: part I. J Am Acad Dermatol. 2011; 65(4): 689–97.

第十章

微针疗法在炎症后
色素沉着中的应用

一、微针疗法对于炎症后色素沉着的合理应用

微针治疗所致的损伤可导致炎症反应、红斑以及随后的色素合成和转运，此外，损伤应激还可引起皮肤反黑，通常会给治疗带来极大挑战。这是由于微针术后原有皮肤疾病的发生倾向，并且这类患者通常自童年期便会有皮肤色素沉着的病史。巴西混杂的人种和热带气候都使得上述皮肤疾病的发生率较高。对于接受特定治疗的患者，暴露区域形成深色瘢痕、皱褶区反黑乃至治疗区域非预期的色素沉着均属常见的术后并发症。

居家使用具有美白和脱色功效的活性成分，并配合规律使用防晒霜，其疗效更为显著，但并非对所有患者均可产生良好效果。在诊所内进行的替代性治疗（如剥脱术和激光），其治疗反应与每位皮肤科医生的个人经验有关：部分患者可出现较好的治疗反应，而在有些患者甚至可能导致病情加重。

目前，有学者建议通过提高皮肤透皮效率的手段（如点阵激光或微针穿刺），从而利于具有美白功效的活性成分透皮吸收，即药物透皮治疗。微针治疗所用器械为嵌有无菌不锈钢针头的滚轮，或是带有类似针头的笔式微针，同时可配合将具有美白功效的溶液涂抹于皮肤表面，以进行给药处理。当开始评估该治疗方案时，就会产生一个问题：治疗后可见的美白效果是否仅由美白剂所产生？抑或是微针在上述治疗过程中也独立发挥了其自身的作用？有鉴于此，微针治疗后深色瘢痕的淡化（图 10-1 ~ 10-4）引起了我们的关注。

根据既往对于上述瘢痕以及顽固性黄褐斑微针治疗的经验（在不配合使用任何药物的前提下，治疗案例均达到了美白的疗效），作者认为微针本身即具备美白功效。此外，组织病理学检查可见皮肤标本中黑素颗粒数量明显减少（Masson-Fontana 染色），从而也证实了该假说（详见第九章）。

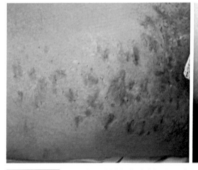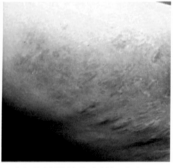

图 10-1 色素沉着性瘢痕接受 1 次深度损伤的微针治疗前与治疗后 45 天的对比图

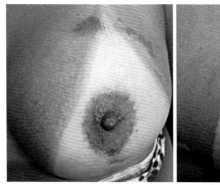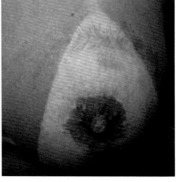

图 10-2 色素沉着性瘢痕接受 1 次深度损伤的微针治疗前与治疗后 90 天的对比图

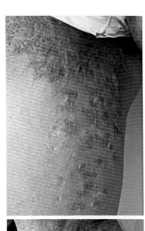

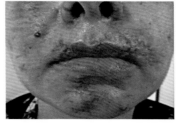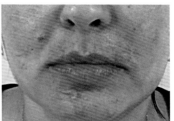

图 10-4 口周区域的色素沉着性瘢痕接受 2 次深度损伤微针治疗的前后对比图

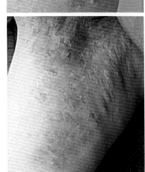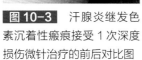

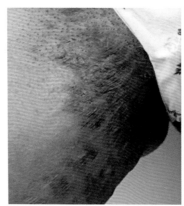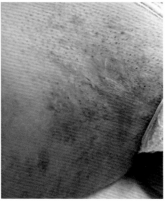

图 10-3 汗腺炎继发色素沉着性瘢痕接受 1 次深度损伤微针治疗的前后对比图

图 10-5 躯体部位的色素沉着性瘢痕给美白治疗造成极大困难，图中所示患者接受 2 次深度损伤微针治疗的前后对比图

此后，上述治疗即被命名为 Lima 方案（由作者研发），并广受推荐。图 10-4 和图 10-5 所示为两例难治性黄褐斑病例，病程分别为 18 年和 23 年，均采用 Lima 方案进行治疗。

二、操作流程：Lima 方案

对于中度损伤，使用表面麻醉药足矣。因此，建议采用 4% 利多卡因脂质体作为麻醉药，使用时需遵循以下原则：

- 基于药物的安全性原则，面部与躯干部的最大使用剂量分别为 30 g 与 60 g。

- 由于皮脂利于产品激活以及麻醉药发挥最佳效力，因此在使用麻醉药前不需要对治疗区域进行预先消毒。
- 在治疗开始前 1 h，将最大推荐剂量 50% 的麻醉药涂抹于治疗区域上并用力按摩。
- 使用 30 min 后，继续使用剩余的 50% 麻醉药，方法同前；随后再等待 30 min 即开始治疗。

使用氯己定水溶液清洁皮肤，清除所有麻醉药、残留化妆品以及防晒霜等物质。

以中度损伤作为治疗终点时，使用针长为 1.5 mm 的滚针（详见第二章）。为此，应将滚针在皮肤上以水平方向往复滚动，以制造水平条带，直到出现伴有瘀点的均匀红斑。此外，以垂直和斜线方向交叉地滚动微针作为补充治疗，以造成符合预期的损伤反应（图 10-6、10-7）。

治疗结束时，不需清除治疗区域的血性或浆液性渗出。这种富血小板血浆含有生长因子和干细胞等成分，可促进皮肤的再生，并有助于达到预期的疗效。

治疗后 30 min，可见血清血性痂皮形成，待其凝血后即为治疗区域提供了生物性敷料。如果治疗区域会暴露于日光，则应在其上外用防晒霜，随后患者即可离开。根据 Emerson Lima 于 2018 年提出的方案，另一治疗选择是使用 5% 维 A 酸剥脱剂（详见第二十四章）。

治疗后 24 h（术后第 2 天），可建议患者于夜间使用美白配方的产品（0.05% 维 A 酸 + 4% 氢醌 + 1% 氟轻松），并在日间使用防晒指数（SPF）为 60 且与患者肤色一致的防晒霜。Lima 方案可在首次治疗后 30 天再次进行治疗，并且患者可在治疗后即刻恢复日常活动，而不受任何限制。

相比于其他治疗方法，即使用于较棘手的患者，微针疗法的疗效也往往会更好。一名患者既往经由非正规医务人员使用来源不明的设备对其膨胀纹进行治疗，两次治疗（间隔 15 天）的前后对比见图 10-8。图 10-9 所示为另一例 Lima 方案治疗的成功案例，即一名颞部及眶周区域原发性色素沉着患者，经过两次治疗的前后疗效对比图。

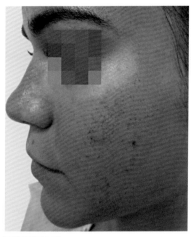

图 10-6 根据 Lima 方案对患者面部进行治疗所获得的治疗终点：伴有瘀点的均匀红斑

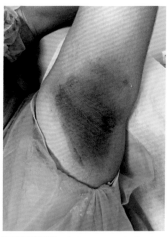

图 10-7 根据 Lima 方案对患者腋窝进行治疗所获得的治疗终点：伴有瘀点的均匀红斑

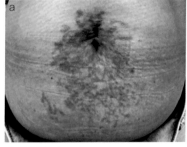
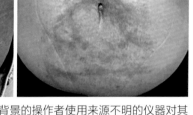

图 10-8 患者经由非医疗专业背景的操作者使用来源不明的仪器对其膨胀纹进行美容治疗。（a）外用美白剂对炎症后色素沉着治疗后 5 个月的疗效呈现，未见改善；（b）经过 2 次 Lima 方案治疗后的疗效

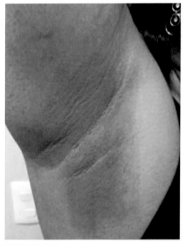
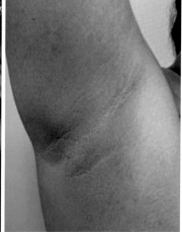

图 10-9 带状疱疹继发炎症后色素沉着患者臀部及腋窝接受 2 次（基于 Lima 方案）微针治疗前与治疗后 90 天的对比图

三、评估和操作

1. 患者评估　微针疗法的适用性与皮肤光老化类型无关。即使对于光老化程度最高的患者，该疗法也能顺利实施。这类患者需要配合使用夜间美白剂，并且非常适合选择与其肤色一致的广谱防晒霜。术前准备工作必不可少。此外，治疗区皮肤中黑色素含量越低，术后发生反黑的风险就越低。

2. 器械准备　最好选用平均针数为 192 根、针长为 1.5 mm 的滚轮微针。治疗应在严格遵循外科手术环境要求的操作间中进行，并由训练有素且符合资质的专业人员负责实施。注意不可忽视相关安全原则，包括无菌手套的使用、治疗区的消毒以及严格遵循无菌原则的治疗环境。

3. 无菌操作、术区麻醉以及术中与术后注意事项　应严格遵循 Lima 方案中的操作流程。

4. 并发症　多属于预期治疗反应，如轻度水肿、轻微血肿及一过性红斑。

5. 疼痛感与不适感　只要遵循作者提出的治疗方案，治疗期间产生的疼痛感与不适感均可耐受。术后未见患者反馈上述情况。

6. 单纯疱疹的预防　由于微针疗法不属于剥脱性治疗，即不会造成表皮层的完全剥离以致引发病毒感染（疱疹病毒在角质形成细胞完整性受损的情况下会出现繁殖），因此无需常规实施此类预防措施。但是，如果由于某些原因（通常为手术应激）而导致频繁出现复发性单纯疱疹病毒感染的情况，则必须采取相应的预防措施。

根据作者的临床经验，炎症后色素沉着可采取的治疗手段有限，并且患者对于治疗所用美白剂多无法耐受（尤其用于躯干部时）。然而微针疗法对炎症后色素沉着的疗效通常令人满意，治疗次数取决于病情的严重程度。

由于皮肤再生的进程迅速，因此要迅速达到治疗效果就需要将治疗间隔缩短至 15 天。基于作者的临床经验，微针疗法用于治疗各种不同的炎症后色素沉着时无禁忌证。图 10-10 展示了一例带状疱疹后遗留炎症后色素沉着的患者，已接受两次治疗，间隔为 30 天。图 10-11 所示为另一例难治性案例，患者为原发性色素沉着与聚合性痤疮继发色素沉着，也接受了 Lima 方案的治疗。

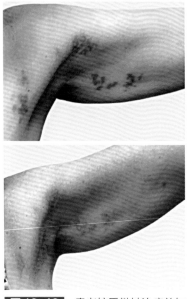 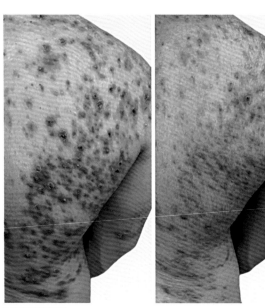

图 10-10　患者接受微针治疗前与治疗后 30 天的对比图

图 10-11　聚合性痤疮继发色素沉着患者背部接受 2 次 Lima 方案治疗前后的对比图

四、小结

微针疗法已被认为是一种针对炎症后色素沉着的有效治疗手段。基于作者的临床经验，只要严格遵循规范的操作流程以及所有建议的原则，该治疗通常能取得较好的美白效果。治疗间隔通常为 30 天，具体治疗次数取决于炎症后色素沉着的严重程度，不存在次数限制。此外，根据实际临床经验，每次治疗均可改善色素沉着和肤质。

参考文献

[1] Bal SM, Caussin J, Pavel S, et al. In vivo assessment of safety of microneedle arrays in human skin. Eur J Pharm Sci. 2008; 35: 193–202.

[2] Fernandes D. Minimally invasive percutaneous collagen induction. Oral Maxillofac Surg Clin North Am. 2005; 17: 51–63.

[3] Gupta AK, Gover MD, Nouri K, et al. The treatment of melasma: a review of clinical trials. J Am Acad Dermatol. 2006; 55: 1048–65.

[4] Hsiao CY, Sung HC, Hu S, et al. Fractional CO_2 laser treatment to enhance skin permeation of tranexamic acid with minimal skin disruption. Dermatology. 2015; 230(3): 269–75.

[5] Lima EA. Microagulhamento em melasma facial recalcitrante: uma série de 22 casos. Na Bras Dermatol. 2015a; 90(6): 917–9.

[6] Lima EA, Lima M, Takano D. Microneedling experimental study and classification of the resulting injury. Surg Cosmet Dermatol. 2013; 5: 110–4.

[7] Lima EA. Microneedling in facial recalcitrant melasma: report of a series of 22 cases. An Bras Dermatol. 2015b; 90(6): 919–21.

[8] Lima EVA, Lima MMDA, Paixão MP, et al. Assessment of the effects of skin microneedling as adjuvant therapy for facial melasma: a pilot study. BMC Dermatology. 2017: 1–6.

[9] Lu YG, Liu J, Gao YH, et al. Modeling of transdermal drug delivery with a microneedle array. J Micromech Microeng. 2006; 16: 151–4.

[10] Miot LD, Miot HA, Silva MG, et al. Physiopathology of melasma. An Bras Dermatol. 2009; 84: 623–35.

[11] Orentreich DS, Orentreich N. Subcutaneous incisionless (subcision) surgery for the correction of depressed scars and wrinkles. Dermatol Surg. 1995; 21: 543–9.

[12] Vachiramon V, Sahawatwong S, Sirithanabadeekul P. Treatment of melisma in men with low-fluence q-switched neodymium-doped yttrium-aluminumgarnet laser versus combined laser and glycolic acid peeling. Dermatol Surg. 2015; 41: 457–65.

[13] Vandervoort J, Ludwig A. Microneedles for transdermal drug delivery; mini review. Front Biosci. 2008; 13: 1711–5.

[14] Cassiano D, Esposito Lemos AC et al. Efficacy and safety of microneedling and oral tranexamic acid in the treatment of facial melasma in women: an open, evaluator-blinded, randomized clinical trial. J Am Acad Dermatol. 2020. pii: S0190-9622(20)30164-X.

[15] Cassiano DP, Espósito ACC, Hassun KM, et al. Early clinical and histological changes induced by microneedling in facial melasma: a pilot study. Indian J Dermatol Venereol Leprol. 2019; 85(6): 638–41.

[16] Espósito ACC, Brianezi G, de Souza NP, et al. Ultrastructural characterization of damage in the basement membrane of facial melasma. Arch Dermatol Res. 2020; 312(3): 223–7.

[17] Handel AC, Miot LDB, Miot HA. Melasma: a clinical and epidemiological review. An Bras Dermatol. 2014; 89(5): 771–82.

[18] Kang WH, Yoon KH, Lee ES, et al. Melasma: histopathological characteristics in 56 Korean patients. Br J Dermatol. 2002; 146: 228–37.

[19] Ramaut L, Hoeksema H, Pirayesh A, et al. Microneedling: where do we stand now? A systematic review of the literature. J Plast Reconstr Aesthet Surg. 2018; 71(1): 1–14.

[20] Sheth VM, Pandya AG. Melasma: a comprehensive update: part I. J Am Acad Dermatol. 2011; 65(4): 689–97.

第十一章
微针疗法在痤疮瘢痕中的应用

一、微针疗法在痤疮瘢痕中的应用基础

囊肿型痤疮通常会造成难治性的瘢痕。炎性细胞因子的破坏作用会引起真皮层和皮下组织的破坏以及表皮层的损伤，不仅会引起色素减退、色素沉着、皮肤松弛以及浅层和深层的皱纹，而且会导致凹陷性（depressed）、隆起性（elevated）或萎缩性（dystrophic）的皮损。上述多态性通常见于严重且长期的炎性痤疮患者，也使其成为一种难以治疗的疾病。因此，我们需要以一种特殊的方式评估上述皮损，通过检查其形态并提出更具针对性的治疗措施来改善每个瘢痕皮损。Kadunc 与 Trindade de Almeida 提出的痤疮瘢痕形态分类法具有重要的临床意义（表 11-1）。

表 11-1 痤疮瘢痕的形态分类法

分类	形态
隆起性瘢痕	增生性瘢痕、瘢痕疙瘩、丘疹状瘢痕、桥状瘢痕
萎缩性瘢痕	可扩张：挛缩性或波浪样瘢痕
凹陷性瘢痕	不可扩张：浅层、中层或深层瘢痕

对于同一位患者而言，通常需要通过联合治疗以获得最佳疗效。针对症状较严重的病例，建议采取手术治疗（如皮下分离术™、微量植皮术、磨削术、切除术以及剥脱性治疗）。剥脱性治疗（比如中度和深度化学剥脱术）能够有效地刺激胶原合成，从而改善皮肤表面的质地、光泽度以及色泽。单独应用皮肤磨削术或将其与剥脱术联合应用也可取得非常好的疗效。图 11-1 ~ 11-4 所示为接受剥脱性治疗的患者。

然而，正如第一章"微针疗法的临床应用基础"所述，剥脱性治疗的术后恢复时间较长且易导致皮肤组织光过敏，还易造成炎症后色素沉着和光敏性增加，从而增加了如增生性瘢痕、持续性红斑及肤色不均等并发症的风险。此外，表皮层被剥离后也将伴随真皮乳头层的重塑，最后形成的瘢痕组织由平行排列且

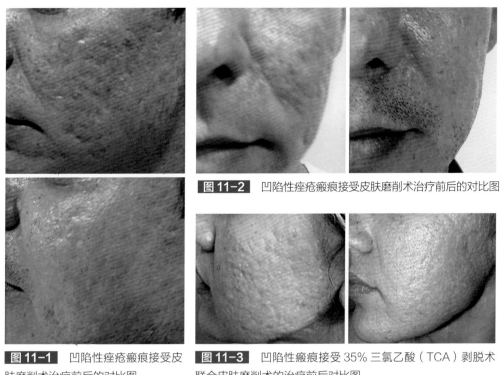

图 11-2 凹陷性痤疮瘢痕接受皮肤磨削术治疗前后的对比图

图 11-1 凹陷性痤疮瘢痕接受皮肤磨削术治疗前后的对比图

图 11-3 凹陷性瘢痕接受 35% 三氯乙酸（TCA）剥脱术联合皮肤磨削术的治疗前后对比图

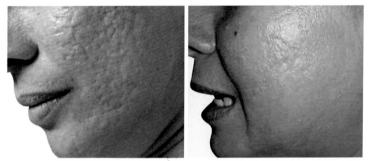

图 11-4 患者接受 35% 三氯乙酸（TCA）剥脱术联合皮肤磨削术 30 天后出现持续性红斑

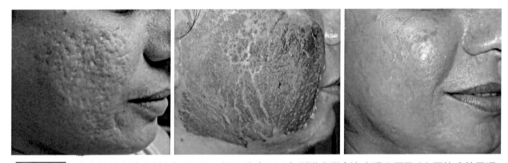

图 11-5 患者接受皮肤磨削术与 35% 三氯乙酸（TCA）剥脱术联合治疗后 5 天及 30 天的疗效呈现

较粗大的胶原纤维束所构成，而不是正常皮肤中相互交织形成的胶原纤维网。

目前，剥脱性治疗手段旨在制造局部皮肤损伤，从而保持损伤邻近微区域的完整性，有利于缩短术后恢复期并降低并发症发生的风险。CO_2 点阵激光即为上述治疗手段之一，微针疗法亦然。图 11-5 所示分别为一名患者在接受皮肤磨削术与 35% 三氯乙酸剥脱术联合治疗前以及治疗结束后 5 天及 30 天的情况对比，可见大片红斑。

相比而言，图 11-6 所示分别为一名患者在接受微针治疗前以及治疗结束后第 2 天、第 5 天、第 30 天以及 8 年后的皮肤状态变化。患者在治疗后仅使用日间防晒霜进行护理，相比于剥脱性治疗，微针治疗的起效速度通常更快，疗效的持续时间也更长。

微针疗法在刺激胶原合成的同时，不会造成如剥脱性治疗所致的表皮全层剥脱。表皮层与真皮层仅被穿透而不会被剥离。因此，该治疗所用微针穿透皮肤后能够在瘢痕底部制造微通道，从而改善其表面并使异常胶原蛋白变性，有助于新生胶原合成以及新生血管形成（图 11-7）。对于凹陷性瘢痕，即使其范围较大、层次较深，微针治疗也会起效。瘢痕层次越浅、范围越小，所取得的治疗效果越好。为了触达瘢痕的底部，通常需要使用较长的微针。此外，隆起性瘢痕、萎缩性瘢痕、扁平型瘢痕以及色素异常型瘢痕同样可对微针治疗产生反应。改善的程度不一，具体取决于病变的严重程度：对于层次较深、存在凸起、色素异常以及形态不规则的瘢痕，其改善效果往往较不明显。对于因炎症造成损伤并且存在纤维束（收缩组织，使得皮肤表面固定于深层平面）的区域，上述疗法还可以产生将其清除或提升的治疗效果。

总的来说，我们可以将这种损伤与在软垫上从铆钉层面看到的绳索释放相比较。与皮下分离术™（治疗方式为扇形操作）或者真皮隧穿（dermal tunneling，DT）疗法（治疗方式为往复式操作）类似，微针疗法

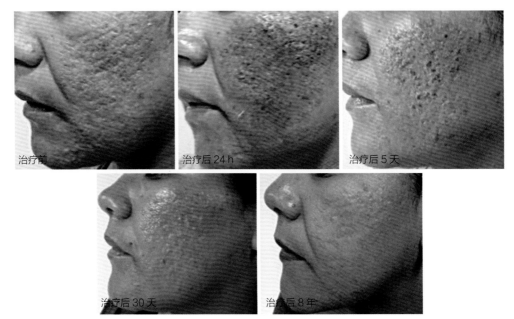

治疗前　　　　治疗后 24 h　　　　治疗后 5 天

治疗后 30 天　　　　治疗后 8 年

图 11-6　患者接受微针治疗后 24 h、5 天、30 天及 8 年的疗效呈现

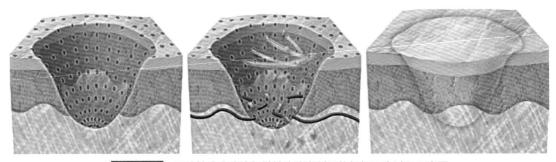

图 11-7　凹陷性痤疮瘢痕经微针治疗穿刺后的组织再生过程示意图

通过穿刺表皮层和真皮层，从而改善治疗区域的纤维变性。对于年龄较大的患者，内源性老化以及光老化将使瘢痕的外观加重。面部皮肤松弛以及脂肪再分布将加重其对患者外观的影响。即使患者通过治疗清除了皮肤赘生物，改善了皮肤松弛及皱纹，治疗后的皮肤也必须呈现出良好的外观，也就意味着其需要经历组织更新，即基于胶原及血管新生的治疗所产生的疗效。图 11-8 和图 11-9 所示为两名在青春期患有囊肿性痤疮的姐妹，之后发展为凹陷性瘢痕及颊部皮损，其皮肤松弛度随着衰老而加剧。注意从静态分析（患者静息时）到动态分析（患者微笑时）的过程中，患者的瘢痕、深层皱纹以及皮肤松弛度均明显加重。尽管自体和异体填充可带来面部容量补充的良好效果，但由于

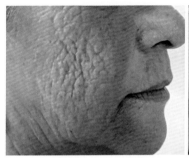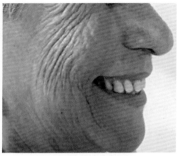

图 11-8　囊肿性痤疮患者的皮肤松弛症进行静态及动态评估

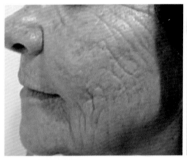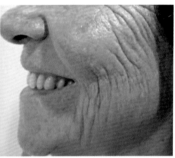

图 11-9　囊肿性痤疮患者的皮肤松弛症进行静态及动态评估

上述病例需要针对瘢痕和深层皱纹进行治疗，因此，填充并不能充分发挥其作用。如果已知治疗区皮肤存在纤维束，则在手术治疗之前并不适合使用上述填充物。原因在于填充物将被限制于纤维束之间，无法正常发挥其作用而达到预期效果（图 11-10）。由于微针穿刺总是能取得或多或少的疗效，因此，无论对于何种特征及形态分类的痤疮瘢痕，作者都建议将微针疗法作为治疗方案的第一步。所用针头越长，达到的治疗效果就越显著（详见第二章），从而能够获得更大的治愈机会。

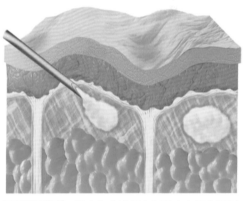

图 11-10　填充物会嵌顿在纤维束之间从而影响美容效果

二、微针疗法对于痤疮瘢痕的适用性

微针疗法借助微针（最好使用针长 2.5 mm 的针头）来改善皮肤质地和色泽，并改善痤疮瘢痕。为了获得治疗的成功，应考虑以下因素。

（一）皮肤厚度

与较厚的皮肤相比，较薄的皮肤通常对于较短的针头更不耐受。然而，由于痤疮瘢痕患者的皮肤通常较厚，因此建议使用针长为 2.5 mm 的针头。这些患者的皮肤通常还伴有凹陷，使得微针滚动较为困难，从而使其穿刺效果不均，甚至会使总穿刺长度减少达 50%。而对于年龄较大的患者，其皮肤弹力组织变性程度越高，对微针治疗产生的阻抗就越大。对于吸烟者也发现上述现象。为了抵消并克服这一阻抗，术者通常使用器械时会施力过度，从而可能损伤神经或血管结构，并且不能达到预期效果。因此，建议对滚针施加的力矢量始终保持与其作用平面相切，并且避免垂直于该表面施力。

（二）瘢痕特征

瘢痕累及程度越深，治疗的挑战性就越大。瘢痕的存在通常意味着表皮层的完全破坏，并伴随黑色素缺失，如出现萎缩性瘢痕，则往往更难以治疗。与发生于胸部或者背部的瘢痕相比，面部瘢痕通常更易于对微针治疗起效；而前者往往需要进行更多的治疗才能达到与后者相同的疗效。与位于皮脂腺分布较少区域的瘢痕相比，作者发现位于皮脂腺分布较多区域的瘢痕通常能获得更好的疗效。因此，作为一种仅以微针穿刺皮肤的治疗方式，微针疗法的疗效差异性与其所制造的皮肤创口有关。对于后者而言，瘢痕的扩大通常伴随其皮损程度加重，常见于出油量较多的皮肤。

（三）皮肤松弛度与针长

面部的皮肤松弛相比躯干部而言更易于治疗。躯干部皮肤的脂肪垫通常较厚，会给微针穿刺带来较大的缓冲作用，从而形成更强的阻抗。而面部的骨性隆突则相当于支撑面，有助于微针的穿刺。

（四）深度损伤

当治疗目标是通过单次治疗实现较好的疗效时，建议进行以下治疗。此时，需要改善皮肤皱纹、松弛以及容量不足的问题。通常来说，使用针长 2.5 mm 的微针在浸润麻醉下实施治疗，即可获得符合患者与皮肤科医生预期的疗效；但是如果仍需进行二次治疗，则必须等待至少 90 天以使首次治疗效果趋于稳定。图 11-11 清晰地展示了剥脱性治疗（左图为皮肤磨削术后）与微针治疗（右图）在治疗终点上的差异。注意左图所示为表皮层被剥离后真皮层的暴露情况；而右图所示则为大量微通道被制造后所出现的均匀瘀斑，且无表皮层的剥离。图 11-12 所示分别为难治型凹陷性痤疮瘢痕经过单次深度损伤的微针治疗后以及治疗结束 4 年后的皮损状态对比，可见遵循作者的方案进行治疗后改善明显。图 11-13 所示为患者接受微针治疗前与治疗后 90 天的情况对比，可见经过胶原合成的刺激以及纤维束破坏后，治疗区的皮肤容量得到恢复。

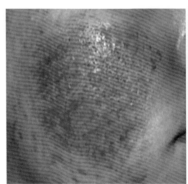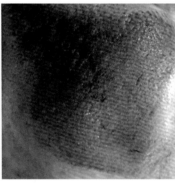

图 11-11 剥脱性治疗与微针治疗的疗效差异对比：左图为经过皮肤磨削术治疗后，右图为经过微针治疗后。注意，前者所示为表皮层被剥离后真皮层的暴露情况，而后者所示则为大量微通道所致均匀瘀斑，且无表皮层的剥离

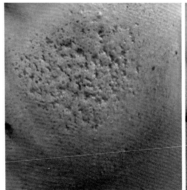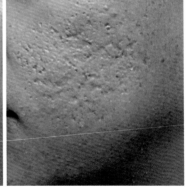

图 11-12 患者接受微针治疗前与治疗后 4 年的对比图，其可维持长期疗效

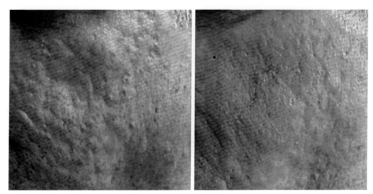

图 11-13 患者接受微针治疗前与治疗后 90 天的对比图，可见该疗法对原有纤维束的破坏以及胶原合成的刺激，其治疗区皮肤容量得到恢复

三、操作流程

针对应用于痤疮瘢痕的深度损伤治疗方案，建议遵循以下流程进行操作。

1. 患者评估　即使对于皮肤分型较高的患者（治疗后较易出现炎症后色素沉着，多为一过性），该疗法也可获得较好的疗效，但是皮肤的术前准备工作必不可少。如前所述，治疗区皮肤中黑色素含量越低，术后发生反黑的风险就越低。

2. 器械准备　比起老化皮肤，微针损伤对于瘢痕皮肤起效通常更困难。尽管较短的微针也能够取得一定的改善效果，但面对较强的治疗阻抗，最好选用针长 2.5 mm 的滚轮微针。需要小心谨慎地实施每一步手术治疗流程。切记不可忽视相关安全性准则，包括无菌手套及无菌手术单的使用，以及严格遵循无菌原则的治疗环境。

3. 治疗区皮肤消毒和麻醉　最好使用2%氯己定进行消毒。考虑到所允许使用功效成分的最大剂量（详见第四章），应使用 2% 利多卡因溶液（不含 1∶2 血管收缩剂及 0.9% 生理盐水）进行麻醉。滚动微针之后，可见皮肤出血，具体表现可因瘢痕的脆性及其纤维化程度而有所不同。

4. 术后即刻护理　使用纱布止血，随后用大量无菌纱布（用于吸收渗出）以及 Micropore® 外科胶带作为治疗区域的敷料，无需额外使用任何保湿剂。如上所述，由于手术过程的清洁度较高，而且根据美国食品和药品监督管理局（FDA）的指南，此时不需要给予局部或系统性抗生素等预防性治疗措施。同样也不需要采取冷敷或热敷疗法以促进大量微血肿的吸收，更无需使用皮质类固醇治疗。

5. 术后护理　由于患者皮肤通常会有一定程度的皮脂分泌，建议使用皮肤再生凝胶，并在表皮再生完成后即可停止使用，随后开始使用美白剂及防晒霜。建议尽可能避免光照。尽管治疗区皮肤在随后可出现水肿和瘀斑，若其可由衣物覆盖（如颈部、胸部及背部），则术后次日即可恢复日常活动或外出，反之则需要回避社交活动至少 5 天。

6. 联合治疗　对于痤疮瘢痕所致皮肤容量减少（多见于颊部），往往需要联合应用填充治疗（如透明质酸）。此时，建议在其治疗结束至少 30 天后再进行微针治疗，以确保术后水肿已完全消退。而根据作者的临床经验，通常在微针治疗后 15 天可以使用肉毒毒素治疗。

7. 并发症　通常这属于预期的治疗反应，如水肿、血肿以及一过性的炎症后色素沉着与红斑。只要皮肤术前准备得当，并遵循建议采取严谨的术后护理措施，而且由训练有素且符合资质的人员实施操作，微针疗法本身对于改善痤疮瘢痕而言是一种安全且可重复应用的治疗手段。微针疗法必须由符合专业资质的皮肤科医生进行治疗操作。只要护理得当，上述治疗反应均可得到恢复。图 11-14 所示为微针治疗结束 7 天后出现炎症后色素沉着。该情况较为罕见，作者推测可能由美白剂与防晒霜的使用所诱发。

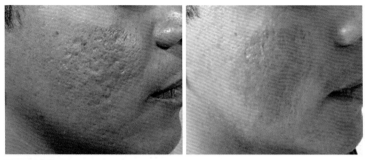

图 11-14 患者接受微针治疗前与治疗后 7 天的对比图，可见此时出现炎症后色素沉着

四、小结

在作者看来，微针疗法是针对痤疮瘢痕的特效疗法（water divisor）。该疗法可用于治疗不同形态的瘢痕，并且一般都能达到治疗效果。如下文关于真皮隧穿（DT）疗法与多针射频疗法的章节所述，在临床治疗中，微量植皮术、切除术、磨削术等疗法已逐渐被微针疗法及其联合治疗所替代。疗效主要取决于操作者。病例的情况越具有挑战性，需要进行的治疗次数就越多，并且治疗次数不限。治疗目标是所实现的疗效能够使得患者和医生满意。该疗法带来了新的治疗理念，即将瘢痕组织转化为更接近生理状态的组织，而不需要将其剥离。图 11-15 所示为患者的治疗区示例。

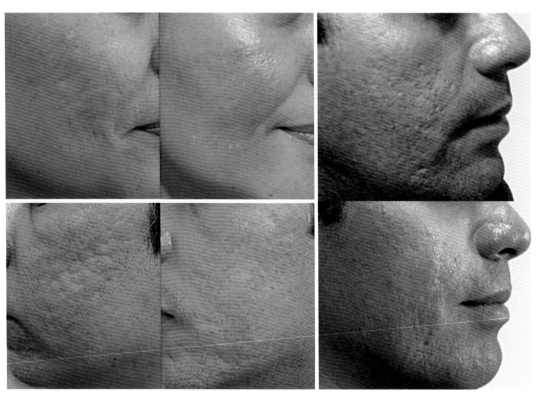

图 11-15 患者接受微针治疗前与治疗后 90 天的对比图

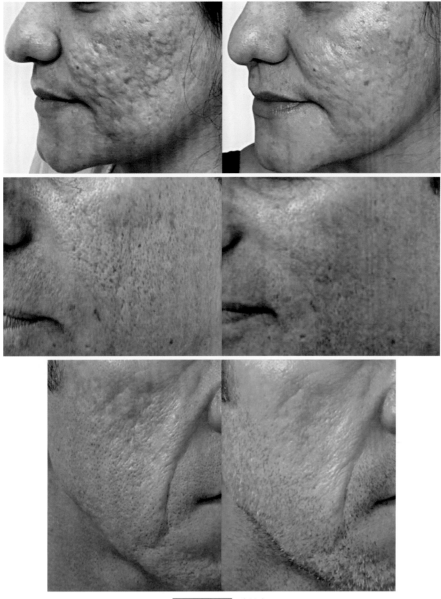

图 11-15 （续）

参考文献

[1] Aust MC. Percutaneous collagen induction therapy: an alternative treatment for scars, wrinkles, and skin laxity. Plast Reconstr Surg. 2008; 121(4): 1421–9.

[2] Bal SM, Caussian J, Pavel S, et al. In vivo assessment of safety of microneedle arrays in human skin. Eur J Pharm Sci. 2008; 35(3): 193–202.

[3] Brody HJ. Trichloroacetic acid application in chemical peeling, operative techniques. Plast Reconstr Surg. 1995; 2(2): 127–8.

[4] Camirand A, Doucet J. Needle dermabrasion. Aesthet Plast Surg. 1997; 21(1): 48–51.

[5] Cohen KI, Diegelmann RF, Lindbland WJ. Wound healing: biochemical and clinical aspects. Philadelphia: WB Saunders Co; 1992.

[6] Fabroccini G, Fardella N. Acne scar treatment using skin needling. Clin Exp Dermatol. 2009; 34(8): 874–9.

[7] Fernandes D. Minimally invasive percutaneous collagen induction. Oral Maxillofac Surg Clin North Am. 2006; 17(1): 51–63.

[8]   Fernandes D, Massimo S. Combating photoaging with percutaneous collagen induction. Clin Dermatol. 2008; 26(2): 192–9.

[9]   Kadunc BV, Trindade de Almeida AR. Surgical treatment of facial acne scars based on a morphological classification: a Brazilian experience. Dermatol Surg. 2003; 29: 1200–9.

[10]   Lima EVA, Lima MMDA, Paixão MP, et al. Assessment of the effects of skin microneedling as adjuvant therapy for facial melasma: a pilot study. BMC Dermatology. 2017: 1–6.

[11]   Lima EA. Microneedling in facial recalcitrant melasma: report of a series of 22 cases. An Bras Dermatol. 2015; 90(6): 919–21.

[12]   Lima EVA, et al. Induction of pigmentation through microneedling in stable localized vitiligo patients. Dermatol Surg. 2020; 46(13): 434–5.

[13]   Lima EA. Microagulhamento em melasma facial recalcitrante: uma série de 22 casos. Na Bras Dermatol. 2015; 90(6): 917–9.

[14]   Lima EA, Lima M, Takano D. Microneedling experimental study and classification of the resulting injury. Surg Cosmet Dermatol. 2013; 5: 110–4.

[15]   Lima EVA. Dermal tunneling: a proposed treatment for depressed scars. An Bras Dermatol. 2016; 91(5): 697–9.

[16]   Lima EVA. Indução percutanea de colágeno com agulhas em cicatrizes após acidentes automobilísticos: correção cosmética e funcional. Surg Cosmet Dermatol. 2017; 9(2): 127–9.

[17]   Lima EVA. Dermal tunneling (TD®): a therapeutic option for static glabellar wrinkles. Surg Cosmet Dermatol. 2016; 8(1): 42–5.

[18]   Lima EVA. Pulsed radiofrequency with multineedles (RFPM®) in the treatment of atrophic stretch marks. Surg Cosmet Dermatol. 2016; 8(3): 242–5.

[19]   Lima EA, Lima MA, Araújo CEC, Nakasawa YMM, Leal NC. Investigation on the use of 3% and 5% retinoic acid in peeling solution as a drug delivery agent after percutaneous induction of collagen with needles (IPCA®): safety profile and application protocol. Surg Cosmet Dermatol. 2018; 10(1): 21–6.

[20]   Lima EAV. Pulsed radiofrequency with multineedles: a therapeutic proposal for wrinkles, sagging, and periorbital pigmentation. Surg Cosmet Dermatol. 2015; 7(3): 223–6.

[21]   Lima EVA. Association of microneedling with phenol peeling: a new therapeutic approach for sagging, wrinkles and acne scars on the face. Surg Cosmet Dermatol. 2015; 7(4): 328–31.

[22]   Lima EVA. Pulsed radiofrequency with multineedles for earlobe aging treatment. Surg Cosmet Dermatol. 2016; 8(4): 307–10.

[23]   Lima EVA. Indução percutanea de colágeno com agulhas (IPCA®) associada a radiofrequência pulsada com multiagulhas (RFPM®) na condução de cicatrizes de acne deprimidas: protocolo de tratamento. Surg Cosmet Dermatol. 2017; 9(3): 234–6.

[24]   Orentreich DS, Orentreich N. Subcutaneous incisionless (subcision) surgery for the correction of depressed scars and wrinkles. Dermatol Surg. 1995; 21: 6543–9.

第十二章

微针疗法在外伤后瘢痕中的应用

现代生活中外伤发生得越来越频繁，其所导致的损容性瘢痕也越来越常见，而这也是皮肤科门诊中相对常见的患者主诉之一。瘢痕的来源与成因多种多样，故其损伤形态也是多种多样，有别于普通性、增生性及萎缩性的瘢痕，并且在颜色和形态方面均存在差异，因此通常需要联合应用多种疗法以达到最佳治疗效果（图 12-1）。除了改善外观，修复瘢痕区皮肤的功能也非常重要。在某些情况下，瘢痕区的皮肤弹性下降，并伴随一定程度的功能缺陷。图 12-2 展示了一例颏下瘢痕分别在微针治疗后即刻以及治疗后 30 天的临床表现。

图 12-3 展示了图 12-2 中的患者治疗后瘢痕外观及功能的改善。建议在进行美容治疗前先实施微针治疗。由于可能产生新的瘢痕，因此应预先明确皮瓣移植或大面积移植的适应证。对于痤疮瘢痕的改善，巴西的皮肤外科医生建议采用以下疗法：微量植皮术、剥脱术、皮肤磨削术、皮下分离术™、自体或异体填充、强脉冲光、激光技术以及肉毒毒素的应用等。只要恰当地对其进行结构评估，就可针对外伤后瘢痕给

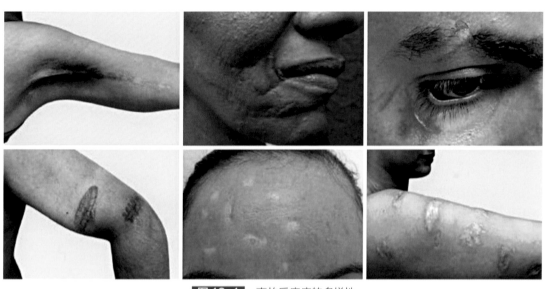

图 12-1 事故后瘢痕的多样性

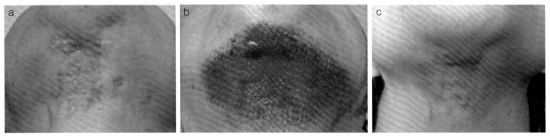

图 12-2 （a）颏下瘢痕；（b）微针治疗后即刻表现；（c）30 天后瘢痕外观的改善情况

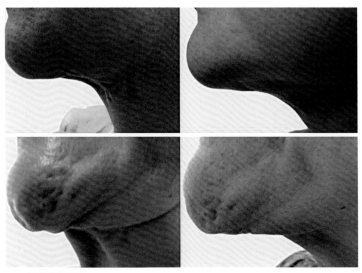

图 12-3 图 12-2 中的患者经微针治疗后的外观与功能改善

予上述疗法，从而为治疗选择制订策略（损伤的方式及特征决定了特定治疗方法的选择）。微针疗法在痤疮瘢痕的治疗中取得了良好的效果，并且根据作者的临床经验，无论瘢痕外观如何，其对于所有形态的瘢痕都能达到实质性的改善效果。对于着色正常且质软的表浅瘢痕，其治疗效果非常明显；而对于色素不均且质硬的深层瘢痕，其疗效则相对有限，但均会有一定疗效。对于较粗而坚硬的深层纤维束，则需要预先改善皮肤表面的张力，此时配合使用真皮隧穿疗法（详见第二十六章）可取得较好的疗效。当需要采用更加精细的手术方法时，可考虑联合应用射频疗法（参见第二十九章），此时应选用 100 μm 针头针对瘢痕从不同维度实施治疗，并加用 Lima 8、Lima 4 及 Lima 2 电极，从而取得更好的治疗效果。作者的临床经验证明，联合应用最后三种治疗方案所取得的疗效最佳。联合治疗的实施过程通常取决于每个案例的具体特征，而不需要遵循模式化的操作流程。此外，考虑到水肿的消退以及组织对于刺激的反应通常需要 3~6 个月的时间，因此，如需要附加填充剂、肉毒毒素或激光手术等联合治疗手段，则应至少在术后 30 天开始实施。图 12-4~12-7 为接受微针治疗以改善各种形态瘢痕的患者，可见治疗区皮肤在肤色、平整度及弹性方面均有所改善。

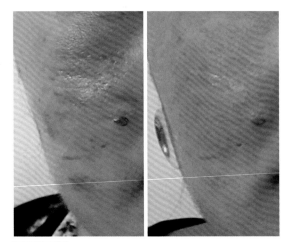

图 12-4 车祸外伤遗留瘢痕经微针治疗前后的外观改善情况

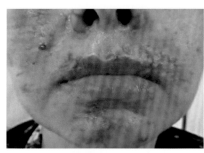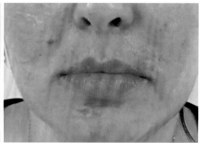

图12-5 车祸外伤遗留瘢痕经微针治疗前后的外观改善情况

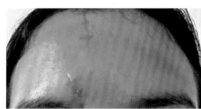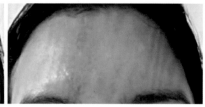

图12-6 车祸外伤遗留瘢痕经微针治疗前后的外观改善情况

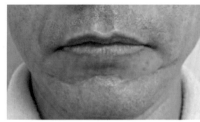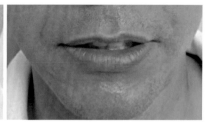

图12-7 童年期外伤遗留瘢痕经微针治疗前后的外观改善情况（静态评估）

一、微针疗法对于外伤后瘢痕的适用性

（一）患者评估

考虑到上述治疗手段及每个案例的治疗策略，在对于瘢痕及其特征做出判断之后，应重视对治疗方案的设计。需要确保瘢痕愈合完好，包括边缘结合紧密及组织修复稳固，避免出现皲裂。这一过程通常需时3个月。出于伦理方面的考虑，需要先经参与治疗的多团队学科会诊后获得批准。无论对于何种光老化类型的皮肤，都必须在治疗之前做好皮肤准备。作者目前倾向尽早治疗，平均间隔时间为30天。即使是对于光老化程度最高的皮肤（通常较易出现一过性炎症后色素沉着），也可从该治疗中受益。此外，皮肤的黑色素含量越少，术后反黑的风险也就越低。因此，建议在治疗前30天预先使用美白及防晒产品。图12-7和图12-8所示为接受微针治疗的患者案例。

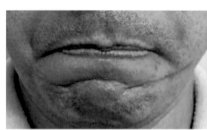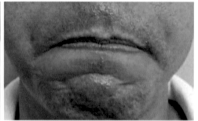

图12-8 童年期外伤遗留瘢痕经微针治疗前后的外观改善情况（动态评估）

（二）操作流程

1. 器械准备　选择进行微针疗法时，最好选用针数平均为 192 枚且针长为 2.5 mm 的滚轮微针。由于需要治疗的多为较质硬的皮肤，使用较短的针头通常不能达到预期的疗效。治疗应在严格遵循外科手术环境要求的治疗间进行，并由训练有素且符合资质的专业人员负责实施。注意不可忽视相关安全原则，包括无菌手套的使用、治疗区的消毒以及严格遵循无菌原则的治疗环境。若出现感染，则须中止手术。

2. 治疗区皮肤消毒和麻醉　用 2% 氯己定消毒之后，考虑到所允许使用的有效成分的最大剂量（参见第四章），建议使用 2% 利多卡因溶液（不含 1∶2 血管收缩剂及 0.9% 生理盐水）进行麻醉。为了减轻患者在术中的灼烧感以提升舒适度，可配合使用碳酸氢盐。而应用节段性阻滞麻醉也有助于缓解患者的不适感，但通常不需要实施。此外，必须注意所用麻醉剂的总量。

3. 手术过程　最初采取的治疗方式取决于联合治疗的方案以及所治疗瘢痕的类型。联合治疗可以与手术同时或不同时进行。术中可见大量出血，可以用纱布压迫止血。治疗结束后，可见出血明显减少，但出现浆液性渗出，术后 6 h 内会逐渐消退。图 12-9 所示为微针治疗用于改善乳房成形术后瘢痕。

4. 术后即刻护理　将大量无菌纱布（用于吸收渗出）以及 Micropore® 外科胶带敷于治疗区皮肤之上，不需要额外使用任何保湿剂。由于手术过程的洁净度较高，而且根据美国食品和药品管理局（FDA）的指南，此时不需要使用局部或全身性抗生素等预防性治疗措施。建议损伤修复以及术后的炎症反应遵循其自然过程。由于已知的原因，也不建议局部或全身性应用皮质类固醇来抑制自限性炎症过程的预期反应。图 12-10 所示为一名因意外外伤行开腹手术后遗留瘢痕的患者，经单次微针治疗后可见瘢痕颜色及质地的明显改善。

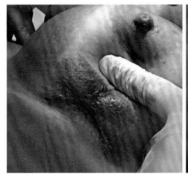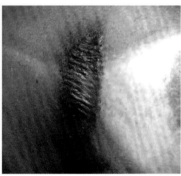

图12-9　微针治疗改善乳房成形术后瘢痕

5. 术后护理　术后第 2 天移除敷料后，应在不损伤治疗区皮肤的情况下，通过清除松脱的血性痂皮来对该区域进行消毒。建议在表皮再生完成之前使用具有再生修复功效的外用药，表皮再生之后可以使用美白剂，并且日间坚持配合使用防晒霜。建议尽可能避免光照。随后数日，可出现中度至重度的水肿及血肿。图 12-11 ~ 12-13 为接受微针治疗的患者案例。

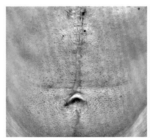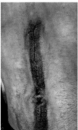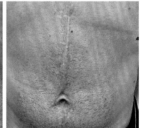

图12-10　患者开腹手术后遗留瘢痕经单次微针治疗对比

（三）联合治疗

只有在对首次治疗后 90 天的疗效进行预先评估之后，才建议进行二次治疗。如果皮肤科医生希望使用透明质酸填充作为联合治疗，建议至少在术后 30 天再实施，从而确保水肿已经完全消退。此外，肉毒毒素在术后 15 天才可以安全使用。

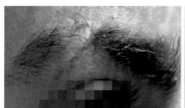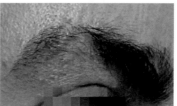

图 12-11 微针治疗眉部瘢痕

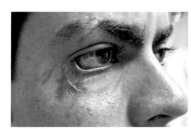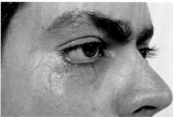

图 12-12 患者因摩托车事故遗留眶周瘢痕，经微针治疗前后的外观改善情况

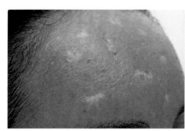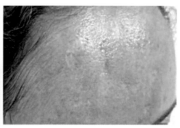

图 12-13 患者因摩托车事故遗留萎缩性脱色瘢痕，经微针治疗前后的外观改善情况

（四）并发症

在同一手术操作过程中实施联合治疗通常会产生更多的预期反应（如水肿、血肿、一过性炎症后色素沉着及红斑），而非术后不良反应。所以，完善治疗前皮肤准备工作是预防并发症的前提条件之一。即使上述三种治疗均不造成去表皮化状态，但也可能出现一过性炎症后色素沉着。因此，治疗操作者必须是具备相应资质的皮肤科医生。只要术后护理措施得当，上述并发症均可得到恢复。此外，坚持穿着紫外线防护服对治疗区皮肤进行物理遮挡也有助于术后恢复。

对于单纯疱疹病例，应遵循第八章中的指导原则实施术后镇痛与预防措施。

二、小结

上述微针治疗的优势在于无需明显创伤便可改善瘢痕，适用于手术后瘢痕出现增生或萎缩的情况。该治疗方法无需切割瘢痕，仅需借助穿刺以制造微通道，而不致造成治疗区皮肤表皮层的剥脱；因此，其在获得治疗效果的同时也更为安全，可减少并发症发生的风险。作者通过临床实践证实，无论单一或联合应用，上述治疗方案是一种改善外伤后瘢痕的绝佳选择，可作为难治性皮损的治疗手段。

[1] Aust MC. Percutaneous collagen induction therapy: an alternative treatment for scars, wrinkles, and skin laxity. Plast Reconstr Surg. 2008; 121(4): 1421–9.

[2] Bal SM, Caussian J, Pavel S, et al. In vivo assessment of safety of microneedle arrays in human skin. Eur J Pharm Sci. 2008; 35(3): 193–202.

[3] Brody HJ. Trichloroacetic acid application in chemical peeling, operative techniques. Plast Reconstr Surg. 1995; 2(2): 127–8.

[4] Camirand A, Doucet J. Needle dermabrasion. Aesthet Plast Surg. 1997; 21(1): 48–51.

[5] Cohen KI, Diegelmann RF, Lindbland WJ. Wound healing: biochemical and clinical aspects. Philadelphia: WB Saunders Co; 1992.

[6] Fabroccini G, Fardella N. Acne scar treatment using skin needling. Clin Exp Dermatol. 2009; 34(8): 874–9.

[7] Fernandes D. Minimally invasive percutaneous collagen induction. Oral Maxillofac Surg Clin North Am. 2006; 17(1): 51–63.

[8] Fernandes D, Massimo S. Combating photoaging with percutaneous collagen induction. Clin Dermatol. 2008; 26(2): 192–9.

[9] Lima EVA, Lima MMDA, Paixão MP, et al. Assessment of the effects of skin microneedling as adjuvant therapy for facial melasma: a pilot study. BMC Dermatology. 2017: 1–6.

[10] Lima EA. Microneedling in facial recalcitrant melasma: report of a series of 22 cases. An Bras Dermatol. 2015; 90(6): 919–21.

[11] Lima EVA, et al. Induction of pigmentation through microneedling in stable localized vitiligo patients. Dermatol Surg. 2020; 46(13): 434–5.

[12] Lima EA. Microagulhamento em melasma facial recalcitrante: uma série de 22 casos. Na Bras Dermatol. 2015; 90(6): 917–9.

[13] Lima EA, Lima M, Takano D. Microneedling experimental study and classification of the resulting injury. Surg Cosmet Dermatol. 2013; 5: 110–4.

[14] Lima EVA. Dermal tunneling: a proposed treatment for depressed scars. An Bras Dermatol. 2016; 91(5): 697–9.

[15] Lima EVA. Indução percutânea de colágeno com agulhas em cicatrizes após acidentes automobilísticos: correção cosmética e funcional. Surg Cosmet Dermatol. 2017; 9(2): 127–9.

[16] Lima EVA. Dermal tunneling (TD®): a therapeutic option for static glabellar wrinkles. Surg Cosmet Dermatol. 2016; 8(1): 42–5.

[17] Lima EVA. Pulsed radiofrequency with multineedles (RFPM®) in the treatment of atrophic stretch marks. Surg Cosmet Dermatol. 2016; 8(3): 242–5.

[18] Lima EA, Lima MA, Araújo CEC, Nakasawa YMM, Leal NC. Investigation on the use of 3% and 5% retinoic acid in peeling solution as a drug delivery agent after percutaneous induction of collagen with needles (IPCA®): safety profile and application protocol. Surg Cosmet Dermatol. 2018; 10(1): 21–6.

[19] Lima EAV. Pulsed radiofrequency with multineedles: a therapeutic proposal for wrinkles, sagging, and periorbital pigmentation. Surg Cosmet Dermatol. 2015; 7(3): 223–6.

[20] Lima EVA. Association of microneedling with phenol peeling: a new therapeutic approach for sagging, wrinkles and acne scars on the face. Surg Cosmet Dermatol. 2015; 7(4): 328–31.

[21] Lima EVA. Pulsed radiofrequency with multineedles for earlobe aging treatment. Surg Cosmet Dermatol. 2016; 8(4): 307–10.

[22] Lima EVA. Indução percutânea de colágeno com agulhas (IPCA®) associada a radiofrequência pulsada com multiagulhas (RFPM®) na condução de cicatrizes de acne deprimidas: protocolo de tratamento. Surg Cosmet Dermatol. 2017; 9(3): 234–6.

[23] Orentreich DS, Orentreich N. Subcutaneous incisionless (subcision) surgery for the correction of depressed scars and wrinkles. Dermatol Surg. 1995; 21: 6543–9.

第十三章

微针疗法在手术后瘢痕中的应用

一、微针疗法在手术后瘢痕中的应用基础

手术治疗造成的瘢痕是患者的常见主诉之一。手术可有多种原因，如清除面部或躯干部的肿瘤，抑或是继发于择期或急诊手术、剖宫产手术以及整形或矫正手术。上述瘢痕通常呈线形，并且易于扩张、凸起或萎缩，取决于个体的体质因素以及瘢痕发生的部位。在经常牵张运动且皮肤所含皮脂腺较少的部位，如胸部、四肢以及腹部，往往更容易造成影响美观的瘢痕。然而在进行切除及缝合的手术操作后，皮脂腺发达的面部也很容易形成影响美观的瘢痕。除了注意沿皮纹方向进行手术操作之外，术者还应预防性地减少手术切口的表面张力。鉴于此，使用可吸收缝合线通常可取得较好的效果。有些治疗可用于改善手术后瘢痕，除了使用填充剂、肉毒毒素及强脉冲光、激光技术，还包括之前提到的瘢痕切开术（即在瘢痕上制造新的切口）以及剥脱性治疗如剥脱术与皮肤磨削术，从而实现瘢痕从颜色到其平整度及肤质的改善。尽管微针疗法属于手术治疗，但是其不会造成易于扩大的切口。相反，该疗法通过制造大量微损伤以破坏瘢痕中大小不一的纤维束，从而重塑并修复瘢痕组织。根据作者的经验，微针疗法在改善痤疮瘢痕方面可取得良好的疗效，并且无论将其应用于任何形态的瘢痕，均可获得较好的效果。对于肤色正常且质软的表浅瘢痕，微针的疗效相当显著；而对于肤色不均且质硬的深层瘢痕，其疗效则相对有限，但总会有效。当需要处理较粗大而坚硬的深层纤维束时，则需要预先改善皮肤表面的张力，此时可考虑配合使用真皮隧穿（DT）疗法（参见第十一章）。当需要使用更加精细的手术方法时，可选用射频微针疗法（参见第二十八章）。作者的临床经验表明，联合应用最后三种治疗方案时，通常可获得最佳疗效。一般无需遵循模式化的操作流程，联合治疗的实施过程取决于每个患者的具体特征。考虑到手术后瘢痕多呈线形，使用电动微针器械可以更有效地进行治疗。

二、微针疗法针对手术后瘢痕的适应证

在治疗前确保瘢痕处于稳定状态是改善其外观的前提。当选择微针疗法时，可认为瘢痕将会被制造出

微损伤，而不是实施一个持续性的治疗方案。基于对愈合过程的研究，瘢痕稳定期通常为 3 个月左右。但是，选择合适的治疗时机至关重要，必须由经验丰富的皮肤科医生来判定。所要治疗瘢痕的形成时间越短，其改善的效果就越好。根据作者的临床观察，瘢痕形成仅 30 天时便可安全地采用微针疗法进行治疗，特别是在皮肤组织不受运动牵张的躯干部位。治疗方案的设计至关重要，应充分考虑上述治疗手段以及具体患者的治疗策略。选择单独还是联合应用最佳治疗方案取决于瘢痕的具体特性。无论对于何种光老化类型的皮肤，都必须在治疗之前做好皮肤准备。考虑到微针治疗可尽量保留表皮层，而且术后并发症发生的风险较低，即使对于光老化程度较高而较易出现炎症后色素沉着（通常为一过性）的皮肤，也可获得一定疗效。此外，皮肤的黑色素含量越少，术后反黑的风险也就越低，因此建议在治疗前 30 天预先使用美白及防晒产品。图 13-1 所示为一例Ⅳ级光老化患者接受针对其乳房瘢痕的微针治疗。

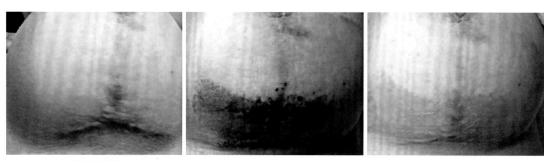

图 13-1 Ⅳ级光老化患者接受针对其乳房瘢痕的微针治疗（治疗即刻与治疗后 5 天）

三、操作流程

1. 器械准备　详见本书第二章有关微针疗法与真皮隧穿（DT）疗法的内容。

2. 治疗区皮肤消毒和麻醉　遵循与前一章相同的操作方法。

3. 手术过程　单独或联合应用某种治疗方法取决于瘢痕的深度、质地、颜色及其所处部位。手术操作须遵循微针疗法与 DT 疗法相关章节中的操作方法。单独使用微针疗法能够取得良好的外观改善效果，特别是选用的针长大于 1.5 mm 时。作者通常选择实施深度损伤（针长通常为 2.5 mm）以改善瘢痕。术中可见大量出血，可以用纱布压迫止血。治疗结束后，出血明显减少，随后出现浆液性渗出，术后 6 h 内会逐渐消退。图 13-2 和图 13-3 分别为位于乳房和手臂的瘢痕，建议以瘀斑作为实施深度损伤的治疗终点。图 13-4 为另一名接受微针治疗的患者。

4. 术后护理　建议阅读第八章中有关敷料使用、操作细节、术后护理、联合治疗、并发症、术后镇痛以及疱疹预防措施的指导。

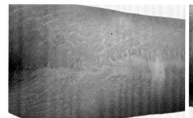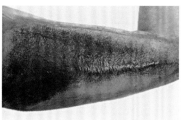

图 13-2 针对手臂瘢痕使用微针疗法（深度损伤）的术中情况

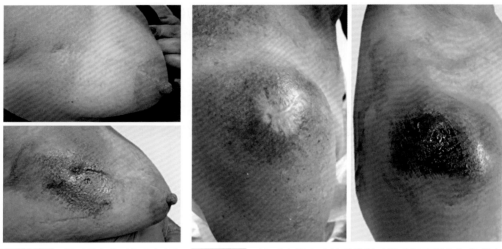

图 13-3 针对乳房成形术后瘢痕使用微针疗法（深度损伤）的术中情况

图 13-4 针对肩部瘢痕使用微针疗法（深度损伤）的术中情况

四、小结

本书所述的微针疗法对改善手术后线形瘢痕具有优势，且无需进行切除及缝合操作。该治疗方法无需划破瘢痕，仅需借助穿刺以制造微损伤，而不致造成治疗区表皮层剥脱。因此，其在获得治疗效果的同时也更为安全，可减少并发症发生的风险。无论单一或联合应用，上述治疗方案已被证实是一种改善术后瘢痕的绝佳选择。图 13-5~13-10 所示为患者接受微针治疗后出现明显改善。

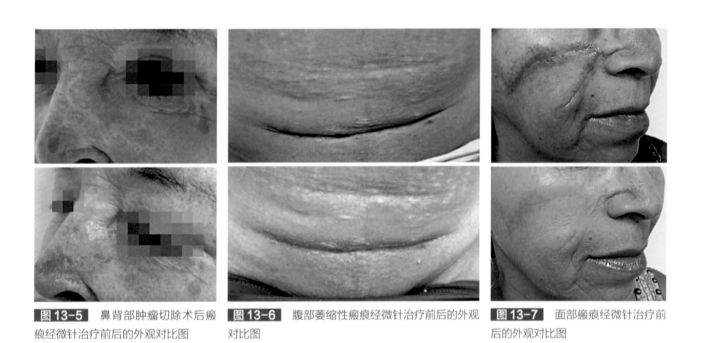

图 13-5 鼻背部肿瘤切除术后瘢痕经微针治疗前后的外观对比图

图 13-6 腹部萎缩性瘢痕经微针治疗前后的外观对比图

图 13-7 面部瘢痕经微针治疗前后的外观对比图

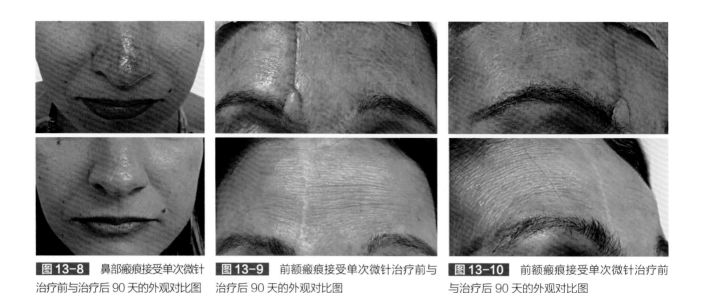

图13-8 鼻部瘢痕接受单次微针治疗前与治疗后90天的外观对比图   **图13-9** 前额瘢痕接受单次微针治疗前与治疗后90天的外观对比图   **图13-10** 前额瘢痕接受单次微针治疗前与治疗后90天的外观对比图

参考文献

[1] Aust MC. Percutaneous collagen induction therapy: an alternative treatment for scars, wrinkles, and skin laxity. Plast Reconstr Surg. 2008; 121(4): 1421–9.

[2] Bal SM, Caussian J, Pavel S, et al. In vivo assessment of safety of microneedle arrays in human skin. Eur J Pharm Sci. 2008; 35(3): 193–202.

[3] Brody HJ. Trichloroacetic acid application in chemical peeling, operative techniques. Plast Reconstr Surg. 1995; 2(2): 127–8.

[4] Camirand A, Doucet J. Needle dermabrasion. Aesthet Plast Surg. 1997; 21(1): 48–51.

[5] Cohen KI, Diegelmann RF, Lindbland WJ. Wound healing: biochemical and clinical aspects. Philadelphia: WB Saunders Co; 1992.

[6] Fabroccini G, Fardella N. Acne scar treatment using skin needling. Clin Exp Dermatol. 2009; 34(8): 874–9.

[7] Fernandes D. Minimally invasive percutaneous collagen induction. Oral Maxillofac Surg Clin North Am. 2006; 17(1): 51–63.

[8] Fernandes D, Massimo S. Combating photoaging with percutaneous collagen induction. Clin Dermatol. 2008; 26(2): 192–9.

[9] Lima EVA, Lima MMDA, Paixão MP, et al. Assessment of the effects of skin microneedling as adjuvant therapy for facial melasma: a pilot study. BMC Dermatology. 2017: 1–6.

[10] Lima EA. Microneedling in facial recalcitrant melasma: report of a series of 22 cases. An Bras Dermatol. 2015; 90(6): 919–21.

[11] Lima EVA, et al. Induction of pigmentation through microneedling in stable localized vitiligo patients. Dermatol Surg. 2020; 46(13): 434–5.

[12] Lima EA. Microagulhamento em melasma facial recalcitrante: uma série de 22 casos. Na Bras Dermatol. 2015; 90(6): 917–9.

[13] Lima EA, Lima M, Takano D. Microneedling experimental study and classification of the resulting injury. Surg Cosmet Dermatol. 2013; 5: 110–4.

[14] Lima EVA. Dermal tunneling: a proposed treatment for depressed scars. An Bras Dermatol. 2016; 91(5): 697–9.

[15] Lima EVA. Indução percutânea de colágeno com agulhas em cicatrizes após acidentes automobilísticos: correção cosmética e funcional. Surg Cosmet Dermatol. 2017; 9(2): 127–9.

[16] Lima EVA. Dermal tunneling (TD®): a therapeutic option for static glabellar wrinkles. Surg Cosmet Dermatol. 2016; 8(1): 42–5.

[17] Lima EVA. Pulsed radiofrequency with multineedles (RFPM®) in the treatment of atrophic stretch marks. Surg Cosmet Dermatol. 2016; 8(3): 242–5.

[18] Lima EA, Lima MA, Araújo CEC, Nakasawa YMM, Leal NC. Investigation on the use of 3% and 5% retinoic acid in peeling solution as a drug delivery

agent after percutaneous induction of collagen with needles (IPCA®): safety profile and application protocol. Surg Cosmet Dermatol. 2018; 10(1): 21–6.

[19] Lima EAV. Pulsed radiofrequency with multineedles: a therapeutic proposal for wrinkles, sagging, and periorbital pigmentation. Surg Cosmet Dermatol. 2015; 7(3): 223–6.

[20] Lima EVA. Association of microneedling with phenol peeling: a new therapeutic approach for sagging, wrinkles and acne scars on the face. Surg Cosmet Dermatol. 2015; 7(4): 328–31.

[21] Lima EVA. Pulsed radiofrequency with multineedles for earlobe aging treatment. Surg Cosmet Dermatol. 2016; 8(4): 307–10.

[22] Lima EVA. Indução percutânea de colágeno com agulhas (IPCA®) associada a radiofrequência pulsada com multiagulhas (RFPM®) na condução de cicatrizes de acne deprimidas: protocolo de tratamento. Surg Cosmet Dermatol. 2017; 9(3): 234–6.

[23] Orentreich DS, Orentreich N. Subcutaneous incisionless (subcision) surgery for the correction of depressed scars and wrinkles. Dermatol Surg. 1995; 21: 6543–9.

第十四章

微针疗法在烧伤后瘢痕
中的应用

　　美国每年平均有 45 万例烧伤患者需要接受治疗，其中大约有 3500 人因火灾或烧伤事故而遭受致命伤害。除了造成功能严重丧失之外，上述事故所造成的瘢痕也会极大地影响受伤区域的肤色、弹性、质地以及平整度，有损美观，严重降低了患者的生活质量。图 14-1 所示为不同部位损伤所致形态的多样性。

　　皮肤受损后的变化包括皮脂腺、汗腺、毛囊、神经以及血管的破坏，可导致皮肤稳态的失衡及其生理功能的剧烈变化。在瘢痕形成晚期，受损区域的常见症状包括：神经性疼痛、瘙痒、湿疹以及溃疡形成，在找到合适的治疗方案之前，往往会造成治疗上的挑战（图 14-2）。

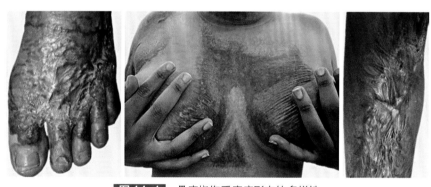

图 14-1 Ⅲ度烧伤后瘢痕形态的多样性

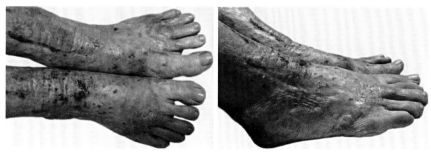

图 14-2 伴发慢性湿疹和皮肤干燥症的烧伤患者

对于烧伤后瘢痕的治疗手段包括：手术治疗、外用减张器、压迫疗法、外用硅酮凝胶制剂、糖皮质激素封闭以及超声、激光和强脉冲光等。

近来，一项将激光用于治疗创伤后瘢痕的共识指出，基于科学研究证据，将剥脱性与非剥脱性点阵激光用于治疗非病理性瘢痕、萎缩性瘢痕和增生性瘢痕，可获得明显的外观及组织病理学改善。通过形成贯穿表皮层和真皮层而不致剥离表皮的热凝固带，非剥脱性点阵激光可被用于重塑烧伤后的真皮层胶原。

作为参考，在一项研究中，我们随机选取了 20 名患者每月接受一次非剥脱性点阵激光治疗（铒1540 nm），随后分别通过肉眼观察以及组织病理学检查对疗效进行评估，结果显示患者皮肤在质地、肤色、平整度以及受损真皮层胶原的重塑等方面均有改善。此外，另一项研究对 15 名患者分别进行每月 3 次剥脱性 CO_2 点阵激光治疗，所获得的结果与上述研究一致。

一、微针疗法对于烧伤后瘢痕的合理应用

相比点阵激光所形成的"光针"，微针通过在表皮层 – 真皮层制造微通道以及出血带从而发挥作用，使烧伤后变性的胶原纤维和弹力纤维发生断裂，从而有利于新生组织将其替代。该疗法可作用于不同类型的瘢痕、不同的身体部位、不同类型的皮肤以及所有年龄段人群。即使对于皮脂腺密度较低的部位，微针疗法也能获得治疗效果。借助微针滚轮，微针疗法能制造大量微通道，进而形成均匀的瘀斑，如图 14-3 所示。

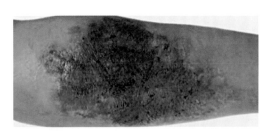

图 14-3 患者因腓部 III 度烧伤后瘢痕接受深度损伤的微针治疗，术后即刻效果

深度损伤（根据 Emerson Lima 在 2013 年提出的分类）可引起新生胶原合成，而不致造成去表皮化状态：表皮层和真皮层仅被刺穿，而不是被剥离。微针疗法对于非病理性瘢痕、萎缩性瘢痕和增生性瘢痕均可起效。

另两种治疗手段可与微针疗法联合用于治疗烧伤后瘢痕，即真皮隧穿（DT）疗法和射频微针（multi-needle radiofrequency，MNR）疗法（详见第二十九章）。作为皮下分离术™的变体疗法，真皮隧穿疗法借助一枚 18 G（Gauge，外径）的穿刺针，在一个预设菱形平面的 4 个顶点之间进行往复式操作，从而清除或提升热损伤区域，松解其中的纤维束（这些纤维束会收缩组织并使皮肤表面固定于深层平面）。通过这种方式，治疗区皮肤可同时获得外观以及功能上的改善，从而使其能够完成既往无法进行的动作。简而言之，这种断裂好比是枕头上灯芯绒的松解而产生铆钉状的平面。而射频微针疗法则是将直径为 0.1 mm 且长度为 2 mm 的微针器械与不同能量的点阵脉冲联合应用，制造双重损伤（机械损伤和热损伤），从而使受损胶原修复后更加接近生理状态。瘢痕最终的改善程度不一，具体取决于原有损伤的严重程度。

对于烧伤后瘢痕，微针疗法除了能够产生类似于真皮隧穿疗法与射频微针疗法联合应用的疗效，还能在瘢痕的肤色、质地、深度、平整度以及弹性等方面获得改善（图 14-4）。

由于针对这方面的相关科研文献尚显不足，因此，本章中的治疗流程是作者以微针疗法单独应用于各种创伤后瘢痕（病因包括感染性或炎症性疾病、手术治疗以及事故外伤）所获得的效果自行制定的。

图 14-5 所示为一名患者足部在接受单次微针治疗后，其组织张力得到缓解，因此改善了其运动功能。此外，通过使顽固性湿疹和皮肤干燥症得到控制，其肤质也得到显著改善。图 14-6 所示为一名患者在接受单次微针治疗后，其瘢痕体积和肤色均得到改善，手部的运动功能也有所改善。图 14-7 为深度损伤的微针治疗终点示例。

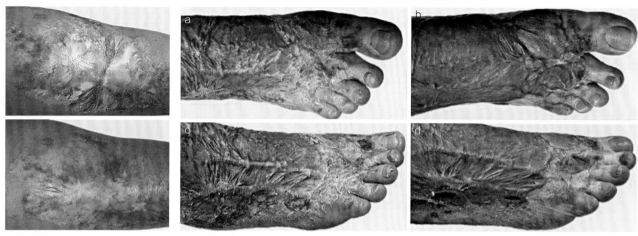

图14-4 患者腓部瘢痕接受微针治疗前与治疗后30天对比

图14-5 患者接受微针治疗前（a，c）与治疗后（b，d）对比，可见瘢痕体积减小及足部功能改善

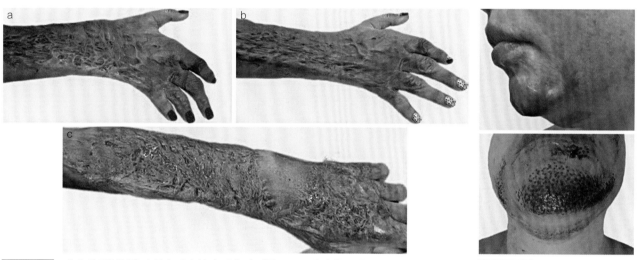

图14-6 患者接受微针治疗前（a）与治疗后（b）对比，可见瘢痕体积减少及手部功能改善。（c）瘢痕深度损伤的微针治疗终点

图14-7 深度损伤的微针治疗终点

二、微针疗法对于烧伤后瘢痕的适用性

越早开始进行治疗，越能获得更好的疗效。对于患者的居家护理，建议尽早使用硅酮凝胶制剂、广谱防晒霜，并单独外用维A酸或配合美白剂共同使用。只要皮肤已经形成急性热损伤，就可以开始对其进行治疗。对于隆起性瘢痕，可外用高效皮质类固醇以阻断纤维变性进程。此外，强脉冲光对于新形成并伴随血管生成的瘢痕可获得明显的疗效，也可将其配合应用于微针治疗术后。

常用治疗手段还包括在微针治疗前15～30天或手术治疗期间注射曲安奈德，并配合使用强脉冲光治疗。烧伤后瘢痕较为僵硬，通常可通过微针治疗而得到改善。曲安奈德真皮深层注射的最佳浓度为20 mg/ml。

与较厚的皮肤相比，较薄的皮肤通常对于较短的针头更不耐受。然而，烧伤后瘢痕患者的患处皮肤通常呈僵硬、纤维化以及缺乏弹性的状态，故建议使用针长为2.5 mm的滚轮微针。此外，烧伤患者的患处通常凹凸不平，难以滚动微针，从而使其穿刺效果不均匀，甚至会使总穿刺长度减少多达50%。而为了抵消并克服这一阻抗，术者通常在使用器械时会施力过度，从而使烧伤后的"塑料样"皮肤出现表皮剥离。

如果治疗方案中计划在同一手术过程中联合应用真皮隧穿疗法与射频微针疗法，则建议最后实施微针疗法。然而，即使是单独应用，微针疗法对于烧伤后瘢痕也可获得显著疗效。为了避免出现不均匀的穿刺效果以及斜向的穿刺操作，当计划将微针垂直作用于治疗区皮肤时，切记避免在制造条带时进行"之"字形的滚动。无论是沿着水平、垂直或斜线的方向进行交叉滚动以制造条带，均以出现瘀斑作为治疗终点。

此外，建议对滚针施加的力矢量始终保持与其作用水平面相切，避免垂直于该平面施力（详见第二十九章）。

治疗应在严格遵循外科手术环境要求的治疗间进行，并由训练有素且符合资质的专业人员负责实施。注意不可忽视相关安全准则，包括无菌手套的使用、治疗区的消毒以及严格遵循无菌原则的治疗环境。

而真皮隧穿疗法借助一枚 1.2 mm×25 mm 的穿刺针（18 G×1）经表皮穿刺进入真皮层深度，从而形成瘘管及纤维束的断裂，并在受损真皮层中制造线形隧道。其治疗过程以预设的菱形平面顶点作为起点，使用针头进行往复式操作（详见第二十六章）。

随后，在紧邻前一隧道处，遵循相同的操作原则继续制造隧道；为此，应沿同一穿刺孔进针，最终形成多个平行排列的水平出血带。组织的纤维化过程即被阻断。图 14-8 所示为手术过程中建议的治疗终点：右图为微针治疗后即刻表现，而左图为治疗结束 30 min 后，可见出血已凝固并伴有轻度浆液性渗出。图 14-9 所示为患者接受微针治疗前后对比，可见瘢痕体积减小及功能改善。

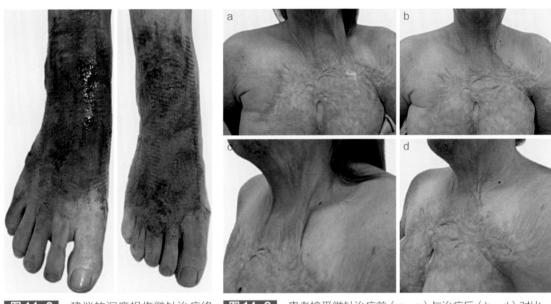

图14-8 建议的深度损伤微针治疗终点：右图为微针治疗后即刻表现，左图为治疗结束 30 min 后，可见出血已凝固并伴有轻度浆液性渗出

图14-9 患者接受微针治疗前（a，c）与治疗后（b，d）对比，可见瘢痕体积减小及功能改善

三、治疗过程中的注意事项

对于累及层次越深且越僵硬的瘢痕，其治疗难度也越大。当瘢痕存在肤色层次不清（即由于黑色素含量不一而导致的着色不均）的现象时，往往难以达到均匀的治疗效果。面部瘢痕通常较易对微针治疗见

效，而对于胸部、背部、肢体或者腹部的瘢痕，通常需要进行更多的治疗才能达到与面部相似的疗效。

相比于皮脂腺稀疏区域的瘢痕，微针治疗对于皮脂腺发达区域的瘢痕通常能获得更好的疗效。图 14-10 所示为一名患者在接受微针治疗后，其瘢痕体积以及患处的功能均得到改善。

治疗前的消毒处理应使用 2% 氯己定。如果烧伤后瘢痕位于面部，建议在实施麻醉操作时采取眶下神经及颏神经阻滞，同时遵照所允许的最大剂量，联合应用 2% 利多卡因溶液（不含 1:2 血管收缩剂及 0.9% 生理盐水）。此外，为了减轻患者在术中的灼烧感并提升舒适度，可配合使用碳酸氢盐。而如果瘢痕位于其他躯干部位，则建议使用上述麻醉药进行浸润麻醉，如有可能，可加用 2% 利多卡因进行区域阻滞麻醉。

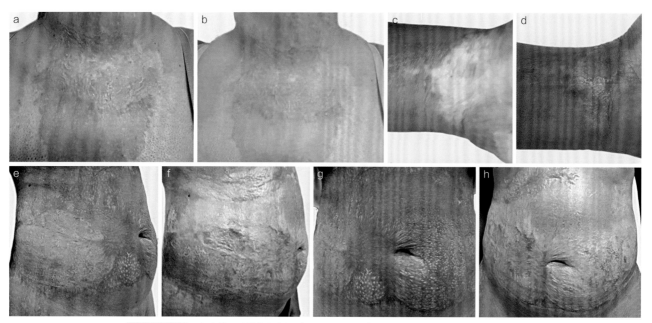

图 14-10 患者接受微针治疗前（a，c，e，g）与治疗后（b，d，f，h）对比

治疗后使用大量无菌纱布（用于吸收渗出）以及 Micropore® 外科胶带作为治疗区皮肤敷料，无需额外使用任何保湿剂。由于手术过程的洁净度较高，而且根据美国食品和药品管理局（FDA）的指南，此时不需要采用局部或系统性抗生素等预防性治疗措施。

不建议采取冷敷或热敷疗法。最好保证损伤修复以及术后的炎症反应遵循其自然修复过程。此外，亦不建议局部或系统性应用皮质类固醇以抑制自限性炎症反应的预期效果。

治疗结束，患者回家后可在淋浴过程中使敷料湿润并自行将其移除。可使用低清洁力皂液消毒治疗区，以避免刺激致敏。此后即可使用美白剂以及与肤色一致的广谱防晒霜，并建议配合使用有再生功效的软膏，持续 3~5 天。应尽量避免光照。

治疗后可出现轻微的水肿和血肿。患者通常可在治疗结束约 1 周后恢复工作。如果治疗区皮肤可由衣物遮盖（如颈部、胸部和背部），患者在术后次日即可外出。

治疗后的预期反应包括水肿、血肿、炎症后色素沉着以及一过性红斑。只要皮肤术前准备得当，并遵循建议采取严谨的术后护理措施，而且由训练有素且符合资质的人员实施操作，那么微针疗法、真皮隧穿疗法以及射频微针疗法对于烧伤后瘢痕的治疗均为安全且可重复应用的治疗手段。

四、不良反应

虽然患者术后可平稳恢复，但是浸润麻醉的实施往往会对其造成不适。由于治疗区皮肤较僵硬，且治疗范围通常较大，实施浸润麻醉往往会给患者带来不适感；因此，对于烧伤后瘢痕患者，建议在医院环境下对其实施全身麻醉或镇静麻醉，以保证手术治疗顺利进行。

患者术后通常无疼痛的主诉，但如果患者出现疼痛感，仍须确认是否存在继发性感染，特别是在治疗后 48 h 内。患者术后一般不需要使用镇痛或抗炎治疗，如果出现不适感，又无其他加重症状的因素，则建议配合使用安乃近（1 g/6 h）。

五、小结

对于烧伤后瘢痕，只要对症处理并严格实施治疗操作，微针疗法是一种安全且有效的治疗手段，可获得令人满意的外观改善效果。这其中，符合资质的操作者、安全的治疗方案及其对患者的适用性缺一不可。当与真皮隧穿疗法和射频微针疗法联合应用时，该疗法可获得更好的治疗效果。

参考文献

[1] Anderson RR, Donelan MB, Hivnor C, et al. Laser treatment of traumatic scars with an emphasis on ablative fractional laser resurfacing: consensus report. JAMA Dermatol. 2014; 150(2): 187–93.

[2] Bal SM, Caussian J, Pavel S, et al. In vivo assessment of safety of microneedle arrays in human skin. Eur J Pharm Sci. 2008; 35(3): 193–202.

[3] Camirand A, Doucet J. Needle dermabrasion. Aesthet Plast Surg. 1997; 21(1): 48–51.

[4] Cohen KI, Diegelmann RF, Lindbland WJ. Wound healing: biochemical and clinical aspects. Philadelphia: WB Saunders Co; 1992.

[5] Fabroccini G, Fardella N. Acne scar treatment using skin needling. Clin Exp Dermatol. 2009; 34(8): 874–9.

[6] Fernandes D. Minimally invasive percutaneous collagen induction. Oral Maxillofac Surg Clin North Am. 2006; 17(1): 51–63.

[7] Fernandes D, Massimo S. Combating photoaging with percutaneous collagen induction. Clin Dermatol. 2008; 26(2): 192–9.

[8] Lima EVA, Lima MMDA, Paixão MP, et al. Assessment of the effects of skin microneedling as adjuvant therapy for facial melasma: a pilot study.

BMC Dermatol. 2017; 17: 14.

[9] Lima EA. Microneedling in facial recalcitrant melasma: report of a series of 22 cases. An Bras Dermatol. 2015; 90(6): 919–21.

[10] Lima EVA, et al. Induction of pigmentation through microneedling in stable localized Vitiligo patients. Dermatol Surg. 2020; 46(13): 434–5.

[11] Lima EA. Microagulhamento em melasma facial recalcitrante: uma série de 22 casos. An Bras Dermatol. 2015; 90(6): 917–9.

[12] Lima EA, Lima M, Takano D. Microneedling experimental study and classification of the resulting injury. Surg Cosmet Dermatol. 2013; 5: 110–4.

[13] Lima EVA. Dermal tunneling: a proposed treatment for depressed scars. An Bras Dermatol. 2016; 91(5): 697–9.

[14] Lima EVA. Indução percutanea de colágeno com agulhas em cicatrizes após acidentes automobilísticos: correção cosmética e funcional. Surg Cosmet Dermatol. 2017; 9(2): 127–9.

[15] Lima EVA. Dermal tunneling (TD®): a therapeutic option for static glabellar wrinkles. Surg Cosmet Dermatol. 2016; 8(1): 42–5.

[16] Lima EVA. Pulsed radiofrequency with multineedles

(RFPM®) in the treatment of atrophic stretch marks. Surg Cosmet Dermatol. 2016; 8(3): 242–5.

[17] Lima EA, Lima MA, Araújo CEC, Nakasawa YMM, Leal NC. Investigation on the use of 3% and 5% retinoic acid in peeling solution as a drug delivery agent after percutaneous induction of collagen with needles (IPCA®): safety profile and application protocol. Surg Cosmet Dermatol. 2018; 10(1): 21–6.

[18] Lima EAV. Pulsed radiofrequency with multineedles: a therapeutic proposal for wrinkles, sagging, and periorbital pigmentation. Surg Cosmet Dermatol. 2015; 7(3): 223–6.

[19] Lima EVA. Association of microneedling with phenol peeling: a new therapeutic approach for sagging, wrinkles and acne scars on the face. Surg Cosmet Dermatol. 2015; 7(4): 328–31.

[20] Lima EVA. Pulsed radiofrequency with multineedles for earlobe aging treatment. Surg Cosmet Dermatol. 2016; 8(4): 307–10.

[21] Lima EVA. Indução percutanea de colágeno com agulhas (IPCA®) associada a radiofrequência pulsada com multiagulhas (RFPM®) na condução de cicatrizes de acne deprimidas: protocolo de tratamento. Surg Cosmet Dermatol. 2017; 9(3): 234–6.

[22] Hantash BM, Bedi VP, Kapadia B, et al. Percutaneous collagen induction therapy (PCI)-an alternative treatment for scars. Wrinkes skin laxity. Plast Reconstr Surg. 2008; 121(4): 1421–9.

[23] Orentreich DS, Orentreich N. Subcutaneous incisionless (subcision) surgery for the correction of depressed scars and wrinkles. Dermatol Surg. 1995; 21: 6543–9.

[24] Ozog DM, Liu A, Chaffins ML, et al. Evaluation of clinical results, histological architecture, and collagen expression following treatment of mature burn scars with a fractional carbon dioxide laser. JAMA Dermatol. 2013; 149: 50–7.

[25] Qu L, Liu A, Zhou L, et al. Clinical and molecular effects on mature burn scars after treatment with a fractional CO_2 laser. Lasers Surg Med. 2012; 44: 517–24.

[26] Tanner H, Chan KF, Zachary CB. In vivo histological evaluation of a novel ablative fractional resurfacing device. Lasers Surg Med. 2007; 39: 96–107.

[27] Taudorf E, Danielsen P, Paulsen I. Non-ablative fractional laser provides long-term improvement of mature burn scars – a randomized controlled trial with histological assessment. Lasers Surg Med. 2015; 47: 141–7.

第十五章

微针疗法在隆起性和
增生性瘢痕中的应用

一、微针疗法在隆起性瘢痕中的应用基础

皮肤损伤总会不可避免地导致瘢痕形成。皮肤损伤的修复过程包括炎症反应、肉芽组织形成以及真皮基质的重塑，继而导致不同程度的组织纤维化，最终形成隆起性瘢痕或瘢痕疙瘩。瘢痕疙瘩的形成起自真皮网状层，并膨出于皮肤表面，且不会自行改善。其外观可呈红紫混合、肤色或者色素过度沉着，与隆起性瘢痕的区别在于其纤维化组织通常可超越原有的损伤范围。一般认为瘢痕疙瘩不会自行发生，无明显诱因的瘢痕疙瘩通常可能来源于患者未察觉到的微损伤。其好发于上背部、中胸部、三角肌区域、耳垂以及面部。虽然掌部和跖部易遭受损伤，但是正如眼睑及生殖器等部位一样，它们极少形成瘢痕疙瘩。常见的伴发症状包括疼痛与瘙痒，原因分别是组织纤维化对于游离神经末梢的压迫以及皮脂腺减少所导致的皮肤干燥。镜下可见，增厚的真皮层被覆于薄而扁平的表皮层之下，并伴随变性胶原纤维的增加以及弹力纤维的减少。由于其病情常常反复，针对瘢痕疙瘩的治疗非常困难。此外，由于其典型的多形性皮损特征，瘢痕疙瘩治疗方案的制定通常需要有专业医生的临床经验以及对其形态结构的准确理解（图 15-1）。

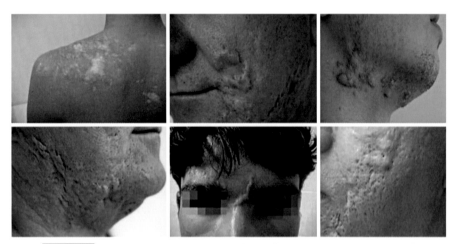

图15-1 不同部位隆起性瘢痕形态的多样性（来源于作者本人的治疗案例）

除了外用药物（如 5- 氟尿嘧啶、干扰素、维 A 酸类、5% 咪喹莫特、他克莫司、维拉帕米）之外，瘢痕疙瘩的治疗方案还包括其他多种治疗手段，例如皮损内单独或联合注射博来霉素与皮质类固醇激素、冷冻治疗、外用硅酮凝胶、激光以及强脉冲光治疗。对于某些病例，肉毒毒素也可表现出明显的疗效。皮质类固醇激素治疗存在发生不良反应的风险，例如继发性感染、肌萎缩、毛细血管扩张以及色素减退等。如果操作者经验不足，冷冻治疗可能导致组织萎缩和色素减退，而博来霉素可能诱发色素沉着。传统手术或者切除手术旨在减少瘢痕疙瘩恶化或复发的风险。因此，对于瘢痕疙瘩和增生性瘢痕依然缺乏理想的治疗方法。图 15-2 和图 15-3 所示为接受切除手术与曲安奈德封闭联合治疗的患者，图 15-4 和图 15-5 所示为接受切除术与皮质类固醇激素封闭联合治疗的瘢痕疙瘩患者。由于剥脱性治疗会导致表皮层剥离并且加重炎症反应，从而使得组织更加容易出现并发症，例如新生瘢痕、炎症后色素沉着、肤色不均以及持续性红斑，最终使得皮肤敏感性增加。

微针疗法旨在破坏纤维化组织和异常胶原，在形成出血带的同时伴随新生胶原合成，不会造成如剥脱性治疗所致的去表皮化状态。表皮层和真皮层仅被穿刺，但不被剥离。因此，微针对于皮肤的穿刺可在其表面造成微通道，有助于新生胶原合成、新生血管形成以及弹力蛋白的合成。由于所遭遇的阻力较大，对隆起性瘢痕制

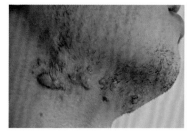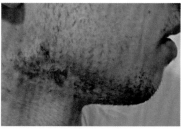

图15-2 颈部瘢痕疙瘩患者接受皮损内皮质类固醇激素封闭治疗前后对比

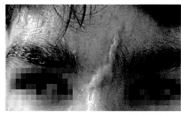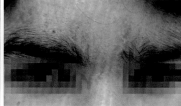

图15-3 眉间瘢痕疙瘩患者接受皮损内皮质类固醇激素封闭治疗前后对比

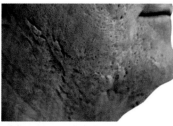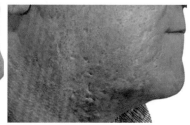

图15-4 颊部瘢痕疙瘩患者接受切除手术与皮损内皮质类固醇激素封闭联合治疗前后对比

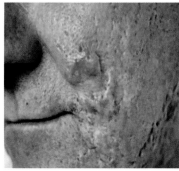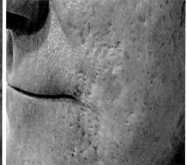

图15-5 下颌部瘢痕疙瘩患者接受切除手术与皮损内皮质类固醇激素封闭联合治疗前后对比

造微通道的难度要比萎缩性瘢痕更大。通常，真皮隧穿疗法与微针疗法的联合应用可优化隆起性瘢痕的治疗效果。真皮隧穿疗法有助于破坏纤维化组织，从而降低组织的僵硬程度。切记需谨慎应用该联合治疗手段，并且操作者必须通过对治疗案例的精准评估，以确保预期疗效。对于联合治疗的案例，建议将二者安排于同一次手术过程中，并在真皮隧穿疗法实施后即刻进行微针疗法。

二、操作流程

1. 瘢痕特征　相比于瘢痕体积较大者，小型瘢痕疙瘩的表面通常对于微针所产生的阻力较小。结构较坚硬者往往会产生更强的阻力，因此通常需要预先进行至少 30 天的皮质类固醇激素治疗（封闭或局部外用），并且采取封包措施。对于该结构类型，微针穿刺的深度与组织硬度成反比。相比于肢体与胸部，微针疗法对于面部瘢痕的治疗效果更好。

2. 深度损伤　由于所需治疗的瘢痕硬度较大，较短的针头往往无法对其产生治疗效果，通常需要在浸润麻醉下使用针长 2.5 mm 的微针进行治疗。此外，必须注意要遵守上文所述的所有安全性原则。

3. 治疗区皮肤消毒和麻醉　对于面积较小的治疗区，可使用卡普尔注射器及齿龈针；而对于大范围治疗区，可以使用 2% 利多卡因稀溶液。由于瘢痕质地较坚硬，浸润麻醉通常会造成不适感。因此，对于合适的区域，应优先选用阻滞麻醉。此外，在麻醉过程中，以留置管替代针头亦可增加舒适感。

4. 手术过程　若为增生性瘢痕，则建议在微针治疗之前预先进行皮损内皮质类固醇激素封闭治疗，随后对于新生血管化皮损采用常规参数进行强脉冲光治疗。在完成上述两种治疗后，在同一手术过程中进行微针治疗，微通道制造模式与其他类型瘢痕一致。与非病理性瘢痕所需的时间相比，增生性瘢痕通常需要更长时间才能形成均匀的瘀斑。根据作者的临床经验，建议配合使用真皮隧穿治疗后即刻进行微针治疗以及切除手术，或者也可不进行切除手术。术中可见大量出血，但可自行止血。在治疗结束 10 min 后，即可见出血明显减少，随后可见浆液性渗出，在最初 6 h 内可逐渐消退。在手术期间，建议使用常规剂量的曲安奈德。

与非病理性瘢痕相比，增生性瘢痕的术后恢复期通常较长。如果存在过度的针刺损伤，则可能形成溃疡。图 15-6 所示为患者接受治疗后即刻的效果。须注意建议的治疗终点为瘀斑。该治疗旨在将瘢痕化胶原纤维转化为更接近生理状态，从而破坏隆起性瘢痕中僵硬的纤维束。由于目前为止仅存在通过萎缩与热损伤方式来破坏过度生长组织的治疗手段，因此需要强调，上述治疗对于隆起性瘢痕是一种创新的治疗方法。而借助微针疗法，治疗目标则为对于该组织的正常化重塑。

5. 疗效展现与术后护理　治疗结束至少 24 h 后才能移除敷料。如前文所述，建议患者回家后可在淋浴过程中湿润敷料并自行将其移除，此时可消毒治疗区，并且使用具有再生功效的软膏，直到表皮再生完成，该过程平均需要 7～10 天。此后，如果治疗区出现色素沉着，则需要连续使用硅酮凝胶制剂 30～45 天，同时配合使用防晒霜和美白剂。此外应避免光照。为了避免复发，可局部外用皮质类固醇激素治疗，但建议在微针治疗结束后至少 30 天再使用。图 15-7～15-12 所示为不同患者接受微针治疗的效果。

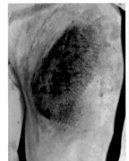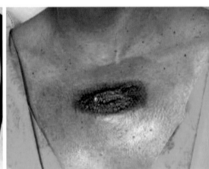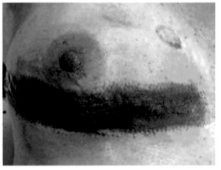

图 15-6　瘢痕患者接受微针治疗后即刻效果

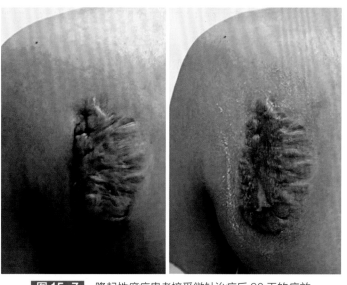
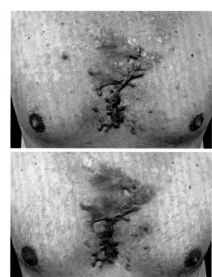

图 15-7　隆起性瘢痕患者接受微针治疗后 90 天的疗效

图 15-8　胸部瘢痕疙瘩患者接受两次微针治疗后 120 天的疗效

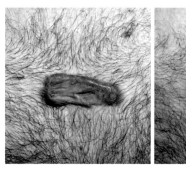
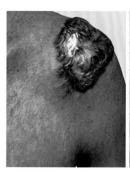

图 15-9　胸部隆起性瘢痕患者接受微针治疗前后的外观改善对比

图 15-10　肩部隆起性瘢痕患者接受微针治疗前后的外观改善对比

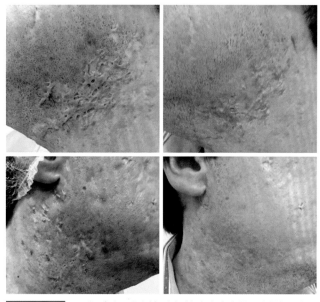
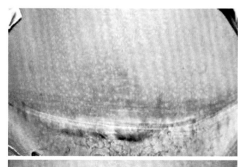
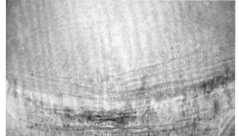

图 15-11　颈部（右 / 左侧）隆起性瘢痕患者接受微针治疗前后的外观改善对比

图 15-12　腹部隆起性瘢痕患者接受单次微针治疗后 120 天的疗效

6. 并发症　如前文所述，微针治疗后通常不会出现并发症。除了常见的预期反应（如水肿、血肿、一过性炎症后色素沉着以及红斑），由于组织质地的脆性，隆起性瘢痕中往往较容易形成溃疡。由于存在复发风险，因此在治疗后至少 6 个月内，必须每月对患者病情进行定期检测。对于大部分治疗案例，在治疗后第 30 天开始坚持睡前局部给予外用皮质类固醇激素，并在日间外用硅酮凝胶制剂，通常即可维持治疗效果。随访过程中，可考虑配合进行联合治疗，如靶向血红蛋白的强脉冲光或激光治疗，以实现改善和维持治疗效果的目的。

7. 术后镇痛与疱疹预防　可参考相应章节中给出的相同建议。

三、小结

由于其存在复发风险，对于隆起性瘢痕的治疗通常非常困难。有时传统治疗效果可能不明显，从而使得具备改善疗效的新型疗法更易于被接受。只要有针对性处理并严格实施治疗操作，微针疗法不失为一种安全的治疗手段。如本章所示，微针疗法与其他治疗手段的联合应用可以优化治疗效果。这其中，符合资质的操作者、安全合理的治疗方案及其对于患者的适用性缺一不可。

参考文献

[1] Aust MC. Percutaneous collagen induction therapy: an alternative treatment for scars, wrinkles, and skin laxity. Plast Reconstr Surg. 2008; 121(4): 1421–9.

[2] Bal SM, Caussian J, Pavel S, et al. In vivo assessment of safety of microneedle arrays in human skin. Eur J Pharm Sci. 2008; 35(3): 193–202.

[3] Brody HJ. Trichloracetic acid application in chemical peeling, operative techniques. Plast Reconstr Surg. 1995; 2(2): 127–8.

[4] Camacho-Martínez FM, Serrano FC. Results of a combination of bleomycin and triamcinolone acetonide in the treatment of keloids and hypertrophic scars. An Bras Dermatol. 2013; 88(3): 392–9.

[5] Camirand A, Doucet J. Needle dermabrasion. Aesthet Plast Surg. 1997; 21(1): 48–51.

[6] Cohen KI, Diegelmann RF, Lindbland WJ. Wound healing: biochemical and clinical aspects. Philadelphia: WB Saunders Co; 1992.

[7] Fabroccini G, Fardella N. Acne scar treatment using skin needling. Clin Exp Dermatol. 2009; 34(8): 874–9.

[8] Fernandes D. Minimally invasive percutaneous collagen induction. Oral Maxillofac Surg Clin North Am. 2006; 17(1): 51–63.

[9] Fernandes D, Massimo S. Combating photoaging with percutaneous collagen induction. Clin Dermatol. 2008; 26(2): 192–9.

[10] Heppt MV, Breuninger H, Reinholz M, et al. Current strategies in the treatment of scars and keloids. Facial Plast Surg. 2015; 31: 386–95.

[11] Lima EVA, Lima MMDA, Paixão MP, et al. Assessment of the effects of skin microneedling as adjuvant therapy for facial melasma: a pilot study. BMC Dermatol. 2017; 17: 14.

[12] Lima EA. Microneedling in facial recalcitrant melasma: report of a series of 22 cases. An Bras Dermatol. 2015; 90(6): 919–21.

[13] Lima EVA, et al. Induction of pigmentation through microneedling in stable localized vitiligo patients. Dermatol Surg. 2020; 46(13): 434–5.

[14] Lima EA. Microagulhamento em melasma facial recalcitrante: uma série de 22 casos. An Bras Dermatol. 2015; 90(6): 917–9.

[15] Lima EA, Lima M, Takano D. Microneedling experimental study and classification of the resulting injury. Surg Cosmet Dermatol. 2013; 5: 110–4.

[16] Lima EVA. Dermal tunneling: a proposed treatment

for depressed scars. An Bras Dermatol. 2016; 91(5): 697–9.

[17] Lima EVA. Indução percutanea de colágeno com agulhas em cicatrizes após acidentes automobilísticos: correção cosmética e funcional. Surg Cosmet Dermatol. 2017; 9(2): 127–9.

[18] Lima EVA. Dermal tunneling (TD®): a therapeutic option for static glabellar wrinkles. Surg Cosmet Dermatol. 2016; 8(1): 42–5.

[19] Lima EVA. Pulsed radiofrequency with multineedles (RFPM®) in the treatment of atrophic stretch marks. Surg Cosmet Dermatol. 2016; 8(3): 242–5.

[20] Lima EA, Lima MA, Araújo CEC, Nakasawa YMM, Leal NC. Investigation on the use of 3% and 5% retinoic acid in peeling solution as a drug delivery agent after percutaneous induction of collagen with needles (IPCA®): safety profile and application protocol. Surg Cosmet Dermatol. 2018; 10(1): 21–6.

[21] Lima EAV. Pulsed radiofrequency with multineedles: a therapeutic proposal for wrinkles, sagging, and periorbital pigmentation. Surg Cosmet Dermatol. 2015; 7(3): 223–6.

[22] Lima EVA. Association of microneedling with phenol peeling: a new therapeutic approach for sagging, wrinkles and acne scars on the face. Surg Cosmet Dermatol. 2015; 7(4): 328–31.

[23] Lima EVA. Pulsed radiofrequency with multineedles for earlobe aging treatment. Surg Cosmet Dermatol. 2016; 8(4): 307–10.

[24] Lima EVA. Indução percutanea de colágeno com agulhas (IPCA®) associada a radiofrequência pulsada com multiagulhas (RFPM®) na condução de cicatrizes de acne deprimidas: protocolo de tratamento. Surg Cosmet Dermatol. 2017; 9(3): 234–6.

[25] Orentreich DS, Orentreich N. Subcutaneous incisionless (subcision) surgery for the correction of depressed scars and wrinkles. Dermatol Surg. 1995; 21: 6543–9.

[26] Rabello FB, Souza CD, Júnior JAF. Update on hypertrophic scar treatment. Clinics. 2014; 69(8): 565–73.

[27] Verhiel S, Grzymala AP, Hulst RV. Mechanism of action, efficacy, and adverse events of calcium antagonists in hypertrophic scars and keloids: a systematic review. Dermatol Surg. 2015; 41: 1343–50.

第十六章

微针疗法在膨胀纹中的应用

一、微针疗法在膨胀纹中的应用基础

尽管膨胀纹的病因尚未被完全阐明，但目前普遍认为是由皮肤的机械牵张及遗传因素共同导致。对于男性而言，其好发部位是腰骶部及腰部，而女性则为腹部、臀部及乳房。其发病高危因素包括妊娠、体重增加、肌肉肥大、青春期生长、不合理使用皮质类固醇（包括口服及外用），以及某些原发性疾病如库欣综合征等。图 16-1 所示为长期口服皮质类固醇所导致的膨胀纹，可见其皮损深度。

根据相关文献报道，女性妊娠晚期出现膨胀纹的概率高达 90%。除雌激素及孕酮水平升高外，孕妇的年龄及其皮肤类型、胎儿的体重都被认为是明确的影响因素。图 16-2 所示为一名年轻女性双胎妊娠后，腹部可见膨胀纹。膨胀纹的治疗非常困难，特别是当其进展为陈旧性皮损后，通常更加难以获得满意的治疗效果。由于皮肤牵张及其真皮层内胶原纤维与弹力纤维的断裂，晚期膨胀纹通常呈瘢痕样外观，患处皮肤在质地、平整度及肤色方面均出现明显异常。

相比于白色膨胀纹皮损，已有多种治疗手段用于红色膨胀纹皮损可获得明显的改善。例如，自行居家外用高浓度维 A 酸乳膏可改善皮损外观；然而，考虑到气候条件以及患者持续的日常活动，该疗法可能无

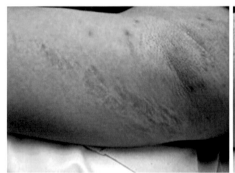 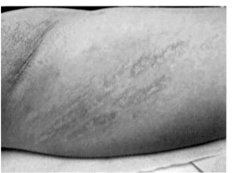 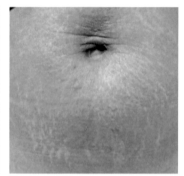

图 16-1 患者长期口服皮质类固醇治疗斑秃后导致上肢出现膨胀纹　　**图 16-2** 患者双胎妊娠后腹部出现的萎缩性膨胀纹

法建立良好的耐受性。此外，化学剥脱术、微晶磨削术、点阵激光以及强脉冲光等治疗手段的单独或联合应用也是针对上述皮损的皮肤科治疗方法。然而，目前尚不存在特效疗法，其疗效也反映了治疗的难度。

根据 Lee 等人的研究，对 27 名陈旧性膨胀纹患者进行 3 次 CO_2 点阵激光治疗后，呈现出外观明显改善的治疗效果。Park 等人也报道了基于 16 名患者的治疗研究结果，局部麻醉条件下对每名患者使用针长 1.5 mm 的滚轮微针进行 3 次治疗，每次治疗间隔 1 个月，治疗操作流程同前，即仅对患处皮肤造成局部损伤，而无需使其达到如同剥脱性治疗所致的去表皮化状态。治疗终点定义为每平方厘米皮肤制造出 600～750 个微通道。结果显示，在治疗结束 3 个月后可见皮损的显著改善。亦有其他研究显示，治疗结束6 个月后，可见皮损出现进一步的改善。

作为利用微针诱导胶原合成的治疗手段，微针疗法有助于刺激胶原蛋白的合成，而不至于造成如剥脱性治疗所致的去表皮化状态。表皮层与真皮层仅被穿刺，而不是被剥离。因此，使用微针对皮肤进行穿刺可在膨胀纹上制造出微通道，从而实现对其表面的重塑以及对异常胶原的破坏，并且有利于新生胶原合成与新生血管形成。微针疗法对于红色膨胀纹与白色膨胀纹均有效，但前者一般通过较少的治疗次数即可获得令人满意的治疗效果，而后者往往需要更长时间才能获得相同的疗效。此外，其对于皮损特征的改变也有效：起初为萎缩性膨胀纹的皮损在经过治疗之后可出现瘀斑，表明其有所改善，并且在接受连续治疗后，其外观将更加接近于正常皮肤状态（图 16-3）。

作者基于全球既往的科研文献报道，再加上本人超过 17 年的瘢痕治疗经验，自行研发了对于新生及陈旧性（后者通常呈明显的组织萎缩）膨胀纹均适用的微针治疗方案。

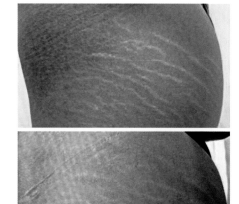

图 16-3 臀部萎缩性膨胀纹的患者接受针长 2.5 mm 的微针疗法后获得改善的情况

二、微针疗法对于膨胀纹的适用性

（一）膨胀纹特征

如上文所述，微针疗法通常更易对膨胀纹起效。当存在因黑色素沉积所致的色素性病变时，术前皮肤准备工作必不可少，以避免几乎大概率会发生的炎症后色素沉着，即妊娠后膨胀纹中常见的反黑现象。美白剂、祛斑剂以及维 A 酸可持续使用至治疗前一天，并且在治疗后表皮再生完成后即可恢复使用。如果存在明显的组织缺失，同时伴随白色膨胀纹形成以及组织松弛，则可能发生术中皮损断裂的风险。皮损的脆性使其对于微针损伤耐受性差，而且术中出血也可能导致更为严重的后果。此时，表皮层与真皮层均已完全变性，并且已经被黑色素缺失的萎缩性瘢痕组织所替代，因此需要更多的治疗以促进新组织生成，从而修复皮肤的完整性。

（二）针长

选择实施中度至深度损伤的治疗均可获得治疗效果。首先，建议使用针长 1.5 mm 的微针并采取局部麻醉，分多次完成治疗。其次，如果使用针长 2.5 mm 的微针并采取浸润麻醉，则在少量治疗后即可获得显著的疗效。通常，对于陈旧性膨胀纹进行深度损伤的治疗可获得良好的疗效。当膨胀纹位于皮下脂肪较厚且皮肤较松弛的区域时，微针对其的穿刺会遇到更大的阻力。此处的脂肪垫会对微针穿刺造成缓冲作用，而松弛的皮肤组织亦会使得滚轮难以在其表面滚动，也难以始终保持其与治疗区皮肤表面的接触。与较厚的皮肤相比，较薄的皮肤通常对于短针更不耐受。为了抵消并克服上述阻力，术者通常在使用器械时会施力过度。因此，建议对滚针施加的力矢量始终保持与其作用水平面相切，并且避免垂直于该平面施力（图16-4）。

（三）深度损伤

如果治疗目标为通过单次治疗获得最佳疗效，则建议实施深度损伤。相比于局部麻醉下使用针长 1.5 mm 的微针治疗，浸润麻醉下使用针长 2.5 mm 的微针进行治疗通常能够获得更为显著的外观改善效果；但是，在进行治疗时应严格遵循以下操作原则。

（四）操作流程

1. 患者皮肤准备　微针治疗的适用性与患者的膨胀纹所处部位及其皮肤光老化类型均无关。相比于面部，躯体部位的皮肤通常更易发生色素沉着，并且更难获得美白效果，因此建议至少在治疗前 1 个月开始使用维 A 酸和美白剂进行皮肤准备工作。

2. 器械准备　对于新生的膨胀纹，可使用短针进行中度损伤，平均需要 4 次治疗。但是，由于所需治疗的多为萎缩性瘢痕（即陈旧性膨胀纹），因此最好使用针长 2.5 mm 的滚轮微针。如果治疗区面积较小，可选择在常规诊室环境下实施治疗。而当治疗区面积较大时，所需麻醉药用量也较多，此时若在常规诊室进行治疗，则可能降低治疗安全性。因此，切记不可忽视上述安全准则（图16-5）。

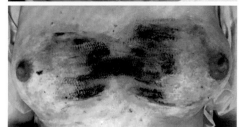

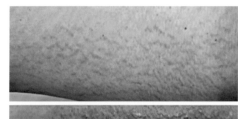

图 16-4　患者腹部与乳房的萎缩性膨胀纹在接受微针治疗后的即刻效果

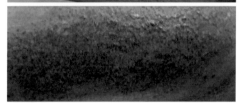

图 16-5　患者臂部新生膨胀纹接受微针治疗前及术后即刻

3. 治疗区麻醉　注意不可使用过度稀释的麻醉药液，否则可能在治疗中使患者产生强烈的不适感。必须确保有效麻醉。建议使用 2% 利多卡因纯溶液或其与 0.9% 生理盐水 1∶2 的混合液进行麻醉。由于皮损多呈线状，因此，最好借助齿龈针以及卡普尔注射器来实施麻醉，以提高患者的耐受性。此外，需注意麻醉剂的剂量限值，并结合患者体重以决定其实际用量。建议始终对皮损区逐一进行治疗，一次治疗仅针对一个区域，如单侧臀部、单侧股部、半侧背部，并且在单次治疗结束 15 天后继续进行对侧的治疗，从而确保对于同一部位治疗间隔期至少为 1 个月。

4. 手术过程　明确待治疗区域后，随即按顺序实施治疗操作，以免麻醉后影响治疗区边界的判定。2% 氯己定进行消毒，随后开始滚动微针，此时应限制术野，仅需暴露皮损区。术中可见大量出血，但可自行止血。在治疗结束 10 min 后，即可见出血明显减少，随后可见浆液性渗出，在最初 6 h 内可逐渐消退。建议的治疗终点为出现均匀瘀斑（图 16-5），与瘢痕治疗一致。图 16-6 所示为一例难治性案例，患者长期使用全身性皮质类固醇后出现大面积腹部膨胀纹，接受单次微针治疗后改善效果如图所示。图 16-7 和图 16-8 分别展示患者背部与腿部接受单次微针治疗后 90 天的改善效果。图 16-9a, b 所示为一名男性患者腹部接受两次微针治疗后 120 天的改善效果。

5. 术后即刻护理　治疗区往往无法耐受传统敷料，因此建议使用大量无菌纱布（用于吸收渗出液）以及 Micropore® 外科胶带作为敷料，无需额外使用任何保湿剂。由于敷料通常较易与皮肤分离，因此建议使用束腰、弹力短裤或棉布以使其保持紧贴于皮肤表面。这一措施不会影响治疗效果，而且还会给患者带来更多的舒适感。

6. 术后病情进展及长期护理　为方便患者，患者可在治疗结束 24 h 后居家自行拆除绷带。随后建议使

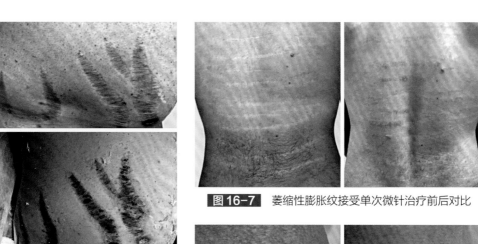

图 16-7 萎缩性膨胀纹接受单次微针治疗前后对比

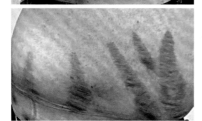

图 16-6 长期使用全身性皮质类固醇后所致大面积腹部膨胀纹接受单次微针治疗后的改善效果；对于该难治性病例，已可见初步改善

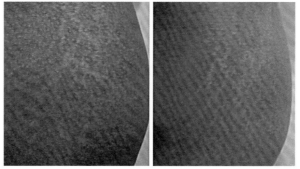

图 16-8 患者腹部接受两次微针治疗后 120 天的改善效果

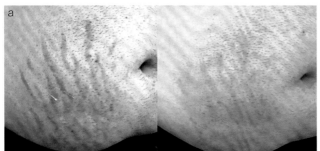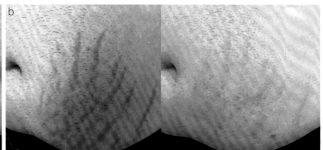

图 16-9 （a，b）患者腹部接受两次微针治疗后 120 天的改善效果

用具有再生功效的软膏，直到表皮再生完成。此外，还可在治疗区持续使用棉质网布或束腰 5 ~ 7 天。从术后第 7 天开始，即可使用美白剂和广谱防晒霜。但是，应始终保持避光。此后即无需使用绷带。如果在渗出期间仍有少量渗出液，则无需将其去除，并持续及时更换敷料。

三、小结

从治疗角度而言，膨胀纹（尤其是萎缩性膨胀纹）是一种极具挑战性的皮损，目前仍缺乏特效疗法，而且现阶段治疗手段的治疗效果往往个体差异较大。我们认为微针疗法是一种安全的治疗手段，其对于新生及陈旧性膨胀纹均可在外观上获得令人满意的改善效果。

参考文献

[1] Aust MC. Percutaneous collagen induction therapy: an alternative treatment for scars, wrinkles, and skin laxity. Plast Reconstr Surg. 2008; 121(4): 1421–9.

[2] Bal SM, Caussian J, Pavel S, et al. In vivo assessment of safety of microneedle arrays in human skin. Eur J Pharm Sci. 2008; 35(3): 193–202.

[3] Brody HJ. Trichloracetic acid application in chemical peeling, operative techniques. Plast Reconstr Surg. 1995; 2(2): 127–8.

[4] Camirand A, Doucet J. Needle dermabrasion. Aesthet Plast Surg. 1997; 21(1): 48–51.

[5] Cohen KI, Diegelmann RF, Lindbland WJ. Wound healing: biochemical and clinical aspects. Philadelphia: WB Saunders Co; 1992.

[6] Elsaie M, Baumann L, Elsaaiee L. Striae distensae (stretch marks) and different modalities of therapy: an update. Dermatol Surg. 2009; 35: 563–73.

[7] Fabroccini G, Fardella N. Acne scar treatment using skin needling. Clin Exp Dermatol. 2009; 34(8): 874–9.

[8] Fernandes D. Minimally invasive percutaneous collagen induction. Oral Maxillofac Surg Clin North Am. 2006; 17(1): 51–63.

[9] Fernandes D, Massimo S. Combating photoaging with percutaneous collagen induction. Clin Dermatol. 2008; 26(2): 192–9.

[10] Lee S, Kim JH, Lee SJ, et al. Treatment of striae distensae using an ablative 10,600-nm carbon dioxide fractional laser: a retrospective review of 27 participants. Dermatol Surg. 2010; 36(11): 1683–90.

[11] Lima EVA, Lima MMDA, Paixão MP, et al. Assessment of the effects of skin microneedling as adjuvant therapy for facial melasma: a pilot study. BMC Dermatol. 2017; 17: 14.

[12] Lima EA. Microneedling in facial recalcitrant melasma: report of a series of 22 cases. An Bras Dermatol. 2015; 90(6): 919–21.

[13] Lima EVA, et al. Induction of pigmentation through microneedling in stable localized vitiligo patients. Dermatol Surg. 2020; 46(13): 434–5.

[14] Lima EA. Microagulhamento em melasma facial recalcitrante: uma série de 22 casos. An Bras Dermatol. 2015; 90(6): 917–9.

[15] Lima EA, Lima M, Takano D. Microneedling experimental study and classification of the resulting injury. Surg Cosmet Dermatol. 2013; 5: 110–4.

[16] Lima EVA. Dermal tunneling: a proposed treatment for depressed scars. An Bras Dermatol. 2016; 91(5): 697–9.

[17] Lima EVA. Indução percutanea de colágeno com agulhas em cicatrizes após acidentes automobilísticos: correção cosmética e funcional. Surg Cosmet Dermatol. 2017; 9(2): 127–9.

[18] Lima EVA. Dermal tunneling (TD®): a therapeutic option for static glabellar wrinkles. Surg Cosmet Dermatol. 2016; 8(1): 42–5.

[19] Lima EVA. Pulsed radiofrequency with multineedles

(RFPM®) in the treatment of atrophic stretch marks. Surg Cosmet Dermatol. 2016; 8(3): 242–5.

[20] Lima EA, Lima MA, Araújo CEC, Nakasawa YMM, Leal NC. Investigation on the use of 3% and 5% retinoic acid in peeling solution as a drug delivery agent after percutaneous induction of collagen with needles (IPCA®): safety profile and application protocol. Surg Cosmet Dermatol. 2018; 10(1): 21–6.

[21] Lima EAV. Pulsed radiofrequency with multineedles: a therapeutic proposal for wrinkles, sagging, and periorbital pigmentation. Surg Cosmet Dermatol. 2015; 7(3): 223–6.

[22] Lima EVA. Association of microneedling with phenol peeling: a new therapeutic approach for sagging, wrinkles and acne scars on the face. Surg Cosmet Dermatol. 2015; 7(4): 328–31.

[23] Lima EVA. Pulsed radiofrequency with multineedles for earlobe aging treatment. Surg Cosmet Dermatol. 2016; 8(4): 307–10.

[24] Lima EVA. Indução percutanea de colágeno com agulhas (IPCA®) associada a radiofrequência pulsada com multiagulhas (RFPM®) na condução de cicatrizes de acne deprimidas: protocolo de tratamento. Surg Cosmet Dermatol. 2017; 9(3): 234–6.

[25] Orentreich DS, Orentreich N. Subcutaneous incisionless (subcision) surgery for the correction of depressed scars and wrinkles. Dermatol Surg. 1995; 21(6): 6543–9.

[26] Osman H, Rubeitz N, Tamin H, et al. Risk factors for development of striae gravidarum. Am J Obstet Gynecol. 2007; 196: 62-e1–5.

[27] Park K, Kim H, Kim S, et al. Treatment of striae distensae using needling therapy: a pilot study. Dermatol Surg. 2012; 38: 1823–8.

[28] Rangel O, Arias I, García E, et al. Topical tretinoin 0,1% for pregnancy-related abdominal striae: an open-label, multicenter, prospective study. Adv Ther. 2001; 8(4): 182–6.

[29] Al-Himdani S, Ud-Din S, Gilmore S, Bayat A. Striae distensae: a comprehensive review and evidence-based evaluation of prophylaxis and treatment. Br J Dermatol. 2014; 170: 527–47.

第十七章

微针疗法在皮肤松弛症与橘皮组织治疗中的应用

一、微针疗法在女性型脂肪代谢障碍（橘皮组织）治疗中的应用

橘皮组织是一种发生于皮下脂肪组织的代谢障碍，可引起体表轮廓的变化。其表现为皮肤纹理发生改变，主要见于骨盆、股部以及腹部，是脂肪组织从真皮与皮下组织交界处突出以及结缔组织纤维化所致，从而呈现出"橘皮样"外观（图17-1）。

橘皮组织的发生非常普遍，85%～98%的青春期后女性受到不同程度的影响。除了遗传因素，其易感因素还包括以下方面。①人种因素：相比于亚洲女性，白种女性通常更容易出现橘皮组织；②高碳水化合物饮食：引起高胰岛素血症以及脂肪合成；③久坐与长期站立：可导致静脉淤血及微循环障碍；④妊娠：由于催乳素和胰岛素等激素的增加，可导致水潴留及脂肪合成；⑤体重增加：促进产生橘皮组织，尤其是臀部和腹部等部位；⑥衰老：加重皮肤变薄及松弛的程度，从而亦促进形成女性型脂肪代谢障碍的特征性橘皮样外观（图17-2）。男性通常极少出现橘皮组织；然而，男性患者即便发生，通常由于其皮肤较厚，因此症状表现并

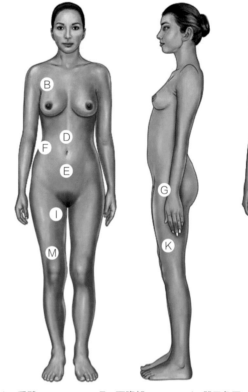

A. 后臂	E. 下腹部	I. 股三角区	M. 膝关节上方
B. 上胸部	F. 腹外侧区	J. 臀部	
C. 肩胛外侧区	G. 股骨粗隆	K. 股外侧区	
D. 上腹部	H. 骶骨区	L. 股后区	

 图17-1 常见的橘皮组织好发部位

不常见。橘皮组织的发病过程起源于黏多糖沉积所致的真皮层毛细血管壁改变，进而造成微循环、组织间隙、脂肪细胞及小叶间隔的损伤，导致组织缺氧、水肿以及脂肪细胞堆积，并逐步形成小结节、大结节以及纤维硬化（图 17-3）。

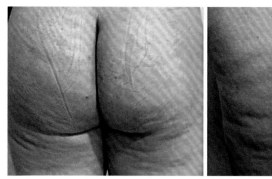

图 17-2 臀部与股部的橘皮组织

视其严重程度，患者可伴随出现疼痛感（主要由触诊诱发）、沉重感、足部冰冷、肌肉痉挛、水肿以及瘀斑。图 17-4 所示为女性型脂肪代谢障碍形成的病理生理过程。根据其不同发展阶段的临床表现，橘皮组织可分为四级：Ⅰ级、Ⅱ级、Ⅲ级和Ⅳ级（表 17-1）。

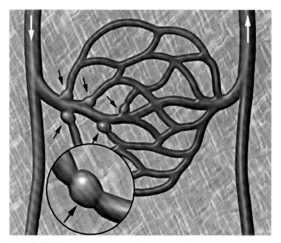

图 17-3 橘皮组织发病机制：黏多糖沉积导致真皮层毛细血管壁改变，进而造成微循环、组织间隙、脂肪细胞及小叶间隔损伤

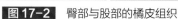
真皮层与表皮层肿胀 ——→ 脂肪细胞在小叶间隔之间堆积膨出

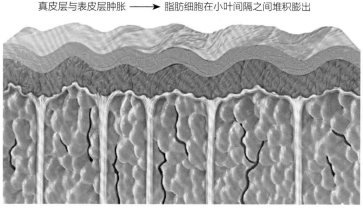

脂肪组织水肿 ——→ 微循环受损

图 17-4 橘皮组织发病机制：继发于血管损伤的组织缺氧、水肿以及脂肪细胞堆积，导致逐步形成小结节、大结节以及纤维硬化

表 17-1　根据不同阶段临床表现的女性型脂肪代谢障碍（橘皮组织）分级

分级	临床表现
Ⅰ级：潜伏期	患者无症状，视诊或触诊时均无临床改变
Ⅱ级：初期	患者在视诊下无症状，但按压皮肤或收缩肌肉时可见皮肤平整度变化
Ⅲ级：加重期	视诊时可见相应改变，出现褶皱样或"橘皮样"外观，可触及皮下结节，并与深层组织粘连
Ⅳ级：纤维 - 脂肪代谢障碍期	除Ⅲ级的特征外，还表现出明显的褶皱，伴随可见、可触并有疼痛感的结节，并与深层组织粘连

目前已有多种治疗方法以改善橘皮组织造成的皮肤波纹状外观，包括深层按摩术、吸脂术，以及外用具有增厚表皮层与真皮层功效的药物（如维A酸），而剥脱性治疗同样也可以达到治疗目的。此外，还建议使用锐针破坏纤维间隔，从而释放其对于皮肤及脂肪组织的束缚。Orentreich等人首次报道使用锐针刺激胶原合成，从而治疗凹陷性瘢痕与皱纹，该疗法被称为皮下分离术™，并得到广泛应用。其他研究者遵循相同的治疗原则，即破坏并移除受损的表皮下胶原纤维，并被新生的胶原纤维和弹力纤维所替代，最终获得的疗效证实了上述研究。其后，Hexsel和Mazzuco使用18 G Nokor锐针对46名皮肤平整度改变程度不同（Ⅲ～Ⅳ级）的患者进行治疗，并首次提出将皮下分离术™作为橘皮组织的治疗方法。治疗后，患者外观获得了显著的改善，并且几乎没有不良反应，证明该疗法对于上述案例具有良好的适用性及安全性。

图17-5所示为Rose Mazzuco医生利用皮下分离术™对患者进行治疗3个月后的改善效果。最近，微针治疗体系被报道用于皮肤以制造大量深及真皮层的微通道，在造成出血的同时启动炎症刺激以及激活级联反应，最终促进胶原合成并改善肤质，从而改善橘皮组织的外观。经皮胶原诱导疗法（微针疗法）最初由非洲的整形外科医生Des Fernandes提出，其对480名瘢痕、皱纹以及皮肤松弛的患者进行微针治疗后获得了显著疗效，此后该疗法在全球范围内得到广泛应用。

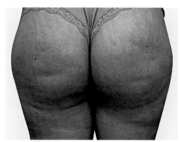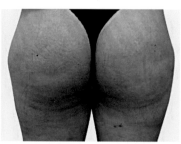

图17-5 患者接受皮下分离术™治疗后的改善效果（Rose Mazzuco医生供图）

二、微针疗法在橘皮组织治疗中的应用基础

微针疗法在刺激胶原合成的同时，能够避免剥脱性治疗所致的表皮全层剥离状态。为了诱发治疗所需的炎症级联反应，以刺激胶原合成并破坏纤维束，针头所造成的损伤必须达到1.5～3 mm深度的皮肤层次，从而保留表皮层，使其仅被穿刺而不致被剥离。产生的大量微损伤在真皮层形成出血带，随后治疗区伴发水肿并止血。上述治疗反应的严重程度与所用针长成正比。

图17-6所示为一名患者在接受针长2.5 mm微针治疗后的即刻反应，可见大量出血，但可自行止血。10～20 min后，出血明显减少，并伴随大量微通道的闭合。随后20 min内，治疗区几乎不再出血，仅遗留微穿刺孔及微血肿，并且转变为浆液性渗出。在滚动治疗过程中，针头不会完全刺入皮肤。据估计，针长3 mm微针穿刺皮肤的深度仅有1.5～2 mm，即其长度的50%～70%。因此，如果使用1 mm微针，所制造的损伤往往非常表浅，相比于较长的微针，其所引发的炎症反应也更为有限。对于橘皮组织的患者，治疗所产生的外观改善效果来源于对表皮层、真皮层以及皮下组织的损伤，因此必须使用较长的针头。

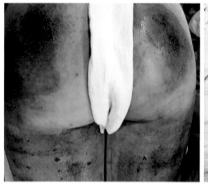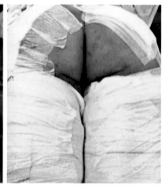

图17-6 微针治疗后即刻效果，可见因治疗而产生的微血肿，以及作者推荐的微针治疗后所用敷料

三、微针疗法对于橘皮组织的适用性

微针疗法通过使用微针可改善橘皮组织区域皮肤的质地、肤色、褶皱以及平整度。因此，必须充分考虑下述所有治疗要点。

（一）皮肤厚度

与较厚皮肤相比，较薄皮肤通常对于较短针头更不耐受。然而，针对橘皮组织患者使用较长微针时其疗效通常较明显，因此建议使用针长 2.5 mm 的微针。由于患处通常伴有皮肤凹陷，并且其深层脂肪垫往往较厚，可对微针操作形成缓冲作用，从而难以获得均匀的穿刺效果，甚至使穿刺深度减少至总针长的 50%。对于年龄较大的患者，其皮肤松弛度越大，针头穿刺时遇到的阻力就越低。而对于年轻患者及吸烟者，其皮肤对于微针穿刺的阻力通常较大。为了抵消并克服上述阻力，术者通常在使用器械时会施力过度，导致与治疗原则相悖。因此，建议对滚针施加的力矢量始终保持与其作用水平面相切，并且避免垂直该平面施力。

（二）橘皮组织分级

橘皮组织分级越高，治疗难度越大。微针疗法通常对 II 级和 III 级的效果较好，而针对 IV 级则通常需要进行联合治疗，如皮下分离术 ™ 或真皮隧穿（DT）疗法。为了获得更好的疗效，通常需要实施多次治疗刺激，治疗间隔 1~3 个月不等，取决于治疗后微血肿和红斑的消退情况（图 17-7）。

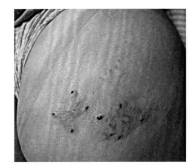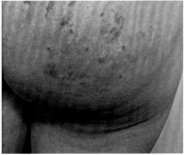

图 17-7 真皮隧穿治疗后即刻与 7 天后的瘀斑消退情况对比

（三）皮肤松弛度与针长

相比于褶皱，皮肤松弛通常较易治疗。脂肪垫较厚的部位（如臀部、髋部或股部）会对微针穿刺形成缓冲作用，从而造成更大的阻力。通常，腹部对于治疗刺激所产生的反应较好。

（四）深度损伤

如果治疗目标为通过单次治疗获得最佳疗效，则建议施行深度损伤。对于橘皮组织，在浸润麻醉下使用针长 2.5 mm 的微针进行治疗时，通常能够获得更为显著的外观改善效果；而在局部麻醉下使用针长 1.5 mm 以下的微针实施中度损伤，则通常无法获得显著疗效。

（五）操作流程

1. 患者评估　皮肤光老化类型不影响微针疗法的适用性。即使对于重度光老化的患者（治疗后较易出现炎症后色素沉着，多为一过性），该疗法也可获得满意的疗效。此时最重要的是完善皮肤的术前准备工作。治疗区皮肤中黑色素含量越少，术后反黑的风险越低。因此，建议在治疗前 30 天（即对患者实施评估时）预先使用美白及防晒产品。在术前评估过程中，应使患者保持直立位，并由专业医护人员嘱其收缩肌

肉，以明确界定目标治疗区。

2. 器械准备　最好选用针数平均为 192 根、针长为 2.5 mm 的滚轮微针。治疗应在严格符合外科手术环境要求的操作间中进行，并由训练有素且符合资质的专业人员负责实施。注意重视相关安全准则，包括无菌手套的使用、治疗区的消毒以及严格遵循无菌原则的治疗环境。

3. 治疗区皮肤消毒和麻醉　使用 2% 氯己定消毒后，考虑到所允许使用有效成分的最大剂量（参见第四章），应使用 2% 利多卡因溶液（加用 1∶2 血管收缩剂及 0.9% 生理盐水）进行麻醉。为了减轻患者在术中的灼烧感以提升舒适度，可配合使用碳酸氢盐。

4. 手术过程　滚轮微针器械，形成平行且交错的微通道条带，彼此间呈斜向交错，从而获得具有大量微通道的均匀瘀斑。过程中可见大量出血，但可以自行止血。治疗结束后 10 min，可见出血明显减少，随后出现浆液性渗出，并在最初 6 h 内逐渐消退。

5. 术后即刻护理　将大量无菌纱布（用于吸收渗出）以及 Micropore® 外科胶带外敷于治疗区皮肤，无需额外使用任何保湿剂。由于手术过程的洁净度较高，而且根据美国食品和药品管理局（FDA）的指南，此时不需要采用局部或系统性抗生素等预防性治疗措施。亦不建议采取冷敷或热敷疗法，最好保证损伤修复以及术后的炎症反应遵循其自然修复过程。此外，亦不建议局部或系统性应用皮质类固醇以抑制自限性炎症反应的预期效果。建议患者在治疗后次日即开始穿着具有压迫塑形作用的衣物或弹力衣。

（六）术后注意事项

1. 疗效展现与术后护理　患者可回家后自行移除敷料。待治疗区皮肤可与水接触后，建议在淋浴过程中使用低清洁力的皂液将其洗净，以避免刺激致敏。此后建议使用具有再生修复功效的药膏直至表皮再生完成（平均 3~5 天），同时可以开始使用美白剂以及与肤色一致的广谱防晒霜。建议尽可能避免光照。随后数日可见明显的水肿及血肿。穿着弹力衣有助于术后恢复以及疗效维持。通常，患者在治疗后次日即可复工。图 17-8 所示为臀部与股部的 IV 级橘皮组织在接受微针治疗前与治疗后 15 天的疗效对比。图 17-9~17-12 所示为患者接受单次微针治疗前后的疗效对比。

2. 联合治疗　当真皮隧穿（DT）疗法或皮下分离术™ 与微针疗法联合应用时，建议将上述疗法与微针治疗安排在同次手术过程中进行。如果皮肤科医生希望配合使用透明质酸等填充剂或聚乳酸等胶原刺激物，建议将其安排在微针治疗结束至少 30 天后

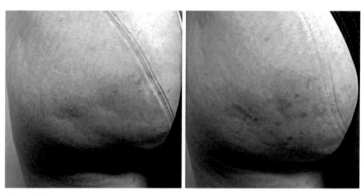

图 17-8　臀部与股部的 IV 级橘皮组织接受微针治疗前与治疗后 15 天的疗效对比

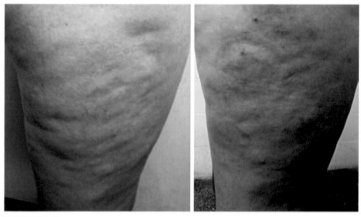

图 17-9　对股部 IV 级橘皮组织接受 2.5 mm 微针治疗前与治疗后 10 天的疗效对比，可见瘀斑消退

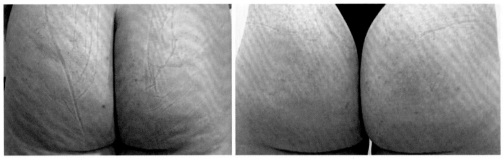

图 17-10 臀部Ⅳ级橘皮组织接受 2.5 mm 微针治疗前与治疗后 90 天的疗效对比

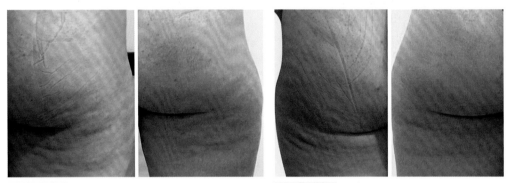

图 17-11 臀部及股部Ⅳ级橘皮组织接受 2.5 mm 微针治疗前与治疗后 90 天的疗效对比

图 17-12 臀部及股部Ⅳ级橘皮组织接受 2.5 mm 微针治疗前与治疗后 90 天的疗效对比

再进行，以确保水肿已经完全消退。

3. 并发症　通常这属于预期治疗反应，如水肿、瘀斑、一过性炎症后色素沉着及红斑。只要皮肤术前准备得当，并遵循原则采取严谨的术后护理措施，而且由训练有素且符合资质的人员实施操作，微针疗法本身对于橘皮组织的治疗是一种安全且可重复应用的治疗手段。

4. 疼痛与不适　术后恢复期通常不会出现疼痛与不适。根据作者的经验，患者通常无疼痛的主诉，但如果患者出现疼痛，仍须确认是否存在继发性感染，特别是在治疗后 48 h 内。疼痛通常由水肿和瘀斑所致。通常不需要在术后使用镇痛或抗炎治疗，但是在不存在其他加重症状因素的前提下，如果患者主诉出现不适，则建议口服安乃近泡腾片（1 g/6 h）。

5. 疱疹预防　由于微针疗法不属于剥脱性治疗，即不会造成表皮层的完全剥离以致引发病毒感染（疱疹病毒需在角质形成细胞完整性受损的情况下繁殖），因此无需常规采取此类预防措施。但是，如果由于某些原因（通常为手术应激）而导致频繁出现复发性单纯疱疹病毒感染的情况，则必须采取相应的预防性措施。

四、小结

对于轻度的橘皮组织，无论是单一应用还是与真皮隧穿（DT）疗法或皮下分离术 ™ 联合应用，微针疗法均被认为是一种安全的治疗手段，并且能够带来令人满意的外观改善效果。为此，操作者必须经过充分的治疗培训，并且能对需要治疗的患者提出安全及适宜的治疗建议。

[1] Aust MC. Percutaneous collagen induction therapy: an alternative treatment for scars, wrinkles, and skin laxity. Plast Reconstr Surg. 2008; 121(4): 1421–9.

[2] Avram MM. Cellulite: a review of its physiology and treatment. J Cosmet Laser Ther. 2005; 7: 1–5.

[3] Bal SM, Caussian J, Pavel S, et al. In vivo assessment of safety of microneedle arrays in human skin. Eur J Pharm Sci. 2008; 35(3): 193–202.

[4] Brody HJ. Trichloroacetic acid application in chemical peeling, operative techniques. Plast Reconstr Surg. 1995; 2(2): 127–8.

[5] Camirand A, Doucet J. Needle dermabrasion. Aesthet Plast Surg. 1997; 21(1): 48–51.

[6] Cohen KI, Diegelmann RF, Lindbland WJ. Wound healing: biochemical and clinical aspects. Philadelphia: WB Saunders Co; 1992.

[7] Draelos Z, Marenus KD. Cellulite: etiology and purported treatment. Dermatol Surg. 1997; 23: 1177–81.

[8] Fabroccini G, Fardella N. Acne scar treatment using skin needling. Clin Exp Dermatol. 2009; 34(8): 874–9.

[9] Fernandes D. Minimally invasive percutaneous collagen induction. Oral Maxillofac Surg Clin North Am. 2006; 17(1): 51–63.

[10] Fernandes D, Massimo S. Combating photoaging with percutaneous collagen induction. Clin Dermatol. 2008; 26(2): 192–9.

[11] Hexsel DM, Mazzuco R. Subcision: uma alternativa cirúrgica para a lipodistrofia ginóide (celulite) e outras alterações no relevo corporal. An Bras Dermatol. 1997; 72(1): 27–32.

[12] Lima EVA, Lima MMDA, Paixão MP, et al. Assessment of the effects of skin microneedling as adjuvant therapy for facial melasma: a pilot study. BMC Dermatol. 2017; 17: 14.

[13] Lima EA. Microneedling in facial recalcitrant melasma: report of a series of 22 cases. An Bras Dermatol. 2015; 90(6): 919–21.

[14] Lima EVA, et al. Induction of pigmentation through microneedling in stable localized vitiligo patients. Dermatol Surg. 2020; 46(13): 434–5.

[15] Lima EA. Microagulhamento em melasma facial recalcitrante: uma série de 22 casos. An Bras Dermatol. 2015; 90(6): 917–9.

[16] Lima EA, Lima M, Takano D. Microneedling experimental study and classification of the resulting injury. Surg Cosmet Dermatol. 2013; 5: 110–4.

[17] Lima EVA. Dermal tunneling: a proposed treatment for depressed scars. An Bras Dermatol. 2016; 91(5): 697–9.

[18] Lima EVA. Indução percutânea de colágeno com agulhas em cicatrizes após acidentes automobilísticos: correção cosmética e funcional. Surg Cosmet Dermatol. 2017; 9(2): 127–9.

[19] Lima EVA. Dermal tunneling (TD®): a therapeutic option for static glabellar wrinkles. Surg Cosmet Dermatol. 2016; 8(1): 42–5.

[20] Lima EVA. Pulsed radiofrequency with multineedles (RFPM®) in the treatment of atrophic stretch marks. Surg Cosmet Dermatol. 2016; 8(3): 242–5.

[21] Lima EA, Lima MA, Araújo CEC, Nakasawa YMM, Leal NC. Investigation on the use of 3% and 5% retinoic acid in peeling solution as a drug delivery agent after percutaneous induction of collagen with needles (IPCA®): safety profile and application protocol. Surg Cosmet Dermatol. 2018; 10(1): 21–6.

[22] Lima EAV. Pulsed radiofrequency with multineedles: a therapeutic proposal for wrinkles, sagging, and periorbital pigmentation. Surg Cosmet Dermatol. 2015; 7(3): 223–6.

[23] Lima EVA. Association of microneedling with phenol peeling: a new therapeutic approach for sagging, wrinkles and acne scars on the face. Surg Cosmet Dermatol. 2015; 7(4): 328–31.

[24] Lima EVA. Pulsed radiofrequency with multineedles for earlobe aging treatment. Surg Cosmet Dermatol. 2016; 8(4): 307–10.

[25] Lima EVA. Indução percutânea de colágeno com agulhas (IPCA®) associada a radiofrequência pulsada com multiagulhas (RFPM®) na condução de cicatrizes de acne deprimidas: protocolo de tratamento. Surg Cosmet Dermatol. 2017; 9(3): 234–6.

[26] Orentreich DS, Orentreich N. Subcutaneous incisionless (subcision) surgery for the correction of depressed scars and wrinkles. Dermatol Surg. 1995; 21(6): 543–9.

[27] Rossi AB, Vergnanini AL. Cellulite: a review. J Eur Acad Dermatol Venereol. 2000; 141: 251–62.

第十八章
微针疗法与经皮给药的
联合治疗

一、概述

作为针对瘢痕、皱纹及黄褐斑的一种治疗方法，微针疗法在皮肤科治疗中已得到广泛应用，甚至无需在治疗过程中配合使用药物。

1998 年，一名来自南非的整形外科医生 Desmond Fernandes 设计了一种带有多个微型针头的手动滚轮器械。在过去的 10 年间，皮肤科医生 Emerson Lima 对该疗法进行了大量研究，并将其广泛应用于各类临床适应证的治疗。

微针疗法可在真皮乳头层与网状层之间制造大量可控的皮肤微损伤，即微通道。其治疗目的是在保持表皮层完整性的前提下，对真皮层实施机械性刺激，从而促进胶原合成以及血管新生。因此，治疗过程中会引起真皮层的血管扩张，随后即刻发生角质形成细胞的迁移以修复表皮层损伤，并且导致细胞因子的释放，如白介素（IL）-1、IL-8 和 IL-6，肿瘤坏死因子 α（TNF-α）以及粒细胞 – 巨噬细胞集落刺激因子（GM-CSF）。

治疗期间，微针在穿刺角质层以形成微通道的同时，并不会对表皮层造成损伤，从而使其能够应用于大分子及其他亲水性物质的透皮递送。微通道可有效促进药物透皮吸收，并能使大分子物质的吸收率提高至 80%。

通过经皮给药体系进行给药已经成为多种药物除口服或肠外给药以外的替代方法。例如，透皮贴剂可用于经皮疫苗接种以及缓控释制剂的经皮给药。然而，药物经皮吸收面临着一大挑战，即皮肤屏障功能，其主要由角质层行使，限制了多种活性物质的透皮吸收。

为了增加皮肤的通透性并提高活性物质通过角质层的渗透率，目前已有多种增强技术与经皮给药体系联合应用，例如超声导入法（空化型及非空化型）、热消融技术、离子导入法、电穿孔法、微晶磨削术以及微针疗法。

二、微针疗法与经皮给药的联合应用基础

皮肤是人体最大的器官，其主要功能是作为保护性屏障，以抵御感染以及外界物理和化学刺激，并防止水分流失。由于皮肤具有吸收能力，可认为其对于多种药物均为一种安全而有效的递送途径。应用于皮肤表面的活性成分主要存在四种经皮渗透途径，即汗腺途径、毛囊途径、胞间途径和胞内途径（图18-1）。

在经皮渗透过程中，活性物质分子需要通过表皮层。皮肤最外层是角质层，其由浸润于细胞间脂质的多层无核角质层细胞排列而成，是阻止外界物质渗透的主要皮肤屏障。亲水性或极性物质的转运可通过胞内运输进行，从而穿过角质形成细胞。而脂溶性或非极性物质则主要通过细胞间隙的扩散作用以透过脂质。

对于通过皮肤附属器的途径，活性物质则通过汗腺或毛囊进行渗透。一旦其透过角质层，活性物质即可靶向作用于表皮层或真皮层，甚至被吸收并产生全身性作用。由于皮肤是阻止外源性分子渗透的高效屏障，目前已研发出了多种化学（被动型）以及物理（主动型）方法，用于改变角质层的屏障功能并增加其渗透性。化学性渗透增强剂的作用机制包括细胞间蛋白的相互作用、细胞间脂质的提取、提高角质层的水合作用及其脂质层的流动性。

增加皮肤渗透性的物理方法（主动型）包括破坏角质层屏障，以及通过外力作用影响皮肤内的活性成分两大类。上述技术可增加活性成分通过皮肤高效递送的数量。由微针所制造的微通道本身即可作为经皮给药途径，但是需要注意微针疗法所引起的出血会降低这些活性成分的渗透率。当治疗目的主要为经皮给药时，则需要慎重决定预设的微针治疗终点。如前文所述（参见第二章"微针疗法所致损伤的分类和特征"），根据Emerson Lima等人的分类方法，最适用于经皮给药的治疗终点为轻度至中度的微针损伤，而深度损伤则并不是最佳选择。

通过制造轻度至中度的损伤，微针会在角质层甚至表皮层中形成通道，从而使亲水性分子得以渗透。图18-2所示为微针所制造的微通道以及渗透抵达真皮乳头层的模拟图像（中度损伤）。

常用微针可分为四种不同的类型。

（1）固体微针：将活性物质应用于微针

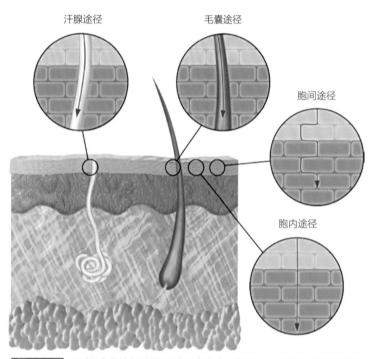

图18-1 活性成分的经皮渗透途径（胞内、胞间、毛囊以及汗腺途径）

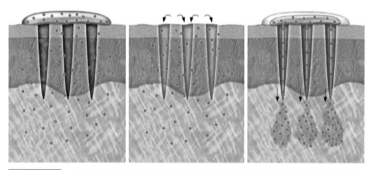

图18-2 微针所制造的微通道以及渗透抵达真皮乳头层的模拟图像（中度损伤）

制造的微通道，从而增加其渗透性。这是皮肤科最常用的微针类型，即滚轮微针与笔式微针。

（2）涂层微针：将待导入皮肤的活性物质作为固体微针的涂层而制备。

（3）可溶微针：将待导入皮肤的活性物质与微针共同溶解而制备。

（4）中空微针（带有中央管腔）：通过其针孔将液态的活性物质以被动方式（通过扩散作用）或主动方式（通过施加外力以输注）导入皮肤。

三、适应证与禁忌证

相关临床研究证明，微针疗法可安全有效地用于治疗痤疮、手术后或烧伤后瘢痕以及膨胀纹、皱纹、皮肤松弛症、黄褐斑、雄激素性脱发症等皮肤科常见疾病，从而获得对于肤质、肤色、细纹及松弛的改善效果。亦有研究表明，微针治疗 6 个月后，可见真皮层的胶原蛋白和弹力纤维均显著增加；而对于表皮层，亦可见其棘层厚度增加 40%，并在治疗结束 1 年后，可见表皮峭恢复正常。

微针疗法与人胚胎干细胞 – 内皮祖细胞条件培养液（HESC-EPC CM）经皮给药的联合应用已被证明可有效改善衰老表现，并且可作为皮肤年轻化的绝佳治疗方案。一项针对人胚胎干细胞的体外研究表明，表皮层角质形成细胞以及真皮层成纤维细胞的增殖与迁移能力均显著增加，有利于促进成纤维细胞合成胶原蛋白。图 18-3 所示为患者面部接受微针治疗后的即刻反应，可见中度损伤的治疗终点。图 18-4 所示为中度损伤微针治疗后的即刻皮肤镜检测结果。

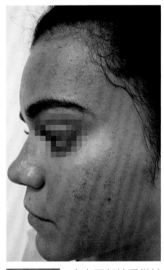

图 18-3 患者面部接受微针治疗后的即刻疗效，可见中度损伤的治疗终点

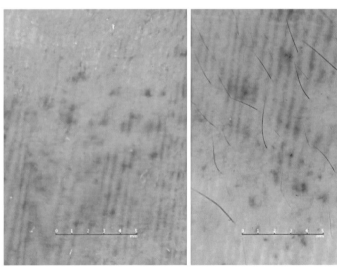

图 18-4 中度损伤微针治疗后的即刻皮肤镜检测结果

一项对照试验的初步研究首次报道了祛斑精华（含白藜芦醇和苦参根提取物成分）联合微针疗法用于改善黄褐斑的案例。相比于安慰剂，上述治疗方案被证明可获得治疗效果。

另一项对照研究分析了局部显微注射氨甲环酸（即中胚层疗法）与微针给药疗法分别用于改善黄褐斑的有效性及安全性。微针治疗组的疗效最为显著，表明相比于中胚层疗法，微针疗法的给药效果更均匀，并且能够抵达更深层的皮肤。

微针疗法联合光动力疗法（photodynamic therapy，PDT）是一种安全有效的治疗方法。相比于使用氨基酮戊酸甲酯（MAL）或氨基酮戊酸（ALA）作为光敏剂的常规光动力治疗，上述联合治疗方案能够获得更为显著的疗效，从而改善光损伤皮肤，并提高日光性角化症的疗效。

微针还可用于提高 PDT 治疗中 MAL 的渗透率。Clementoni 等人报道了对于 21 名光老化患者的治疗研究：首先以 MAL 作用于治疗区 1 h，其后使用滚轮微针对治疗区进行多次滚动，最后以 630 nm 的 TFD 光源进行照射。

还有研究证明微针疗法对于细胞刺激以及生长因子的合成具有重要作用，可提高毛发生长刺激相关的基因表达。相比单独应用米诺地尔，将其与微针疗法联合用于治疗雄激素性脱发时，可见治疗组的毛发在质地与光泽度方面均表现出更为显著的改善，并且其毛发生长速度也更快。

此外，微针疗法与曲安奈德联合用于刺激毛发生长的有效性也已经得到证实。前者的作用机制是增加毛囊的血供，并且其所制造的微通道可通过刺激生长因子的合成以促进毛发生长。

四、术前准备与术后护理

当选择进行微针疗法联合给药治疗时，必须确保遵循以下所有安全措施：
· 治疗前采集并记录患者图像。
· 皮肤准备工作：需在治疗前 30 天开始坚持使用日间防晒产品以及美白精华。
· 符合外科手术要求的治疗环境与无菌原则。
· 有效的局部麻醉。
· 严格无菌操作。
· 使用一次性无菌滚轮微针。

治疗前 1 个月即可开始使用维 A 酸、维生素 C 并外用抗氧化剂以完善术前皮肤准备工作，从而使角质层变薄以及表皮层黑色素含量降低，以获得最佳治疗效果。显微镜下可见皮肤中有通道形成，且经皮水丢失（transpidermal water loss, TEWL）增加，表明该疗法能够促进角质层的剥离。上述通道有助于微针穿刺后所用活性物质中的亲水性分子及大分子的经皮渗透。

治疗应在严格遵循外科手术要求的治疗间进行。由于治疗会破坏皮肤屏障的局部完整性，如果治疗中不配合使用抗菌药物，将可能导致微生物的接种以及潜在感染的发生。由于治疗所用针长为 1.5 mm，必须采用局部麻醉药对治疗区进行有效麻醉。建议使用 4% 利多卡因脂质体霜剂在洁净而富含皮脂的皮肤上（未经清洗的皮肤有助于提高脂质体制剂的麻醉效果）进行按摩，并将厚涂的霜剂在治疗区保留 1 h，以获得最佳的麻醉效果。4% 利多卡因脂质体对于单侧面部治疗的推荐安全用量为 20～30 g（详见第九章"微针疗法在黄褐斑治疗中的应用"中"Lima 方案"部分）。1 h 后，使用 2% 氯己定水溶液进行消毒并彻底清除麻醉药，以免麻醉药残留影响治疗安全性。如果麻醉药残留于皮肤表面，其将会被微针送入皮肤内，从而增加麻醉药中毒的风险（详见第四章）。

完成消毒后，皮肤术前准备已完善，可开始实施微针治疗，治疗终点为出现弥散性红斑，并不伴有大量出血，如图 18-3 所示。建议使用针数平均为 192 枚、针头直径为 0.07 mm 且针长为 1.5 mm 的手术钢制微针器械进行治疗。在治疗过程中，单手持握微针器械，对其所施加的压力不超过 5 N，并使其与皮肤表面成45°角，分别沿水平、垂直及左右对角线方向往复式滚动微针。该疗法能确保微针穿刺真皮层后形成均匀的治疗反应，即制造出至少250~300个/cm²的穿刺孔。细针会导致皮下出血，同时激活创伤愈合机制，而不致引起表皮层的显著损伤。新生胶原蛋白及弹力纤维的合成将发生于创伤后的再生过程，相比剥脱性治疗，其愈合时间更短，因此具有快速愈合的优势。约有70%的针长会在滚动过程中刺入皮肤。术后可见轻度出血，随后伴随少量血清血性渗出。由于其富含生长因子和干细胞，有助于提高治疗效果，故不建议为配合给药而清除该渗出液。

术后即刻实施给药，即将活性物质涂抹于皮肤表面，随后对皮肤进行轻柔按摩并持续2 min。对于所选药液的成分及其功效应谨慎选择，必须向其生产商求证，以明确每种活性成分的应用载体、溶解度与延展性、合适的pH值以及生物利用度。建议使用无菌药液。

控释载体有助于增加活性物质所能抵达的皮肤深度，如脂质体可增加透过角质层物质的可利用态浓度，从而提高其在皮肤中的生物利用度。选择理想的制剂载体对于获得良好疗效也具有决定性作用。无水精华液即为一种安全而有效的载体，患者在使用时不会出现灼烧感或任何不适感。其具有可在皮肤上凝结成膜的优势，通过显著增加针孔开放的时间并减少经皮水丢失（TEWL），从而起到极其重要的封包作用。而药效持续时间则受限于通道开放时长。此外，树突状细胞及干细胞与毛囊紧密相连，使其具备了应用于靶向给药系统的潜质。近来已有研究表明，直径在300~600 nm的微粒能够更加有效而深层地渗入毛囊。

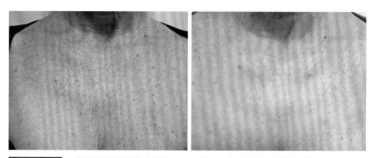

图18-5 患者接受微针疗法与5%维A酸联合治疗前与治疗后60天的疗效对比（两次治疗）

与微针治疗相关的严重不良反应包括面部变态反应性肉芽肿与全身性过敏反应，可能与术前外用于皮肤的产品有关。目前尚无研究报道术后细菌感染。考虑到穿刺孔的平均闭合时间在15~40 min，因此，配合使用的药液通常可持续渗透约2 h。然而，由于皮肤屏障局部受损，治疗区皮肤在随后数小时内更易受到活性物质作用的影响。图18-5和图18-6中所示为患者接受微针疗法与5%维A酸联合治疗前后的疗效对比。

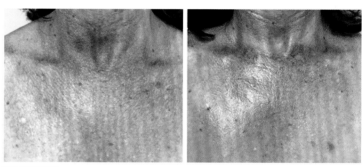

图18-6 患者接受微针疗法与5%维A酸联合治疗前与治疗后45天的疗效对比（单次治疗）

五、小结

微针疗法是一种简单且安全的治疗方法，术后不良反应发生率低。其与经皮给药的联合治疗具有安全、有效且成本低的优势，有助于提升皮肤疾病的治疗效果。

参考文献

[1] Alkilani AZ, McCrudden MTC, Donnelly RF. Transdermal drug delivery: innovative pharmaceutical developments based on disruption of the barrier properties of the stratum corneum. Pharmaceutics. 2015; 7: 438–70.

[2] Al-Qallaf B, Das DB. Optimizing microneedle arrays to increase skin permeability for transdermal drug delivery. Ann N Y Acad Sci. 2009; 1161: 83–94.

[3] Aust MC, Fernandes D, Kolokythas P, et al. Percutaneous collagen induction therapy: an alternative treatment for scars, wrinkles and skin laxity. Plast Reconstr Surg. 2008a; 21: 1421–9.

[4] Aust MC, Reimers K, Repenning C, et al. Percutaneous collagen induction: minimally invasive skin rejuvenation without risk of hyperpigmentation - fact or fiction? Plast Reconstr Surg. 2008b; 122: 1553–63.

[5] Azagury A, Khoury L, Enden G, et al. Ultrasound mediated transdermal drug delivery. Adv Drug Deliv Rev. 2014; 72: 127–43.

[6] Bal SM, Caussian J, Pavel S, et al. In vivo assessment of safety of microneedle arrays in human skin. Eur J Pharm Sci. 2008; 35(3): 193–202.

[7] Benson HA, Namjoshi S. Proteins and peptides: strategies for delivery to and across the skin. J Pharm Sci. 2008; 97(9): 3591–610.

[8] Budamakuntla L, Loganathan E, Suresh DH, et al. A randomised, open-label, comparative study of tranexamic acid microinjections and tranexamic acid with microneedling in patients with melasma. J Cutan Aesthet Surg. 2013; 6: 139–43.

[9] Camirand A, Doucet J. Needle dermabrasion. Aesthetic Plast Surg. 2007; 21(1): 48–51.

[10] Chandrashekar B, Yepuri V, Mysore V. Alopecia areata - successful outcome with microneedling and triamcinolone acetonide. J Cutan Aesthet Surg. 2014; 7(1): 63.

[11] Cho SB, Lee SJ, Kang JM, et al. The treatment of burn scar induced contracture with the pinhole method and collagen induction therapy: a case report. J Eur Acad Dermatol Venereol. 2008; 22: 513.

[12] Clementoni MT, Gilardino P, Muti GF, et al. Non-sequential fractional ultrapulsed CO_2 resurfacing of photoaged facial skin: preliminary clinical report. J Cosmet Laser Ther. 2007; 9(4): 218–25.

[13] Cohen BE, Elbuluk N. Microneedling in skin of color: a review of uses and efficacy. J Am Acad Dermatol. 2016; 74(2): 348–55.

[14] Dogra S, Yadav S, Sarangal R. Microneedling for acne scars in Asian skin type: an effective low cost treatment modality. J Cosmet Dermatol. 2014; 13: 180–7.

[15] Donnelly RF, Singh TR, Garland MJ, et al. Hydrogel-forming microneedle arrays for enhanced transdermal drug delivery. Adv Funct Mater. 2012; 22(23): 4879–90.

[16] Fabbrocini G, De Vita V, Fardella N, et al. Skin needling to enhance depigmenting serum penetration in the treatment of melasma. Plast Surg Int. 2011; 2011: 158241.

[17] Fabbrocini G, Fardella N, Monfrecola A, et al. Acne scarring treatment using skin needling. Clin Exp Dermatol. 2009; 34: 874–9.

[18] Fernandes D, Signorini M. Combating photoaging with percutaneous collagen induction. Clin Dermatol. 2008; 26(2): 192–9.

[19] Gadkari R, Nayak C. A split face comparative study to evaluate efficacy of combined subcision and dermaroller against combined subcision and cryoroller in treatment of acne scars. J Cosmet Dermatol. 2014; 13(1): 38–43.

[20] Gill HS, Prausnitz MR. Coated microneedles for transdermal delivery. J Control Release. 2007; 117(2): 227–37.

[21] Gill HS, Prausnitz MR. Pocketed microneedles for drug delivery to the skin. J Phys Chem Solids. 2008; 69(5-6): 1537–41.

[22] Gratieri T, Kalia YN, et al. Mathematical models to describe iontophoretic transport in vitro and in vivo and the effect of current application on the skin barrier. Adv Drug Deliv Rev. 2013; 65: 315–29.

[23] Gupta J, Gill HS, Andrews SN, et al. Kinetics of skin resealing after insertion of microneedles in human subjects. J Control Release. 2011; 154(2): 148–55.

[24] Haj-Ahmad R, Khan H, Arshad MS, et al. Microneedle

coating techniques for transdermal drug delivery. Pharmaceutics. 2015; 7: 486–502.

[25] Harris AG, Naidoo C, Murrell DF. Skin needling as a treatment for acne scarring: an up-to-date review of the literature. Int J Womens Dermatol. 2015; 1(2): 77–81.

[26] Jeong K, Lee YJ, Kim JE, et al. Repeated microneedle stimulation induce the enhanced expression of hair growth related genes. Int J Trichology. 2012; 4: 117.

[27] Kalil CLPV, Campos VB, Chaves CRP, et al. Estudo comparativo, randomizado e duplo-cego do microagulhamento associado ao drug delivery para rejuvenescimento da pele da região anterior do tórax. Surg Cosmet Dermatol. 2015; 7(3): 211–6.

[28] Khater MH, Khattab FM, Abdelhaleem MR. Treatment of striae distensae with needling therapy versus CO$_2$ fractional laser. J Cosmet Laser Ther. 2016; 18(2): 75–9.

[29] Kim BJ, Lim YY, Kim HM, et al. Hair follicle regeneration in mice after wounding by microneedle roller. Int J Trichology. 2012a; 4: 117.

[30] Kim YC, Park JH, Prausnitz MR. Microneedles for drug and vaccine delivery. Adv Drug Deliv Rev. 2012b; 64(14): 1547–68.

[31] Lademann J, Knorr F, Richter H, et al. Hair follicles an efficient storage and penetration pathway for topically applied substances. Summary of recent results obtained at the Center of Experimental and Applied Cutaneous Physiology, Charite - Universitatsmedizin Berlin, Germany. Skin Pharmacol Physiol. 2008; 2: 150–5.

[32] Lademann J, Richter H, Teichmann A, et al. Triggering of drug release of particles in hair follicles. J Control Release. 2012; 160(3): 509–14.

[33] Lee HJ, Lee EG, Kang S, et al. Efficacy of microneedling plus human stem cell conditioned medium for skin rejuvenation: a randomized, controlled, blinded split-face study. Ann Dermatol. 2014; 26(5): 584–91.

[34] Leheta TM, Abdel Hay RM, El Garem YF. Deep peeling using phenol versus percutaneous collagen induction combined with trichloroacetic acid 20% in atrophic post-acne scars; a randomized controlled trial. J Dermatol Treat. 2014; 25(2): 130–6.

[35] Lima EVA, Lima MMDA, Paixão MP, et al. Assessment of the effects of skin microneedling as adjuvant therapy for facial melasma: a pilot study. BMC Dermatol. 2017; 17: 14.

[36] Lima EA. Microneedling in facial recalcitrant melasma:

report of a series of 22 cases. An Bras Dermatol. 2015; 90(6): 919–21.

[37] Lima EVA, et al. Induction of pigmentation through microneedling in stable localized vitiligo patients. Dermatol Surg. 2020; 46(13): 434–5.

[38] Lima EA. Microagulhamento em melasma facial recalcitrante: uma série de 22 casos. An Bras Dermatol. 2015; 90(6): 917–9.

[39] Lima EA, Lima M, Takano D. Microneedling experimental study and classification of the resulting injury. Surg Cosmet Dermatol. 2013; 5: 110–4.

[40] Lima EVA. Dermal tunneling: a proposed treatment for depressed scars. An Bras Dermatol. 2016; 91(5): 697–9.

[41] Lima EVA. Indução percutânea de colágeno com agulhas em cicatrizes após acidentes automobilísticos: correção cosmética e funcional. Surg Cosmet Dermatol. 2017; 9(2): 127–9.

[42] Lima EVA. Dermal tunneling (TD®): a therapeutic option for static glabellar wrinkles. Surg Cosmet Dermatol. 2016; 8(1): 42–5.

[43] Lima EVA. Pulsed radiofrequency with multineedles (RFPM®) in the treatment of atrophic stretch marks. Surg Cosmet Dermatol. 2016; 8(3): 242–5.

[44] Lima EA, Lima MA, Araújo CEC, Nakasawa YMM, Leal NC. Investigation on the use of 3% and 5% retinoic acid in peeling solution as a drug delivery agent after percutaneous induction of collagen with needles (IPCA®): safety profile and application protocol. Surg Cosmet Dermatol. 2018; 10(1): 21–6.

[45] Lima EAV. Pulsed radiofrequency with multineedles: a therapeutic proposal for wrinkles, sagging, and periorbital pigmentation. Surg Cosmet Dermatol. 2015; 7(3): 223–6.

[46] Lima EVA. Association of microneedling with phenol peeling: a new therapeutic approach for sagging, wrinkles and acne scars on the face. Surg Cosmet Dermatol. 2015; 7(4): 328–31.

[47] Lima EVA. Pulsed radiofrequency with multineedles for earlobe aging treatment. Surg Cosmet Dermatol. 2016; 8(4): 307–10.

[48] Lima EVA. Indução percutânea de colágeno com agulhas (IPCA®) associada a radiofrequência pulsada com multiagulhas (RFPM®) na condução de cicatrizes de acne deprimidas: protocolo de

tratamento. Surg Cosmet Dermatol. 2017; 9(3): 234–6.

[49] Majid I. Microneedling therapy in atrophic facial scars: an objective assessment. J Cutan Aesthet Surg. 2009; 2(1): 26.

[50] More S, Ghadge T, Dhole S. Microneedle: an advanced technique in transdermal drug delivery system. Asian J Res Pharm Sci. 2013; 3: 141–8.

[51] Ohyama M. Hair follicle bulge: a fascinating reservoir of epithelial stem cells. J Dermatol Sci. 2007; 46: 81–9.

[52] Pahwa M, Pahwa P, Zaheer A. "Tram track effect" after treatment of acne scars using a microneedling device. Dermatol Surg. 2012; 38(7 pt1): 1107–8.

[53] Paudel KS, Milewski M, Swadley CL, et al. Challenges and opportunities in dermal/transdermal delivery. Ther Deliv. 2011; 1(1): 109–31.

[54] Prausnitz MR. Microneedles for transdermal drug delivery. Adv Drug Deliv. 2004; 56(5): 581–7.

[55] Schuetz YB, Naik A, Guy RH, et al. Emerging strategies for the transdermal delivery of peptide and protein drugs. Expert Opin Drug Deliv. 2005; 2(3): 533–48.

[56] Sivamani R, Liepmann D, Maibach HI. Microneedles and transdermal applications. Expert Opin Drug Deliv. 2007; 4: 19–25.

[57] Soltani-Arabshahi R, Wong JW, Duffy KL, et al. Facial allergic granulomatous reaction and systemic hypersensitivity associated with microneedle therapy for skin rejuvenation. JAMA Dermatol. 2014; 150(1): 68–72.

[58] Sullivan SP, Koutsonanos DG, Del Pilar MM, et al. Dissolving polymer microneedle patches for influenza vaccination. Nat Med. 2010; 16: 915–20.

第十九章
微针疗法与填充剂及肉毒毒素的联合治疗

一、联合治疗的合理应用

基于相关文献及临床经验，目前临床倾向于通过联合治疗以获得最佳疗效。治疗过程中所使用的锐针和微针可刺激由于衰老或炎症后瘢痕而变性的胶原蛋白进行重塑，从而有助于改善皮肤细纹、皱纹、松弛及瘢痕。本章所提出的观点为：在计划应用任何能够恢复皮肤容量乃至于放松相邻肌肉组织的功效性成分之前，应首先改善受损组织。微针疗法可促进表皮层和真皮层的重塑而无需进行去表皮化，治疗后恢复期亦较短。与此类似，真皮隧穿（DT）疗法与射频微针（MNR，详见第二十八章）分别通过去除静态纹以及将原有受损皮肤组织替换为更接近生理状态的皮肤，从而实现年轻化的治疗效果。其治疗机制为：首先改善包裹面部骨骼、肌肉、韧带以及脂肪的皮肤软组织，其次再配合填充剂或肉毒毒素进行治疗。不论是由于衰老还是痤疮炎症的消退过程，皮肤表面的凹陷将被肌肉运动所加深，其结构松弛也将导致支撑力愈发不足，而脂肪组织再分布又给松垂的皮肤带来了额外的负担。以下为作者基于其长达 10 年的微针应用临床经验所得的结论。

二、联合治疗方案

1. 针对静态纹　对于静态纹如额纹或眉间纹，进行 DT 治疗后，应等待治疗后常见反应如水肿及血肿（即使仅局部可见）均消退或吸收之后，方可配合进行肉毒毒素的治疗。建议治疗后等待 15 天；然而，很多时候，为了防止治疗区肌肉再次运动，可提前对尚存在血肿的皱纹进行治疗。根据作者的经验，大多数患者在 DT 治疗结束 7 天后即可接受肉毒毒素治疗。图 19-1 所示为一名接受 DT 治疗以缓解前额静态纹的患者，治疗结束 7 天后，可见其治疗区皮肤仍存在少量处于消退状态的血肿，可考虑对其联合进行肉毒毒素治疗。图 19-2 所示为 30 天后从不同角度观察上述患者，此时尚未对其进行肉毒毒素治疗，仍可见 DT 治疗后反应，并且其额肌与皱眉肌仍然表现出较高的活动度。此时建议加强对于上述肌肉组织的放松，从而确保维持原有的治疗效果。图 19-3 所示为一名患者前额接受 DT 疗法与肉毒毒素联合治疗的前后对比。

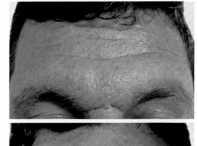

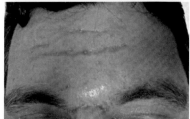

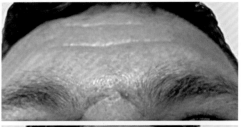

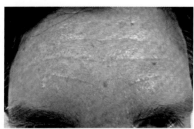

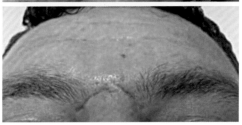

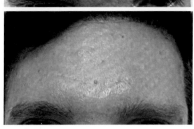

图 19-1 患者接受 DT 治疗以改善前额静态纹，治疗结束 7 天后，可见其治疗区仍存在少量处于消退状态的血肿，可考虑对其联合进行肉毒毒素治疗

图 19-2 30 天后从不同角度观察该患者，此时尚未对其进行肉毒毒素治疗，仍可见 DT 治疗后反应，并且其额肌与皱眉肌仍然表现出较高的活动度

图 19-3 患者的前额接受 DT 疗法与肉毒毒素联合治疗的前后对比

而如果患者在接受肉毒毒素治疗后仍可见静态纹，则建议在治疗结束后 15 天联合进行 DT 治疗。在上述病例中，由于此时肌肉组织无法全力辅助回流，因此血肿和水肿的吸收速率通常较慢，但并不将其判定为禁忌证。

2. 针对颈部的年轻化治疗　无论是否已进行微针治疗（或配合接受射频治疗），肉毒毒素治疗均可发挥疗效。此时应遵循相同的治疗操作原则，通常在前者治疗结束 7 天后进行。如果仍可见水肿、瘀斑或结痂（深度损伤），则建议再等待 15 天。微针治疗的后续疗效不会因配合进行肉毒毒素治疗而受到影响。图 19-4 所示为患者颈部在接受两次微针疗法联合射频微针疗法 4 个月后，可见其皮肤松弛得到明显改善。针对上述病例，建议联合羟基磷灰石钙和（或）肉毒毒素治疗，从而使治疗区皮肤获得最佳的年轻化效果。另一种治疗选择是使用透明质酸来改善皮肤轮廓及其支撑力，但应首先联合使用微针疗法和射频微针疗法，以显著刺激表皮层和真皮层。

3. 透明质酸的联合应用　微针治疗前后均可配合使用透明质酸。作者建议微针治疗后应用。目前尚无足够数据或文献证实微针治疗过程中使用透明质酸是否更加有效。通常，当联合应用 DT 疗法、微针疗法和射频微针疗法时，应准确预测胶原重塑效果，以便计算所需填充剂用量。然而，考虑到术后恢复期较短，可在治疗后 15～30 天进行填充治疗，实际取决于每个病例的具体情况。对于瘢痕病例，切记纤维束会影响透明质酸填充的均匀程度，因此建议在使用填充剂之前预先松解纤维束，操作方法同前。

4. 羟基磷灰石钙的联合应用　如果患者因严重痤疮或皮肤老化而导致真皮层损伤，进而使皮肤明显变薄，可在进行 DT 治疗之前使用生物性胶原刺激物。此时建议

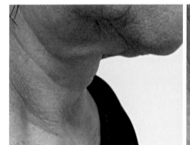

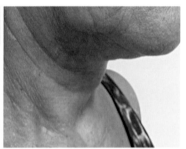

图 19-4 患者颈部在接受两次微针疗法联合射频微针疗法 4 个月后，可见其皮肤松弛明显改善

等待至少 45 天，以获得对于胶原合成的刺激。治疗区皮肤越厚，DT 疗法的实施就越安全。同时对于微针治疗，也可使用生物性胶原刺激物（如羟基磷灰石钙和聚左旋乳酸）进行治疗前的皮肤准备。上述治疗操作步骤确定后，建议等待至少 60 天以获得显著的刺激效果。射频微针疗法或者上述三种疗法的联合应用均遵循相同的治疗原则。

图 19-5 所示为主诉为痤疮瘢痕与皮肤松弛的患者进行静态及动态评估的结果，

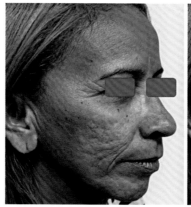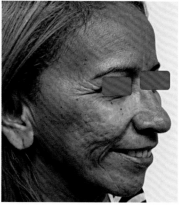

图 19-5 主诉为痤疮瘢痕与皮肤松弛的患者进行静态及动态评估的结果

可见因脂肪代谢障碍而导致的颊部皮肤组织松弛。图 19-6 为对该患者注射羟基磷灰石钙。图 19-7 为患者在羟基磷灰石钙使用前与使用后 60 天的对比。图 19-8 为治疗前使用羟基磷灰石钙的患者在接受微针治疗后 2 个月进行疗效评估。此时，通过治疗前后患者照片的对比，可见上述联合治疗的优势。

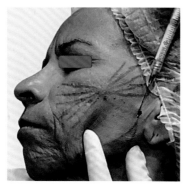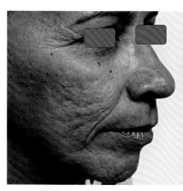

图 19-6 患者正在接受羟基磷灰石钙注射

图 19-7 患者在羟基磷灰石钙使用前与使用后 60 天的对比

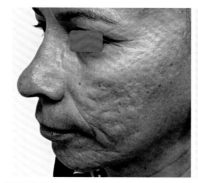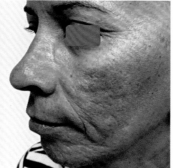

图 19-8 治疗前使用羟基磷灰石钙的患者在接受微针治疗后 2 个月的疗效

5. 针对眶周的年轻化治疗　联合治疗方案对于眶周区域皮肤的年轻化也可获得疗效。根据作者的方案，首先使用射频微针疗法，详见上文所述。图 19-9 所示为下眼睑皮肤厚度、肤色以及亮度均有所改善。当将填充剂注射于皮肤较薄而松弛的鼻泪沟区域时，往往无法获得预期的外观改善效果，而且会并发隆起水肿。这是因为在注射填充剂前未做好皮肤准备工作。眼睑处皮肤是人体最薄的皮肤，比颊部邻近区域的皮肤更薄。与此类似,在皮肤极薄的眶周区域使用肉毒毒素可能造成"裂纹"样外观(图 19-10)。因此,在针对眼轮匝肌进行肉毒毒素治疗以及针对鼻颧褶进行填充治疗之前,建议先改善眼睑的肤质。图 19-11 所示为患者在仅接受射频微针治疗后其皱纹、皮肤松弛、皱褶以及眶隔脂肪膨出均有所改善,已满足接受填充剂和肉毒毒素治疗的皮肤状态。

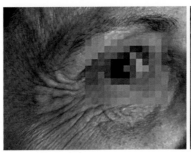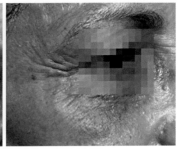

图 19-9 患者下眼睑皮肤厚度、肤色以及亮度均有所改善

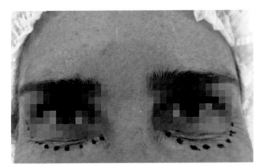

图 19-10 在皮肤极薄的眶周区域使用肉毒毒素可能造成"裂纹"样外观以及轻度膨出

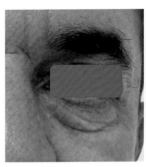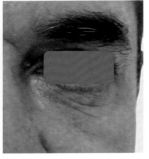

图 19-11 患者在仅接受射频微针治疗后,其皱纹、皮肤松弛、皱褶以及眶隔脂肪膨出均有所改善,已满足接受填充剂和肉毒毒素治疗的皮肤状态

6. 针对法令纹 使用 DT 疗法治疗法令纹以改善其平整度并完善填充治疗前的皮肤准备,也是上述联合治疗的良好适应证之一。根据作者的方案,针对皱纹内部、颧骨支撑点远端以及下颌骨轮廓重塑的透明质酸或羟基磷灰石钙填充治疗,均建议在上述治疗结束 15~30 天后进行。由于在某些情况下,DT 疗法可在接受填充剂之前重复进行,因此必须确保足够的术后间隔期。根据作者的评估,剥脱性治疗后即刻配合使用填充剂被认为是针对不同情况均行之有效且安全的治疗手段。图 19-12 所示为一名患者接受微针治疗以改善其沟纹以及因皮肤增厚所致的口周僵硬皱纹,目前准备配合使用填充剂或生物性胶原刺激物治疗。图 19-13 所示为另一例在填充治疗前预先接受微针治疗的患者,可见其在射频微针治疗前与治疗结束后 45 天的对比。图 19-14 所示为一名患者因深度法令纹而接受 DT 治疗,随后又分别对其双侧填充注射 0.75 ml 透明质酸,可见疗效显著。该治疗案例证实了上述疗法的另一大优势,即在遵循建议的操作流程时,可节省所需的填充剂用量。

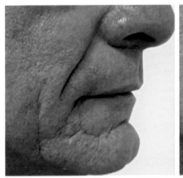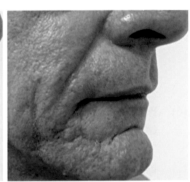

图 19-12 患者接受微针治疗以改善其浅表沟纹以及因皮肤增厚所致的口周僵硬皱纹

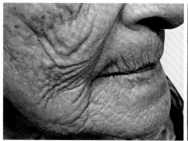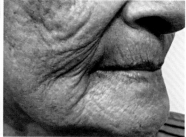

图 19-13 患者在真皮层填充治疗前预先接受微针治疗，可见其在微针治疗前与治疗结束后 45 天的对比

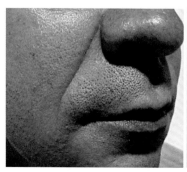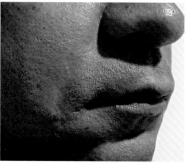

图 19-14 患者因深度法令纹而接受 DT 治疗，随后又分别对其双侧填充注射 0.75 ml 透明质酸，可见疗效显著

参考文献

[1] Aust MC. Percutaneous collagen induction therapy: an alternative treatment for scars, wrinkles, and skin laxity. Plast Reconstr Surg. 2008; 121(4): 1421–9.

[2] Bal SM, Caussian J, Pavel S, Bouwstra JA. In vivo assessment of safety of microneedle arrays in human skin. Eur J Pharm Sci. 2008; 35(3): 193–202.

[3] Brody HJ. Trichloroacetic acid application in chemical peeling, operative techniques. Plast Reconstr Surg. 1995; 2(2): 127–8.

[4] Camirand A, Doucet J. Needle dermabrasion. Aesthet Plast Surg. 1997; 21(1): 48–51.

[5] Cohen KI, Diegelmann RF, Lindbland WJ. Wound healing: biochemical and clinical aspects. Philadelphia: W.B. Saunders Co; 1992.

[6] Fabroccini G, Fardella N. Acne scar treatment using skin needling. Clin Exp Dermatol. 2009; 34(8): 874–9.

[7] Fernandes D. Minimally invasive percutaneous collagen induction. Oral Maxillofac Surg Clin North Am. 2006; 17(1): 51–63.

[8] Fernandes D, Massimo S. Combating photoaging with percutaneous collagen induction. Clin Dermatol. 2008; 26(2): 192–9.

[9] Lima EA. Microagulhamento em melasma facial recalcitrante: uma série de 22 casos. An Bras Dermatol. 2015; 90(6): 917–9.

[10] Lima EA, Lima M, Takano D. Microneedling experimental study and classification of the resulting injury. Surg Cosmet Dermatol. 2013; 5: 110–4.

[11] Lima EA. Microneedling in facial recalcitrant melasma: report of a series of 22 cases. An Bras Dermatol. 2015; 90(6): 919–21.

[12] Lima EVA, Lima MMDA, Paixão MP, et al. Assessment of the effects of skin microneedling as adjuvant therapy for facial melasma: a pilot study. BMC Dermatol. 2017; 17: 14.

[13] Lima EVA. Dermal tunneling: a proposed treatment for depressed scars. An Bras Dermatol. 2016; 91(5): 697–9.

[14] Lima EVA. Indução percutânea de colágeno com agulhas em cicatrizes após acidentes automobilísticos: correção cosmética e funcional. Surg Cosmet Dermatol. 2017; 9(2): 127–9.

[15] Lima EVA. Dermal tunneling (TD®): a therapeutic option for static glabellar wrinkles. Surg Cosmet Dermatol. 2016; 8(1): 42–5.

[16] Lima EVA. Pulsed radiofrequency with multineedles (RFPM®) in the treatment of atrophic stretch marks. Surg Cosmet Dermatol. 2016; 8(3): 242-5.

[17] Lima EVA, et al. Induction of pigmentation through microneedling in stable localized vitiligo patients. Dermatol Surg. 2020; 46(13): 434-5.

[18] Lima EA, Lima MA, Araújo CEC, Nakasawa YMM, Leal NC. Investigation on the use of 3% and 5% retinoic acid in peeling solution as a drug delivery agent after percutaneous induction of collagen with needles (IPCA®): safety profile and application protocol. Surg Cosmet Dermatol. 2018; 10(1): 21-6.

[19] Lima EAV. Pulsed radiofrequency with multineedles: a therapeutic proposal for wrinkles, sagging, and periorbital pigmentation. Surg Cosmet Dermatol. 2015; 7(3): 223-6.

[20] Lima EVA. Association of microneedling with phenol peeling: a new therapeutic approach for sagging, wrinkles and acne scars on the face. Surg Cosmet Dermatol. 2015; 7(4): 328-31.

[21] Lima EVA. Pulsed radiofrequency with multineedles for earlobe aging treatment. Surg Cosmet Dermatol. 2016; 8(4): 307-10.

[22] Lima EVA. Indução percutânea de colágeno com agulhas (IPCA®) associada a radiofrequência pulsada com multiagulhas (RFPM®) na condução de cicatrizes de acne deprimidas: protocolo de tratamento. Surg Cosmet Dermatol. 2017; 9(3): 234-6.

[23] Orentreich DS, Orentreich N. Subcutaneous incisionless (subcision) surgery for the correction of depressed scars and wrinkles. Dermatol Surg. 1995; 21(6): 543-9.

第二十章

微针疗法在脱发治疗中的应用

微针疗法被皮肤科医生广泛用于治疗各种皮肤疾病，如瘢痕、皱纹、膨胀纹、痤疮以及黄褐斑。该疗法于1997年被医学文献报道，当时是以不使用色素的文身机对面部瘢痕进行治疗。

微针疗法可在真皮乳头层与网状层之间制造大量可控的皮肤微损伤。其治疗目的是对真皮层造成机械性刺激的同时对表皮层产生轻度损伤，从而促进胶原合成并增加血管新生。随后即刻导致真皮层的血管舒张以及角质形成细胞的迁移，从而诱发如IL-1、IL-8、IL-6、TNF-α以及GM-CSF等细胞因子的释放。上述作用机制拓展了该疗法应用于治疗各种疾病的适应证范围。

除了刺激血管新成、生长因子释放以及胶原合成等主要疗效外，微针疗法还有助于增加外用药物的透皮吸收。

微针的应用有助于突破以角质层为主的皮肤屏障，从而实现大分子及其他亲水性物质的经皮给药。其目的是制造大量深及真皮层的微穿刺，从而诱发炎症刺激。该疗法可对角质层造成2~4个细胞宽度的微损伤，从而形成显微镜下可见的微通道。随后，外用制剂中的亲水性分子以及大分子的经皮渗透性均有所增加。

微通道能够促进高效给药，并且使较大分子的透皮吸收率提高达80%（图20-1）。

目前已有多项研究证明微针疗法对于细胞刺激及生长因子合成具有重要作用，并且可见毛发生长刺激相关基因表达的增加。

一、微针疗法在雄激素性脱发治疗中的应用

雄激素性脱发是一种主要由遗传因素引起的疾病，其特征是终毛逐渐转变为细绒毛（即毳毛）。虽然有部分研究者认为其不属于损害生理健康的自然过程，但头发生长的变化往往会对患者的生活质量造成负面影响。目前，其在70岁男性的患病率为80%，65岁以上女性的患病率为75%。

该病的发病机制仍存在许多疑问，并且其病因及临床表现在男、女性之间存在较大差异。尽管对于男性而言，已有确定的研究证据证实雄激素在其发病过程中所发挥的主要作用；但对于女性，其发病特征则

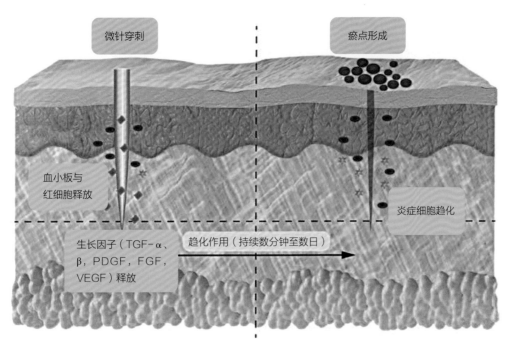

微针穿刺 瘀点形成 血小板与红细胞释放 生长因子（TGF-α、β，PDGF，FGF，VEGF）释放 趋化作用（持续数分钟至数日） 炎症细胞趋化

图 20-1　微穿刺与生长因子的释放。TGF: transforming growth factor, 转化生长因子；PDGF: platelet-derived growth factor，血小板源性生长因子；FGF: fibroblast growth factor，成纤维细胞生长因子；VEGF: vascular endothelial growth factor，血管内皮生长因子

存在较大的异质性，仅有少数患者表现出与男性类似的症状。根据女性患者对于抗雄激素疗法或 5-α 还原酶抑制剂的治疗反应，其并不支持雄激素相关过程的病因假说，因此，"女性型脱发（female pattern hair loss，FPHL）"一词在文献报道中得到越来越广泛的应用。

雄激素性脱发主要给患者带来的是心理及社会方面的负面影响，但是这并不会阻止学者们研发其治疗方法的脚步。对于特定群体的研究表明，雄激素性脱发患者对于所获得的医疗建议并不满意，部分患者甚至出现影响其自尊的焦虑型人格障碍，导致其心理压力增加，同时也降低了对于自身形象的整体满意度。

虽然男性型雄激素性脱发和女性型脱发的发病机制均涉及雄激素代谢、遗传相关炎症以及信号通路的改变，并且常规治疗方法主要针对雄激素，仍有 40% 的男性患者即使在接受治疗后也会进展为秃顶。

针对雄激素性脱发的标准疗法基于外用米诺地尔以及使用 5-α 还原酶抑制剂。但在一项最新的综述中，Angela Wipf 等人引用了两项随机研究并得出结论：相比于单独应用 5% 米诺地尔，使用微针治疗雄激素性脱发会获得更好的疗效。在第一项研究中，作者比较了接受微针疗法联合居家使用 5% 米诺地尔的治疗与单独使用 5% 米诺地尔的两组患者，结果显示联合治疗组所获得的治疗反应更加显著。而在第二项研究中，Bao 等人将 60 名雄激素性脱发的男性患者分为三组：第一组仅接受微针治疗，第二组仅接受 5% 米诺地尔治疗，第三组接受微针疗法联合居家使用 5% 米诺地尔治疗。随后对其疗效分别进行评估，结果显示三组患者症状均获得改善，而联合治疗组的疗效最显著。该综述还引用了微针疗法用于斑秃治疗的相关文献，其通常联合经皮给药（如曲安奈德）进行治疗，在某些病例报告中可见明显的治疗效果。

最新的一项研究发现，Kumar 等人将 68 名雄激素性脱发男性患者分为两组进行评估，结果显示经过 12 周的治疗后，相比单独使用 5% 米诺地尔（每日两次）的治疗组，接受 5% 米诺地尔联合针长 1.5 mm 的微针疗法（共 8 次治疗）的治疗组获得了更为显著的治疗效果。

使用微针疗法促进新生发干的作用机制包括：血小板源性生长因子（PDGF）的释放，表皮生长因子

（EGF）等生长因子水平的提高，内源性再生机制的激活，真皮乳头层隆突区干细胞的激活，毛发生长、血管内皮生长因子、β-连环蛋白相关基因的过表达以及 Wnt 蛋白（特别是 Wnt3a 与 Wnt10b）的表达增加。图 20-2～20-5 所示为接受微针治疗的患者。

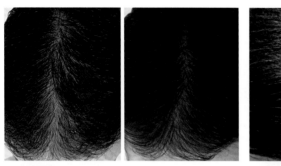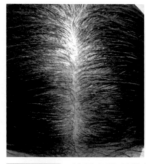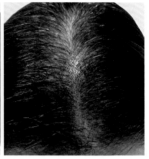

图 20-2 雄激素性脱发男性患者接受 4 次微针治疗前后的情况对比

图 20-3 雄激素性脱发女性患者接受 4 次微针治疗前后的情况对比

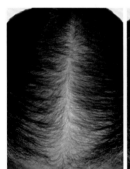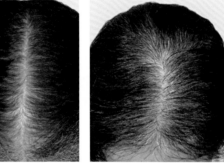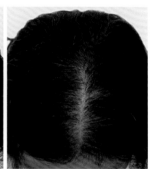

图 20-4 雄激素性脱发女性患者接受 4 次微针治疗前后的情况对比

图 20-5 雄激素性脱发女性患者接受 4 次微针治疗前后的情况对比

二、微针疗法与经皮给药在脱发治疗中的联合应用

作为人体最大的器官，皮肤的功能之一即是作为保护性屏障，抵御外界的病原微生物及化学物质侵害并防止水分流失。因此，其可安全、有效地使用多种药物。应用于皮肤表面的活性物质能够通过表皮层或者皮肤附属器进行渗透吸收。

由于皮肤对于分子（尤其是亲水性分子及大分子）的渗透会表现出有效的屏障作用，目前已研发出多种用于改变角质层的屏障功能并增加其渗透率的物理和化学方法。

为了增加皮肤的通透性并提高活性物质的经皮渗透率，目前已有多种相关技术应用于临床，例如超声导入法、离子导入法、电穿孔法、微晶磨削术、激光热消融技术以及微针疗法。作为脱发治疗的辅助疗法，无论是微针及激光疗法的单独应用或是联合外用药物的治疗均已得到进一步的研究。

增加皮肤渗透性的物理方法包括破坏角质层屏障以及通过外力作用影响皮肤内的活性成分两大类。上述技术可增加活性成分通过皮肤高效经皮给药的数量。而在使用微针器械进行治疗的过程中，皮肤被制造出微通道，从而促进物质（从亲水性小分子到大分子）的经皮渗透（图 20-6）。

研究指出，药物的渗透率与针长及活性物质的配方体系有关。针长 0.5～1 mm 的微针通常可产生更明显的渗透效果。此外，微通道保持开放的时间也是影响物质吸收率的因素之一。根据对角质形成细胞间电势的研究，尽管微通道需经过 72 h 才会完全闭合，但是药物外用的最大渗透率却出现在最初 30 min 内（参见第十八章图 18-1）。

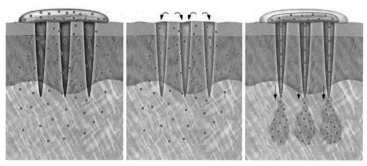

图 20-6 微针在皮肤中所制造的微通道能够促进亲水性小分子乃至大分子的经皮渗透

应根据需要治疗的疾病来选择所需药物。目前的研究证实，微针疗法联合曲安奈德治疗可有效刺激毛发生长，尤其是针对斑秃的治疗。

虽然某些研究引用了微针疗法联合含有生长因子、维生素、米诺地尔以及光敏剂（如氨基酮戊酸）的活性物质针对脱发的治疗方案，但需要考虑的是，目前除曲安奈德以外，上述其他药物的应用仍缺乏安全性及有效性的研究数据，并且对其在经皮给药时的药效学及药代动力学也依然所知甚

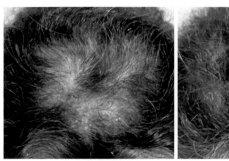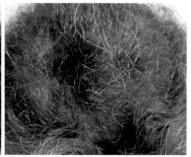

图 20-7 接受 4 次微针治疗的斑秃患者

少。此外，大量研究结果表明，对于雄激素性脱发及斑秃的治疗，微针疗法联合富血小板血浆（platelet-rich plasma，PRP）疗法的治疗方案可获得显著疗效。图 20-7 所示为一名斑秃患者接受 4 次微针治疗前后的情况对比。

三、禁忌证与不良反应

微针疗法是一种微创治疗手段。在其治疗过程中，微针所造成的微穿刺可直达真皮层，而不损伤表皮层。因此，其不良反应的发生风险较低，并且禁忌证相对较少。

该疗法的禁忌证包括：妊娠、哺乳、治疗部位存在炎症反应、抗凝血药的使用、自身免疫性疾病以及同形反应相关疾病。若治疗部位存在肿瘤或者癌前病变，应预先对其进行评估，正在接受化疗及放疗的患者亦然。

在大多数有关微针疗法治疗脱发的研究中，其报道的不良反应发生率均较低。其中，治疗过程中的疼痛感、一过性红斑以及灼烧感是最常见的症状。而在针对其他与脱发无关的疾病治疗中，车轨样瘢痕、过敏反应、接触性皮炎以及异物肉芽肿均鲜见报道。

使用经皮给药时应配合采取特殊护理措施。即便患者自身体质不易形成肉芽肿，治疗中也必须使用无菌药物。

四、治疗方案

目前尚无研究针对每种类型的脱发确定对应的适用治疗方案。因此，治疗建议基于作者的临床经验，

并且与大多数微针疗法及脱发治疗的相关研究达成一定共识。

通常，在治疗前 40 min 使用 4% 利多卡因脂质体乳膏进行局部麻醉。治疗时，建议使用针长 1.5 mm 的滚轮微针实施治疗。治疗时沿每个方向平均进行 10 次往复式操作，共 3 个方向，以形成交错的条带，造成弥漫性红斑及散在出血点。治疗过程中的不适程度应在患者可耐受范围内。图 20-8 所示为狼疮性脱发患者接受微针治疗前后的情况对比。

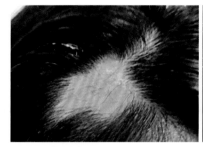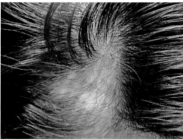

图 20-8 狼疮性脱发患者接受 4 次微针治疗前后的情况对比

五、小结

无论是单独应用还是联合给药进行治疗，微针疗法更多的是作为脱发的辅助疗法得以研究。根据作者的观点，对于已经接受治疗而其治疗反应不佳或无反应的病例，可将该疗法作为辅助疗法联合使用。微针疗法应用于雄激素性脱发、斑秃以及难治性扁平毛发苔藓（LPP）的治疗研究均已被报道。

该疗法的相关应用研究显示，使用微针治疗雄激素性脱发是一种有效且安全的治疗方法。目前仍需进一步研究以明确其有效性、最佳针长、治疗间隔以及为获得最佳疗效所需的治疗次数。此外，微针疗法对于其他类型脱发（如斑秃以及瘢痕性脱发）的潜在治疗作用仍有待验证。

参考文献

[1] Alkilani AZ, McCrudden MTC, et al. Transdermal drug delivery: innovative pharmaceutical developments based on disruption of the barrier properties of the stratum corneum. Pharmaceutics. 2015; 7: 438–70.

[2] Al-Qallaf B, Das DB. Optimizing microneedle arrays to increase skin permeability for transdermal drug delivery. Ann N Y Acad Sci. 2009; 1161: 83–94.

[3] Arbache S, Roth DMP. Microinfusão de Medicamentos na Pele (MMP®)| Princípios, Instrumental e Indicações. In: de Andrade Lima E, et al., editors. IPCA | Indução Percutânea de Colágeno com Agulhas. 1st ed. Rio de Janeiro: Guanabara Koogan; 2016. p. 221–32.

[4] Aust MC, Fernandes D, Kolokythas P, Kaplan HM, Vogt PM. Percutaneous collagen induction therapy: An alternative treatment for scars, wrinkles and skin laxity. Plast Reconstr Surg. 2008; 21: 1421–9.

[5] Aust MC, Reimers K, Repenning C, et al. Percutaneous collagen induction: minimally invasive skin rejuvenation without risk of hyperpigmentation-fact or fiction? Plast Reconstr Surg. 2008; 122: 1553–63.

[6] Azagury A, Khoury L, et al. Ultrasound mediated transdermal drug delivery. Adv Drug Deliv Rev. 2014; 72: 127–43.

[7] Bal SM, Caussian J, Pavel S, Bouwstra JA. In vivo assessment of safety of microneedle arrays in human skin. Eur J Pharm Sci. 2008; 35(3): 193–202.

[8] Benson HA, Namjoshi S. Proteins and peptides: strategies for delivery to and across the skin. J Pharm Sci. 2008; 97(9): 3591–610.

[9] Budamakuntla L, Loganathan E, Suresh DH, Shanmugam S, Suryanarayan S, Dongare A, et al. A randomised, open-label, comparative study of

tranexamic acid microinjections and tranexamic acid with microneedling in patients with melasma. J Cutan Aesthet Surg. 2013; 6: 139–43.

[10] Camirand A, Doucet J. Needle dermabrasion. Aesthet Plast Surg. 2007; 21(1): 48–51.

[11] Chandrashekar BS, Sandeep MA, Vani Vasanth JP, Rajashekar ML. Triamcinolone acetonide mesotherapy in the treatment of recalcitrant patches of alopecia areata - a pilot study. J Clin Dermatol Ther. 2015; 2: 1–4.

[12] Chandrashekar BS, Yepuri V, Mysore V. Alopecia areata-successful outcome with microneedling and triamcinolone acetonide. J Cutan Aesthet Surg. 2014; 7(1): 63.

[13] Cohen BE, Elbuluk N. Microneedling in skin of color: a review of uses and efficacy. J Am Acad Dermatol. 2016; 74(2): 348–55.

[14] Contin L. Alopecia androgenética masculina tratada com microagulhamento isolado e associado a minoxidil injetável pela técnica de microinfusão de medicamentos pela pele. Surg Cosmet Dermatol. 2016; 8(2): 158–61.

[15] Donnelly RF, Singh TR, Garland MJ, Migalska K, Majithiya R, McCrudden CM. Hydrogel-forming microneedle arrays for enhanced transdermal drug delivery. Adv Funct Mater. 2012; 22(23): 4879–90.

[16] Fabbrocini G, De Vita V, Fardella N, et al. Skin needling to enhance depigmenting serum penetration in the treatment of melasma. Plast Surg Int. 2011; 2011: 158241. https://doi. org/10.1155/2011/158241.

[17] Fernandes D, Signorini M. Combating photoaging with percutaneous collagen induction. Clin Dermatol. 2008; 26(2): 192–9.

[18] Fertig RM, Gamret AC, Cervantes J, Tosti A. Microneedling for the treatment of hair loss. J Eur Acad Dermatol Venereol. 2017; 32: 564–9.

[19] Gill HS, Prausnitz MR. Pocketed microneedles for drug delivery to the skin. J Phys Chem Solids. 2008; 69(5-6): 1537–41.

[20] Gratieri T, Kalia YN, et al. Mathematical models to describe iontophoretic transport in vitro and in vivo and the effect of current application on the skin barrier. Adv Drug Deliv Rev. 2013; 65: 315–29.

[21] Gupta J, Gill HS, Andrews SN, Prausnitz MR. Kinetics of skin resealing after insertion of microneedles in human subjects. J Control Release. 2011; 154(2): 148–55.

[22] Harris AG, Naidoo C, Murrell DF. Skin needling as a treatment for acne scarring: an up-to-date review of the literature. Int J Womens Dermatol. 2015; 1(2): 77–81.

[23] Gill HS, Prausnitz MR. Coated microneedles for transdermal delivery. J Control Release. 2007; 117(2): 227–37.

[24] Jeong K, Lee YJ, Kim JE, Park YM, Kim BJ, Kang H. Repeated microneedle stimulation induce the enhanced expression of hair growth related genes. Int J Trichol. 2012; 4: 117.

[25] Kalil CLPV, Campos VB, Chaves CRP, Pitassi LHU, Cignachi S. Estudo comparativo, randomizado e duplo-cego do microagulhamento associado ao drug delivery para rejuvenescimento da pele da região anterior do tórax. Surg Cosmet Dermatol. 2015; 7(3): 211–6.

[26] Kalil CLPV, Campos V, Reinehr CPH, Chaves CRP. Drug delivery assistido por lasers: revisão. Surg Cosmet Dermatol. 2016; 8(3): 193–204.

[27] Khater MH, Khattab FM, Abdelhaleem MR. Treatment of striae distensae with needling therapy versus CO_2 fractional laser. J Cosmet Laser Ther. 2016; 18(2): 75–9.

[28] Kim BJ, Lim YY, Kim HM, Lee YW, Won CH, Huh CH, et al. Hair follicle regeneration in mice after wounding by microneedle roller. Int J Trichol. 2012; 4: 117.

[29] Kim BJ, Lim YY, An JH, Kim MN, Kim BJ. Transdermal drug delivery using disk microneedle rollers in a hairless rat model. Int J Dermatol. 2012; 51: 859–63.

[30] Lademann J, Knorr F, Richter H, Blume-Peytavi U, Vogt A, Antoniou C, Sterry W, Patzelt A. Hair follicles—an efficient storage and penetration pathway for topically applied substances. Summary of recent results obtained at the Center of Experimental and Applied Cutaneous Physiology, Charite -Universitatsmedizin Berlin, Germany. Skin Pharmacol Physiol. 2008; 2: 150–5.

[31] Lademann J, Richter H, Teichmann A, Otberg N, Blume-Peytavi U, Mak WCJ, Patzelt A, Richter H, Renneberg R, Lai KK, Rühl E, et al. Triggering of drug release of particles in hair follicles. J Control Release. 2012; 160(3): 509–14.

[32] Lee HJ, et al. Efficacy of microneedling plus human stem cell conditioned medium for skin rejuvenation:

a randomized, controlled, blinded split-face study. Ann Dermatol. 2014; 26(5): 584–91.

[33] Lima EVA, et al. Microagulhamento: estudo experimental e classificação da injúria provocada. Surg Cosmet Dermatol. 2013; 5(2): 110–4.

[34] Lima EVA, Lima MA. IPCA em Couro Cabeludo. In: de Andrade Lima E, et al., editors. IPCA | Indução Percutânea de Colágeno com Agulhas. 1st ed. Rio de Janeiro: Guanabara Koogan; 2016. p. 145–52.

[35] Majid I. Microneedling therapy in atrophic facial scars: an objective assessment. J Cutan Aesthet Surg. 2009; 2(1): 26.

[36] More S, Ghadge T, et al. Microneedle: an advanced technique in transdermal drug delivery system. Asian J Res Pharm Sci. 2013; 3: 141–8.

[37] Ohyama M. Hair follicle bulge: a fascinating reservoir of epithelial stem cells. J Dermatol Sci. 2007; 46: 81–9.

[38] Pahwa M, Pahwa P, Zaheer A. "Tram track effect" after treatment of acne scars using a microneedling device. Dermatol Surg. 2012; 38(7pt1): 1107–8.

[39] Paudel KS, Milewski M, Swadley CL, Brogden NK, Ghos P, Stinchcom AL. Challenges and opportunities in dermal/ transdermal delivery. Ther Deliv. 2011; 1(1): 109–31.

[40] Pitassi L, Romiti AR, Lima EVA. IPCA e Drug Delivery. In: de Andrade Lima E, et al., editors. IPCA | Indução Percutânea de Colágeno com Agulhas. 1st ed. Rio de Janeiro: Guanabara Koogan; 2016. p. 57–66.

[41] Prausnitz MR. Microneedles for transdermal drug delivery. Adv. Drug Deliv. 2004; 56(5): 581–7.

[42] Schuetz YB, Naik A, Guy RH, Kalia YN. Emerging strategies for the transdermal delivery of peptide and protein drugs. Expert Opin Drug Deliv. 2005; 2(3): 533–48.

[43] Rk S, Liepmann D, et al. Microneedles and transdermal applications. Expert Opin Drug Deliv. 2007; 4: 19–25.

[44] Strazzulla LC, Avila L, Lo Sicco K, Shapiro J. An overview of the biology of platelet-rich plasma and microneedling as potential treatments for alopecia areata. J Investig Dermatol Symp Proc. 2018; 19:S21–4.

[45] Yan G, Arelly N, Farhan N, Lobo S, Li H. Enhancing DNA delivery into the skin with a motorized microneedle device. Eur J Pharm Sci. 2014; 52: 215–22.

[46] Wipf A, Boysen N, Hordinsky MK, Dando EE, Sadick N, Farah RS. The rise of transcutaneous drug delivery for the management of alopecia: a review of existing literature and an eye towards the future. J Cosmet Laser Ther. 2018: 1–8.

[47] Dhurat R, Sukesh M, Avhad G, Dandale A, Pal A, Pund P. A randomized evaluator blinded study of effect of microneedling in androgenetic alopecia: a pilot study. Int J Trichol. 2013; 5: 6–11.

[48] Bao L, Gong L, Guo M, Liu T, Shi A, Zong H, et al. Randomized trial of electrodynamic microneedle combined with minoxidil 5% topical solution for the treatment of Chinese male Androgenetic alopecia. J Cosmet Laser Ther. 2017.

[49] Kumar MK, Inamandar AC, Palit A. A randomized controlled, single-observer blinded study to determine the efficacy of topical minoxidil plus microneedling versus minoxidil alone in the treatment of androgenetic alopecia. J Cutan Aesthet Surg. 2018; 11(4): 211–6.

[50] Badran MM, Kuntsche J, Fahr A. Skin penetration enhancement by a microneedle device (Dermaroller) in vitro: dependency on needle size and applied formulation. Eur J Pharm Sci. 2009; 36(4-5): 511–23.

[51] Sasaki GH. Micro-needling depth penetration, presence of pigment particles, and fluorescein-stained platelets: clinical usage for aesthetic concerns. Aesthet Surg J. 2016; 37(1): 71–83.

[52] Hou A, Cohen B, Haimovic A, Elbuluk N. Microneedling. Dermatol Surg. 2017; 43(3): 321–39.

[53] Cary JH, Li BS, Maibach HI. Dermatotoxicology of microneedles (MNs) in man. Biomed Microdevices. 2019; 21: 66.

第二十一章

微针疗法在硬皮病治疗中的应用

硬皮病是一种病因不明的结缔组织病，本质特征是皮肤的进行性纤维化。由于该疾病明显影响患者面部美观，故其对患者的生活质量带来了严重影响。超过 90% 的患者可表现出皮肤进行性增厚，这被认为是疾病严重程度的标志之一。

基于临床表现，硬皮病可分为两种：

- 局限性硬皮病：病变仅限于面部、颈部以及远端肢体的皮肤。
- 系统性硬化症：病变累及全身皮肤以及内脏器官。

硬皮病的病理生理学机制包括：血管内皮损伤、免疫失调、成纤维细胞活化以及细胞外基质的过度合成，最终导致皮肤纤维化。

除了皮肤增厚，还可观察到毛细血管扩张、肤色不均、口裂缩小（张口受限）以及钙质沉着。外观的严重受损会影响患者的自尊并增加其痛苦感。然而，上述表现经常被皮肤科医生所忽视。对于上述皮损进行外观改善的可行性治疗亦鲜见文献报道。

硬皮病的面部表现为易于辨识的特征性皮损，即皮肤暗沉、丧失弹性、僵硬、肤色异常，以及与实际年龄不符的松弛和口周皱纹（图 21-1）。采用微针治疗烧伤后瘢痕、痤疮瘢痕、口周与颏部皱纹以及额纹与眉间纹等皮损时，可将瘢痕胶原及缺乏弹性的胶原转化为较接近于生理状态的胶原；因此，我们相信该疗法亦可使得硬皮病患者从中受益。

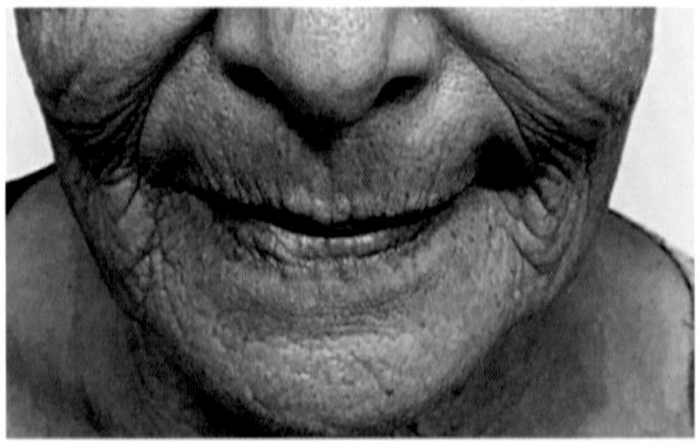

图 21-1 硬皮病患者

一、微针疗法对于硬皮病的合理应用

微针疗法可促进新生胶原蛋白替代原有受损的胶原蛋白，且不致造成去表皮化状态。David 和 Norman Orentreich 首次报道了使用锐针以刺激胶原合成来治疗萎缩性瘢痕及皱纹，此后该疗法被称为皮下分离术™，并得到广泛应用。其他学者也遵循相同的治疗原则，即破坏并移除受损的表皮下胶原纤维，并使其被新生的胶原纤维与弹力纤维所替代，最终证实了上述研究结果。

借助嵌有无菌不锈钢针头（对称排列成行，总数量平均为190个）的聚乙烯滚轮，微针疗法旨在制造大量深达真皮层的微通道并触发炎症信号，从而激活炎症级联反应以刺激胶原合成。皮肤屏障完整性的丧失促进了IL-1、IL-8、IL-6、肿瘤坏死因子-α（TGF-α）以及粒细胞-巨噬细胞集落刺激因子（GM-CSF）等细胞因子的释放，从而造成真皮层血管扩张以及角质形成细胞迁移，从而修复表皮层的损伤。水平、垂直以及斜向交错的条带包含了大量微损伤，使得真皮层形成出血带，从而引起止血及浆液性渗出。为了更好地理解，可将微针造成损伤所诱发的愈合过程整体上分为以下三个阶段：

• 第一阶段——损伤：血小板和中性粒细胞的释放伴随生长因子的合成，如转化生长因子-α1与转化生长因子-β3（TGF-α1与TGF-β3）、血小板源生长因子（PDGF）、结缔组织活化蛋白Ⅲ以及结缔组织生长因子（图21-2）。上述生长因子将作用于角质形成细胞和成纤维细胞。

• 第二阶段——愈合：此时中性粒细胞被单核细胞所替代。随后出现新生血管、上皮形成以及成纤维细胞增殖等一系列进程，接着是Ⅲ型胶原蛋白、弹力蛋白、黏多糖及蛋白聚糖的合成。与此同时，单核细胞开始分泌成纤维细胞生长因子、TGF-α1以及TGF-β3。损伤发生后约5天，即形成纤连蛋白基质，从而使得胶原蛋白在表皮层基底膜带下方发生沉积（图21-3）。

• 第三阶段——成熟：Ⅲ型胶原蛋白在愈合过程的第一阶段占主导地位，后期逐渐被更为稳定的Ⅰ型胶原蛋白所替代。后者的留存时间通常可达5~7年。

图21-4所示为患者接受微针治疗前与治疗后即刻。

表皮层破坏所诱发的炎症反应将导致生成平行排列且较粗大的胶原纤维束，而不是正常皮肤中相互交联形成的胶原纤维网。有研究表明，在上述过程中，TGF-β发挥了重要的作用：TGF-β1和TGF-β2可促进瘢痕组织胶原的合成，而TGF-β3则促进接近于生理状态胶原蛋白的合成，从而促进伤口再生和愈合。与硬皮病的发病机制相比，可见TGF-β1和TGF-β2对于生理性纤维形成以及病理性纤维化而言均主要调控

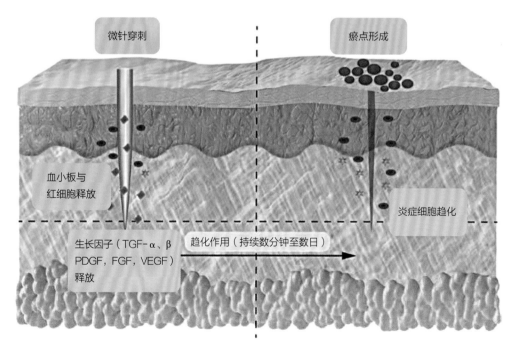

图21-2 微针穿刺后即刻出现的炎症第一阶段（引自Lima，2016年）

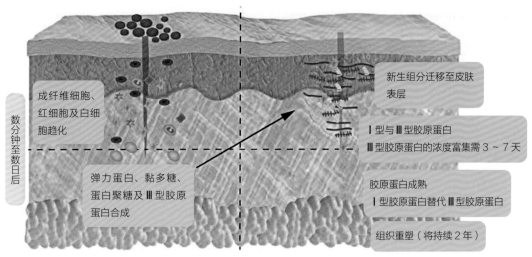

数分钟至数日后

成纤维细胞、红细胞及白细胞趋化

弹力蛋白、黏多糖、蛋白聚糖及Ⅲ型胶原蛋白合成

新生组分迁移至皮肤表层

Ⅰ型与Ⅲ型胶原蛋白
Ⅲ型胶原蛋白的浓度富集需 3 ～ 7 天

胶原蛋白成熟
Ⅰ型胶原蛋白替代Ⅲ型胶原蛋白

组织重塑（将持续 2 年）

图 21-3 微针刺激所诱发的阶段（引自Lima，2016 年）

因子，并且对于多种细胞类型均可产生多效活性。因此，基于主要由 TGF-α1 和 TGF-α3 所触发的炎症级联反应所产生的变化，微针疗法对于硬化胶原的修复作用可能使皮肤外观更接近于生理状态。

对于仅存在局限性皮肤受累的患者以及全身皮肤受累的患者均可实施治疗。还需要与风湿科医生进行多学科联合随访，以获得对于疾病的最佳治疗，并指导患者不致因接受治疗而中断用药。对于累及全身皮肤的系统性硬化症，微针疗法可通过改善其皮肤弹性，从而获得外观及功能的改善效果。

二、治疗方案

与烧伤后瘢痕类似，硬皮病患者的皮肤同样也会对微针的穿刺造成较强的阻力。因此，建议使用针长 2.5 mm 微针实施深度损伤（根据 Emerson Lima 提出的损伤分级）的治疗（图 21-5 ～ 21-8）。微针仅对皮肤造成部分穿刺，而为了抵消并克服这一阻力，术者通常会对器械施力过度，从而可能损伤神经或血管结

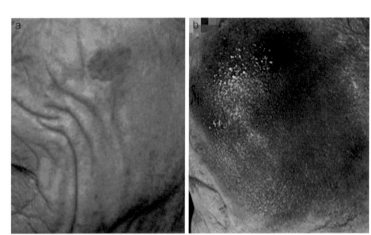

图 21-4 患者接受深度损伤的微针治疗前（a）与治疗后即刻（b）的情况对比

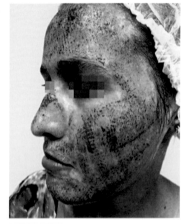

图 21-5 患者接受深度损伤的微针治疗后的即刻效果

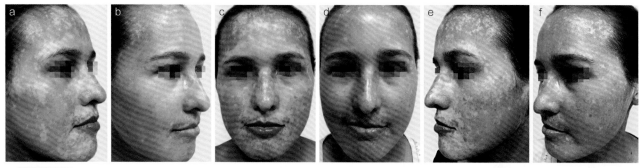

图 21-6 患者接受 3 次深度损伤的微针治疗前（a, c, e）与治疗后（b, d, f）的情况对比，可见皮肤硬化出现明显改善

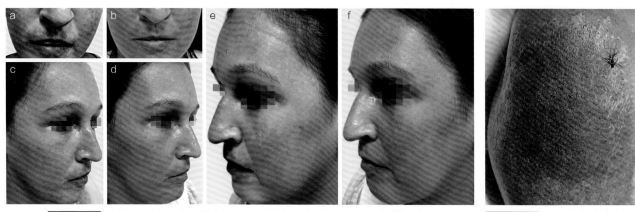

图 21-7 患者接受微针治疗前（a, c, e）与治疗后（b, d, f）的情况对比

图 21-8 患者接受微针治疗后的即刻效果

构，并且无法达到预期效果。因此，建议对滚针施加的力矢量始终保持与其作用平面相切，并且避免垂直于该表面施力。

此外，建议在治疗前使用美白剂和广谱防晒霜以减少黑色素含量，从而完善皮肤术前准备工作。

三、技术要点

当计划实施深度损伤的治疗时，治疗目标为通过单次治疗即获得最佳疗效。此时无法实现可在松弛的非硬化性皮肤中获得的均匀瘀斑，故不将其作为治疗终点。对于硬皮病患者，如果无法精准实施治疗，即无法使用滚轮制造垂直、水平及斜向交错的线性条带，则往往更容易造成皮肤损伤，致其去表皮化，同时也更可能发生不良反应。

此外，可进行微针疗法联合射频疗法的治疗。最好选用射频微针（MNR）疗法，在使用滚轮微针进行治疗前，预先使用 8 号 Lima 电极治疗口周区域。图 21-9 所示为不同患者接受射频微针治疗前后的情况对比。

如前所述，建议使用针数平均为 192 根且针长 2.5 mm 的滚轮微针。然而，如果患者因系统性病变导致其皮肤脆性增加时，则应该选择施行中度损伤，治疗间隔为 15～30 天。对此，应该使用针长 1.5 mm 的微针。治疗应在严格符合外科手术环境要求的操作间中进行，并由训练有素且符合资质的专业人员负责实施。切记不可轻视相关安全准则。

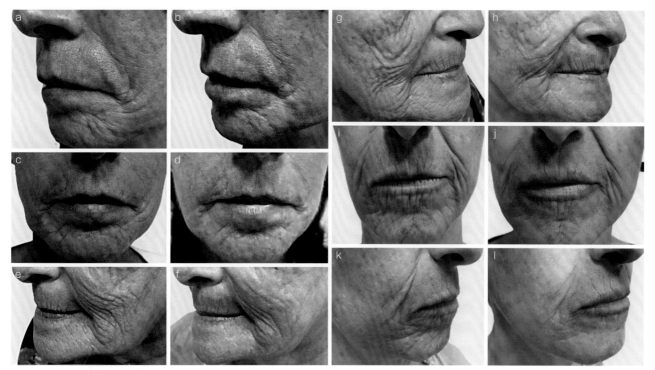

图 21-9 不同患者接受射频微针治疗前（a, c, e, g, i, k）与治疗后（b, d, f, h, j, l）的情况对比

四、操作流程

1. 治疗区皮肤消毒和麻醉　在未经消毒的皮肤上涂抹 4% 利多卡因脂质体并加以按摩，外敷 1 h 后以氯己定进行消毒。当采取浸润麻醉时，可使用 2% 利多卡因与 0.9% 生理盐水以 1∶2 比例混合后使用。如果旨在实施中度损伤，局部麻醉便足以维持患者治疗期间的耐受性。

2. 疗效展现与术后护理　术后可见轻度出血；20~30 min 内，可出现浆液性渗出。使用无菌纱布与 Micropore® 外科胶带作为治疗区敷料，并且无需外用任何药物。此时不需要使用局部或系统性抗生素治疗，亦不建议局部或系统性应用皮质类固醇激素以抑制自限性炎症过程的预期反应。对于中度损伤的治疗，治疗结束 1 h 后可见浆液性渗出，此时即可使用与肤色一致的防晒霜，随后患者即可离院。

在深度损伤治疗结束 12 h 后，患者居家淋浴时可将外用敷料湿润后自行去除。此时可消毒治疗区，并且使用具有再生功效的软膏，直到表皮再生完成，该过程平均需要 5~7 天，随后即可使用美白霜以及与肤色一致的广谱防晒霜。

随后数日可见明显的水肿和血肿。术后第 7 天左右，患者即可复工；而如果治疗区皮肤可由衣物覆盖（如颈部、胸部及背部），则术后次日即可复工。下一次治疗可安排在 30~60 天后进行。

3. 疼痛与不适　患者通常无疼痛与不适的主诉。如果其一旦发生，则应警惕存在继发性感染，尤其是发生于治疗结束 48 h 后。通常不需要在术后使用镇痛或抗炎治疗。但是，在不存在其他加重症状因素的前提下，如果患者主诉出现不适感，则建议配合使用安乃近（1 g/6 h）。

五、真皮隧穿（DT）疗法的适应证

真皮隧穿（DT）疗法是由作者研发的皮下分离术™的革新疗法，其借助特定器械进行治疗，即 1.20 mm × 25 mm，18 G × 1″ 的穿刺针。作者曾使用该疗法对 18 名凹陷性瘢痕及囊肿型痤疮后脂肪代谢障碍的患者进行治疗，并获得了显著疗效。

为了实施该疗法，需要预先对治疗区进行标记（图 21-10）。用于指导治疗的标记图形取决于需要治疗的皮损。当存在凹陷性皮损时，应对萎缩区域周围进行标记。

使用 2% 氯己定进行消毒，并使用不含血管收缩剂的 2% 利多卡因进行麻醉。借助上述穿刺针，可触及位于真皮浅层的病变，从而制造管道并使得纤维束发生断裂，在病变真皮层内形成狭窄隧道。使用针头进行往复式操作。随后，紧邻前者以相同的操作原则穿刺下一条隧道。为此，应沿同一穿刺孔进针，从而形成多个平行排列的水平出血带。在一个预设菱形平面的其余顶点进行相同操作，使得所形成的出血带彼此间交错，直到整个治疗区被剥离，并伴随血肿形成（图 21-11）。

穿刺孔处可见明显出血点，其大小与所用器械直径相当，但可自行止血。通常，使用无菌棉垫按压可在数分钟内即实现止血。无需缝合穿刺孔。由于其为创口小于 1 mm 的连续性治疗方案，因此在治疗的第二阶段即已启动愈合过程。建议使用无菌纱布与 Micropore® 外科胶带对治疗区进行封包。此时不需要使用局部或系统性抗生素，亦不建议采取冷敷或压迫疗法。最好保证血肿的消退以及术后的炎症反应遵循其自然修复过程。图 12-12 所示为患者接受治疗后 60 天的效果。

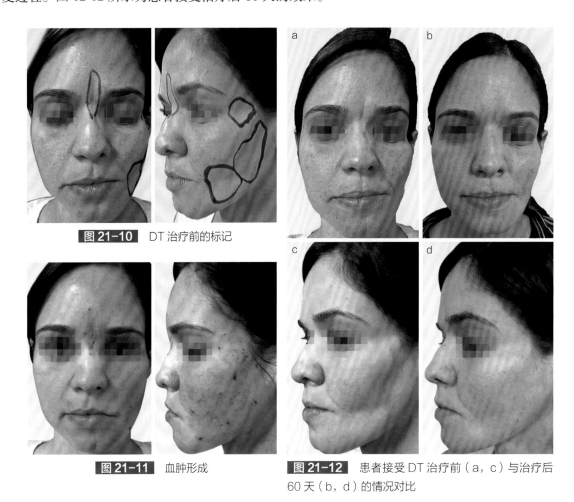

图 21-10 DT 治疗前的标记

图 21-11 血肿形成

图 21-12 患者接受 DT 治疗前（a，c）与治疗后 60 天（b，d）的情况对比

参考文献

[1] Abraham DJ, Krieg T, Distler J, et al. Overview of pathogenesis of systemic sclerosis. Rheumatology (Oxford). 2009; 48(Suppl. 3):iii3–7.

[2] Aust MC. Percutaneuos collagen induction therapy (PCI) - an alternative treatment for scars. Wrinkles skin laxity. Plast Reconstr Surg. 2008; 121(4): 1421–9.

[3] Bal SM, Caussian J, Pavel S, et al. In vivo assessment of safety of microneedle arrays in human skin. Eur J Pharm Sci. 2008; 35(3): 193–202.

[4] Baraut J, Michel L, Verrecchia F, et al. Relationship between cytokine profiles and clinical outcomes in patients with systemic sclerosis. Autoimmun Rev. 2010; 10(2): 65–73.

[5] Brody HJ. Trichloroacetic acid application in chemical peeling, operative techniques. Plast Reconstr Surg. 1995; 2(2): 127–8.

[6] Camirand A, Doucet J. Needle dermabrasion. Aesthet Plast Surg. 1997; 21(1): 48–51.

[7] Carvalho MV, Nascimento GJF, Andrade E, et al. Association of aesthetic and orthodontic treatment in parry romberg syndrome. J Craniofac Surg. 2010; 21: 436–9.

[8] Cohen KI, Diegelmann RF, Lindbland WJ. Wound healing: biochemical and clinical aspects. Philadelphia: W.B. Saunders Co; 1992.

[9] Dantas A. Avaliação do perfil de citocinas e quimiocinas em pacientes com esclerose sistêmica: correlação com manifestações clínicas e com resposta ao tratamento. [Tese de Doutorado] Programa de Pós-Graduação em Inovação Terapêutica da UFPE; 2016.

[10] Deshingkar SA, Barpande SR, Bhavthankar JD, et al. Progressive hemifacial atrophy (Parry-Romberg syndrome). Contemp Clin Dent. 2012; 3(1): 78–81.

[11] Fabroccini G, Fardella N. Acne scar treatment using skin needling. Clin Exp Dermatol. 2009; 34(8): 874–9.

[12] Fernandes D, Massimo S. Combating photoaging with percutaneous collagen induction. Clin Dermatol. 2008; 26(2): 192–9.

[13] Fernandes D. Minimally invasive percutaneous collagen induction. Oral Maxillofac Surg Clin North Am. 2006; 17(1): 51–63.

[14] Lima E, Lima M, Takano D. Microneedling experimental study and classification of the resulting injury. Surg Cosmet Dermatol. 2013; 5: 110–4.

[15] Lima EA. Dermal tunneling: a proposed treatment for depressed scars. An Bras Dermatol. 2016; 91(5): 697–9.

[16] Lima EA. IPCA® - Indução percutânea de colágeno com agulhas. Rio de Janeiro: Guanabara Koogan; 2016.

[17] Lima EA. Microneedling in facial recalcitrant melasma: report of a series of 22 cases. An Bras Dermatol. 2015; 90(6): 919–21.

[18] Lima EA. Radiofrequência pulsada com multiagulhas (RFPM®) no tratamento de estrias atróficas. Surg Cosmet Dermatol. 2016; 8(3): 242–5.

[19] Lima EVA, Lima MMDA, Paixão MP, et al. Assessment of the effects of skin microneedling as adjuvant therapy for facial melasma: a pilot study. BMC Dermatol. 2017; 17: 14.

[20] Lima EVA, et al. Induction of pigmentation through microneedling in stable localized vitiligo patients. Dermatol Surg. 2020; 46(13): 434–5.

[21] Lima EVA. Indução percutânea de colágeno com agulhas em cicatrizes após acidentes automobilísticos: correção cosmética e funcional. Surg Cosmet Dermatol. 2017; 9(2): 127–9.

[22] Lima EVA. Dermal tunneling (TD®): a therapeutic option for static glabellar wrinkles. Surg Cosmet Dermatol. 2016; 8(1): 42–5.

[23] Lima EVA. Pulsed radiofrequency with multineedles (RFPM®) in the treatment of atrophic stretch marks. Surg Cosmet Dermatol. 2016; 8(3): 242–5.

[24] Lima EA, Lima MA, Araújo CEC, Nakasawa YMM, Leal NC. Investigation on the use of 3% and 5% retinoic acid in peeling solution as a drug delivery agent after percutaneous induction of collagen with needles (IPCA®): safety profile and application protocol. Surg Cosmet Dermatol. 2018; 10(1): 21–6.

[25] Lima EAV. Pulsed radiofrequency with multineedles: a therapeutic proposal for wrinkles, sagging, and periorbital pigmentation. Surg Cosmet Dermatol. 2015; 7(3): 223–6.

[26] Lima EVA. Association of microneedling with

phenol peeling: a new therapeutic approach for sagging, wrinkles and acne scars on the face. Surg Cosmet Dermatol. 2015; 7(4): 328–31.

[27] Lima EVA. Pulsed radiofrequency with multineedles for earlobe aging treatment. Surg Cosmet Dermatol. 2016; 8(4): 307–10.

[28] Lima EVA. Indução percutânea de colágeno com agulhas (IPCA®) associada a radiofrequência pulsada com multiagulhas (RFPM®) na condução de cicatrizes de acne deprimidas: protocolo de tratamento. Surg Cosmet Dermatol. 2017; 9(3): 234–6.

[29] Nikpour M, Stevens WM, Herrick AL, et al. Epidemiology of systemic sclerosis. Best Pract Res Clin Rheumatol. 2010; 24(6): 857–69.

[30] Orentreich DS, Orentreich N. Subcutaneous incisionless (subcision) surgery for the correction of depressed scars and wrinkles. Dermatol Surg. 1995; 21(6): 6543.

第二十二章

微针疗法在色素减退及色素脱失性疾病治疗中的应用

一、微针疗法对于色素脱失性疾病的合理应用

与剥脱性治疗不同，微针疗法具有能够保持表皮层完整性的优势。众所周知，采用机械性或化学性治疗手段剥离表皮层会诱发释放细胞因子以及炎症细胞的趋化，最终将导致受损组织被瘢痕组织所替代。该炎症级联反应中所涉及的部分生长因子与细胞因子已经得到研究，但关于微针所能获得的疗效仍有待进一步探索。随着作者在过去 10 年中对于微针疗法适用性的拓展，治疗相关基础知识的不足就更加亟待填补。该疗法广泛的适用性基于其安全性，即无需破坏受损组织即可实现对其的改善。除了对受损表皮层及真皮层的改变外，我们也发现微针疗法对于黄褐斑（参见第十章中"Lima 方案"部分）及炎症后色素沉着具有潜在的美白疗效，并且无需配合使用任何活性物质。换言之，当实施中度损伤的治疗时，微针本身即具有减少黑色素、再生基底膜带以及恢复真皮乳头层弹性的疗效（参见第六章）。基于对瘢痕的治疗经验以及微针疗法用于色素脱失组织再生功效的观察结果，作者提出了将微针疗法用于恢复肤色均匀性的治疗方案。针对上述患者的治疗启发来源于对白癜风易感基因携带者的瘢痕及黄褐斑治疗中的初步尝试。该治疗组合为微针疗法的研究开辟了新的思路。但是，该文献未提供疗效一致性的数据，并且缺乏基于对其治疗安全性的广泛评价所开展的支撑性研究。然而，众所周知，正如在其他皮肤病中所见，对于白癜风皮损的治疗性创伤也会引发损伤，即使该创伤通常意味着是一种持续性的治疗或者去上皮化的过程。

上述现象也被称为同形反应，由著名的德国皮肤科医生 Heinrich Koebner 于 1872 年提出。对于健康皮肤的创伤会触发与其他身体部位所见类型相同的皮损，如扁平苔藓及银屑病。作者的发现来源于动物咬伤伤口消退后的结果。在微针疗法中，只要正确实施治疗操作，即不会发生上述情况：即不会出现凹陷、创面或撕裂伤。微穿刺能够保持表皮层以及邻近伤口处角质形成细胞的完整性，从而使得皮肤能快速再生。对于黄褐斑及白癜风患者的治疗以及长期随访结果显示，其治疗区未形成色素脱失斑。

同时，治疗所致色素异常患者也可从上述疗法中获益。图 22-1 所示为一例通过苯酚对痤疮瘢痕行剥脱性治疗的患者，其在治疗后 45 天并发色素减退症，因此接受了 4 次 Lima 方案的治疗。

基于上述疗效，我们针对症状持续1年以上的稳定期白癜风患者开展探索性治疗，其既往治疗无论是局部或系统性使用皮质类固醇激素治疗，还是免疫调节剂的联合治疗，均未见效。建议采取与黄褐斑的 Lima 方案相同的治疗操作步骤，实施4 次治疗，每次治疗间隔 30 天。图 22-2～22-6 所示为两名接受上述微针治疗方案的患者，治疗后可见改善效果。为了加速治疗进程并优化其疗效，目前建议在术后 24 h即开始在日间使用中效局部皮质类固醇激素治疗，并配合在夜间局部外用免疫调节剂。图中所示患者已接受 4 次微针治疗，并坚持在治疗间隔期外用功效性药物。上述所有患者病史均有 1 年以上，并且经局部或系统性治疗后未见任何改善。目前为止，作者的临床经验中均可见治疗有效。

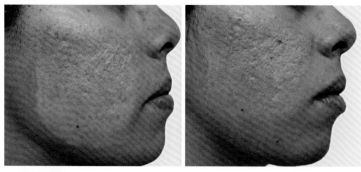

图 22-1 黄褐斑及白癜风患者接受 Lima 方案治疗前后的情况对比

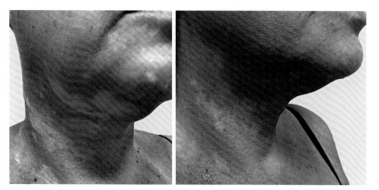

图 22-2 患者接受 4 次 Lima 方案治疗前后的情况对比

皮肤微针亦用于拉坦前列素与他克莫司的经皮给药，可获得明显且稳定的局部疗效。相比单独应用光疗，每周一次微针治疗后配合使用局部皮质类固醇激素治疗以及 NB-UVB（窄谱中波紫外线）治疗，并坚持治疗 3 个月，可获得显著提高的复色效果。与此类似，微针治疗后配合使用 5- 氟尿嘧啶所获得的疗效比配合使用他克莫司更为显著。微针在真皮浅层引起表皮层改变以及促进黑素细胞迁移的能力为我们的治疗假说提供了理论依据，即对于白癜风病例，微针疗法不仅能够作为促进透皮给药的媒介，其本身也可发挥治疗作用。然而到目前为止，仍未见将微针疗法作为白癜风特效疗法的报道以及临床研究。最近，Lima 等人报道了将经皮微针试验用于 12 名局部难治

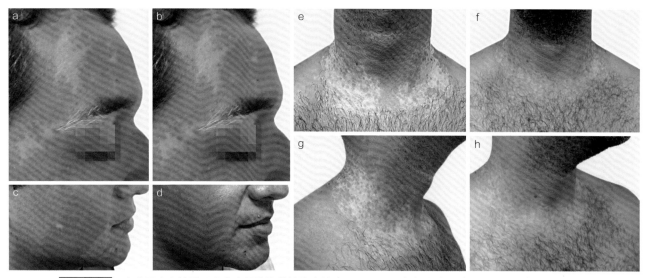

图 22-3 白癜风患者接受 4 次中度损伤的微针治疗前（a，c，e，g）与治疗后（b，d，f，h）的情况对比

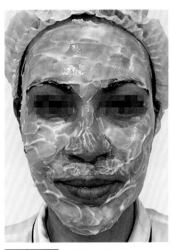

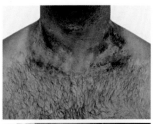

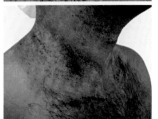

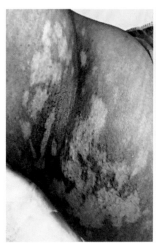

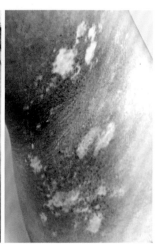

图 22-4 患者面部使用 30 g 麻醉药

图 22-5 患者接受治疗后的即刻反应，可见作者建议的治疗终点

图 22-6 难治性白癜风患者（病史 4 年）接受 4 次 Lima 方案治疗前后的情况对比

性白癜风处于稳定期患者的临床治疗，取得了令人满意的疗效。每名患者均有 1 年以上的长期病史，但是既往的治疗方法均未见效。受试者同意接受 4 次针对皮损的经皮微针治疗，治疗方法依照中度损伤的操作流程（1.5 mm），治疗间隔为 15 天。在治疗期间，针对所有受试者仅配合外用 0.1% 他克莫司进行治疗。结果显示，10 名（83%）患者在治疗后可见复色。面部皮损对于治疗所呈现的疗效更加显著，而肢体部位却未见着色。对所有 12 名患者均完成了 4 次治疗。治疗后未见治疗相关不良反应，故而可认为该疗法的安全性较好。治疗后可见复色的患者对治疗的满意度较高。治疗结束后，复色反应可持续 12 个月。白癜风发生的病理生理学机制复杂，包括真皮浅层的氧化损伤、黑素细胞黏附性的改变、自噬功能的缺失以及成纤维细胞的衰老。虽然微针疗法的作用机制尚未被完全阐明，但由于其对于表皮增生速率、成纤维细胞增殖率以及真皮浅层金属蛋白酶的调控均表现出促进作用，故该疗法已被用于多种皮肤疾病治疗的研究。微针疗法对表皮层及真皮浅层的促修复作用有助于实现利于白癜风改善的微环境重塑，从而获得预期的治疗效果。未来的研究方向应关注反向同形反应在白癜风复色机制中的潜在作用。上述初步病例系列研究的良好结果表明需要开展进一步的对照研究，以深入探索微针疗法在白癜风治疗中的应用。

二、操作流程

（一）患者筛选

微针疗法对于色素脱失斑的适用性与患者的皮肤光反应分型无关。即使对于皮肤光反应分型较高的患者（治疗后较易出现炎症后色素沉着，多为一过性），该疗法也可获得满意的疗效。无论是由于手术还是外伤所致的并发症，对于创伤所引发的色素减退性疾病，均建议尽早开始治疗。然而，如果接受治疗的患者本身患有白癜风，则建议在进行微针治疗之前至少等待 1 年直到其病情趋于稳定。如果患者本身合并自体免疫性疾病（即使在接受治疗前其病情已得到稳定），则须谨记可能存在多种与微针治疗无关的外部因素会导致疗效不佳。最近，一项由 Emerson Lima 等人发表的研究结果显示，一组白癜风患者接受 4 次 Lima 方案（2019 年，美国皮肤外科学会）治疗后，其患处皮肤可见显著复色的效果，表明该疗法具有改善肤色的相关疗效。患者的面颈部及胸部等部位皮肤均在治疗后表现出改善效果。

（二）器械准备

我们始终建议在治疗中使用已取得当地卫生监管机构注册的高质量微针器械，在具备精准穿刺力的同时，其针头应沿对角线排列，以确保实施损伤时产生的水平压力及其凹槽结构的均匀度。最好选用针数平均为 192 根且针长 1.5 mm 的滚轮微针。治疗应在严格符合外科手术环境要求的操作间中进行，并由训练有素且符合资质的专业人员负责实施。

切记不可忽视相关安全准则，包括无菌手套的使用、治疗区的消毒以及严格遵循无菌原则的治疗环境。

（三）麻醉

随着临床实践中所实施的门诊手术数量越来越多，皮肤科医生也应该越来越注重镇痛治疗的有效性。为了保证手术的顺利实施，在治疗（如微针治疗）过程中需要为患者提供良好的舒适感。考虑到上述治疗多在常规诊室而非医院环境下进行，因此，除了麻醉的有效性，还应该格外重视其安全性。

理想的局部麻醉应足以突破皮肤屏障且作用于神经末梢，而不会扩散至血液循环。4% 利多卡因脂质体已经被批准用于成年人以及 2 岁以上儿童的皮肤全层麻醉，其可通过稳定神经元细胞膜以及抑制痛觉刺激在轴突传导中的关键离子流，从而实现对真皮层的麻醉。脂质体包裹为利多卡因在真皮层的渗透提供了以下优势：

- 通过优化透皮吸收使药物更快起效
- 降解缓慢，从而延长作用时间
- 局部渐进式代谢，保证了药物安全性
- 红斑、刺激和皮肤过敏反应的发生率低
- 无需封包，易于使用
- 麻醉诱导时间缩短

4% 利多卡因脂质体的镇痛效果在使用后 7 min（通过神经测量法获得）即可出现。随后其作用将逐步增加，并在 1 h 后达到符合治疗要求的状态。其在人群中的低致敏性已得到广泛验证，包括接受静脉穿刺的儿童群体以及接受激光脱毛与嫩肤治疗的成人群体。最新评估显示，相比于 2.5% 利多卡因与丙胺卡因以及 4% 丁卡因与优卡因等复方制剂的单独应用，4% 利多卡因脂质体在麻醉效果及起效速度方面均显示出更明显的优势。需要注意的是，丁卡因和丙胺卡因的最终代谢产物之一是 4- 氨基苯甲酸（PABA），故不可用于对其过敏的人群。

另一个需要关注的是，其镇痛效果即使在其被移除 15～30 min 后仍持续存在。局部麻醉药中毒主要通过其所致症状进行诊断，如烦躁不安、反应迟缓、震颤、恶心、呕吐、心律失常，以及较为罕见的惊厥与呼吸抑制。

受试者面部及腹部分别使用 30 g 及 60 g 的 4% 利多卡因脂质体后评估其安全性，结果显示，通过对心脏、胃肠道、神经系统以及血药浓度（分别在 1 h、2 h、6 h、24 h 后进行检测）的评估，所有检测数据均证实未发现中毒迹象。即使在封包 1 h 后，所测得最大血药浓度水平亦低于中毒剂量的 1/10。其对皮肤的作用时间应不超过 3 h。临床研究以及药品说明书显示，应将利多卡因乳膏厚涂于完整皮肤或是创面周围。此外，在表面积 400 cm² 的皮肤使用 60 g 并维持 3 h 后的峰值血药浓度可达到 0.05～0.16 μg/m²。根据 Lima 方案，治疗中建议在面部区域至少使用 15 g（最多不超过 30 g）该产品。如果对于躯体部位进行治疗，则建议使用上述用量的两倍（最多不超过 60 g）。建议在未经消毒（以保留皮脂）的皮肤整个区域上首先涂抹

1/2 的上述用量，并用力按摩；随后再厚涂一层药物，从而使药物起效。1 h 后，使用 2% 氯己定将其清除，并开始治疗。图 22-4 所示为一名使用麻醉药的患者，可见其面部涂有 30 g 麻醉药的状态。

（四）手术过程

滚动微针以制造平行排列且相邻的微通道条带，但无需互相交错。此时必须实施中度损伤（根据 Emerson Lima 分类）以达到治疗终点，通过制造大量微穿刺孔，从而在面部、颈部或臂部形成均匀的红斑。治疗出现轻度出血点，可自行止血。图 22-5 所示为一名患者在接受治疗后的即刻疗效。

根据 Lima 方案，不建议清除治疗后的血清渗出物。患者在术后应该保持静息状态，平均时间为 1 h，当血痂形成并且血清渗出物凝固后，可将其作为生物性敷料发挥屏障作用。此后即可使用与肤色一致的防晒霜，并且在 2 h 后，患者可居家使用清水以及低清洁力肥皂清洁面部。

（五）术后护理

由于手术过程的洁净度较高，故不建议使用局部或系统性抗生素以及皮质类固醇激素治疗。亦不建议采取冷敷或热敷疗法。在最初 24 h 内，通常可使用具有再生功效的软膏，并且在次日即可将其替换为局部中效皮质类固醇激素（每日一次），并配合外用免疫调节剂（如他克莫司，每日 1 ~ 2 次）。

（六）疗效展现

随后数日可见轻度水肿以及瘀斑。使用与肤色一致的防晒霜即可将其遮掩。患者于术后次日即可恢复工作。

建议将第 2 次治疗安排于 30 天后进行。对于色素脱失区域皮肤的复色效果，所需治疗次数取决于个体具体情况。图 22-6 和图 22-7 所示为两名患者接受 4 次 Lima 方案治疗后的疗效展示。

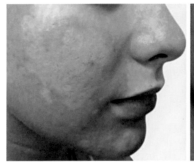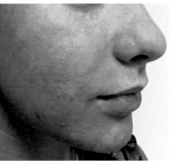

图 22-7 患者（病史 2 年）接受 4 次 Lima 方案治疗前后的情况对比

三、小结

黑素细胞与角质形成细胞之间的关系仍然是未解之谜，甚至可能伴随其他细胞的大量协同参与，如成纤维细胞及肥大细胞。本章提出的观察结果有助于探索新的治疗视角及研究思路，以便更准确地理解那些给患者生活质量带来严重影响的皮肤病。

参考文献

[1] Aust MC. Percutaneous collagen induction therapy: an alternative treatment for scars, wrinkles, and skin laxity. Plast Reconstr Surg. 2008; 121(4): 1421–9.

[2] Bal SM, Caussian J, Pavel S, et al. In vivo assessment of safety of microneedle arrays in human skin. Eur J Pharm Sci. 2008; 35(3): 193–202.

[3] Brody HJ. Trichloroacetic acid application in chemical peeling, operative techniques. Plast Reconstr Surg. 1995; 2(2): 127–8.

[4] Camirand A, Doucet J. Needle dermabrasion. Aesthet Plast Surg. 1997; 21(1): 48–51.

[5] Clementoni MT, Roscher MB, Munavalli GS. Photodynamic photorejuvenation of the face with a combination of microneedling, red light, and broadband, and pulsed light. Lasers Surg Med. 2010; 42: 150–9.

[6] Cohen KI, Diegelmann RF, Lindbland WJ. Wound healing: biochemical and clinical aspects. Philadelphia: WB Saunders Co; 1992.

[7] Costa IMC, Igreja ACS, Costa MC. Dermabrasão, microdermabrasão e microagulhamento. In: Tratado de cirurgia dermatológica, cosmiatria e laser da Sociedade Brasileira de Dermatologia. Rio de Janeiro: Elsevier; 2012.

[8] Czaja W, Krystynowicz A, Bielecki S, et al. Microbial cellulose - the natural power to heal wounds. Biomaterials. 2006; 27(2): 145–51.

[9] Czaja WK, Young DJ, Kawecki M, et al. The future prospects of microbial cellulose in biomedical applications. Biomacromolecules. 2007; 8(1): 1–12.

[10] Desmond F, Massimo S. Combating photoaging with percutaneous collagen induction. Clin Dermatol. 2008; 26: 192–9.

[11] Draelos Z. A comparison of post-procedural wound care treatments: do antibiotic-based ointments improve outcomes? J Am Acad Dermatol. 2011; 64: S23–9.

[12] Fabroccini G, Fardella N. Acne scar treatment using skin needling. Clin Exp Dermatol. 2009; 34(8): 874–9.

[13] Fernandes D, Massimo S. Combating photoaging with percutaneous collagen induction. Clin Dermatol. 2008; 26(2): 192–9.

[14] Fernandes D. Minimally invasive percutaneous collagen induction. Oral Maxillofac Surg Clin North Am. 2006; 17(1): 51–63.

[15] Kalil CLPV, Frainer RH, Dexheimer LS, et al. Tratamento das cicatrizes de acne com a técnica de microagulhamento e drug delivery. Surg Cosmet Dermatol. 2015; 7(2): 144–8.

[16] Kwak MH, Kim JE, Go J, et al. Bacterial cellulose membrane produced by Acetobacter sp. A10 for burn wound dressing applications. Carbohydr Polym. 2015; 122: 387–98.

[17] Lima EVA, Lima MMDA, Paixão MP, et al. Assessment of the effects of skin microneedling as adjuvant therapy for facial melasma: a pilot study. BMC Dermatol. 2017; 17: 14.

[18] Lima EA. Microneedling in facial recalcitrant melasma: report of a series of 22 cases. An Bras Dermatol. 2015; 90(6): 919–21.

[19] Lima EVA, et al. Induction of pigmentation through microneedling in stable localized vitiligo patients. Dermatol Surg. 2020; 46(13): 434–5.

[20] Lima EA. Microagulhamento em melasma facial recalcitrante: uma série de 22 casos. An Bras Dermatol. 2015; 90(6): 917–9.

[21] Lima EA, Lima M, Takano D. Microneedling experimental study and classification of the resulting injury. Surg Cosmet Dermatol. 2013; 5: 110–4.

[22] Lima EVA. Dermal tunneling: a proposed treatment for depressed scars. An Bras Dermatol. 2016; 91(5): 697–9.

[23] Lima EVA. Indução percutanea de colágeno com agulhas em cicatrizes após acidentes automobilísticos: correção cosmética e funcional. Surg Cosmet Dermatol. 2017; 9(2): 127–9.

[24] Lima EVA. Dermal tunneling (TD®): a therapeutic option for static glabellar wrinkles. Surg Cosmet Dermatol. 2016; 8(1): 42–5.

[25] Lima EVA. Pulsed radiofrequency with multineedles (RFPM®) in the treatment of atrophic stretch marks. Surg Cosmet Dermatol. 2016; 8(3): 242–5.

[26] Lima EA, Lima MA, Araújo CEC, Nakasawa YMM, Leal NC. Investigation on the use of 3% and 5% retinoic acid in peeling solution as a drug delivery agent after percutaneous induction of collagen with needles (IPCA®): safety profile and application protocol. Surg Cosmet Dermatol. 2018; 10(1): 21–6.

[27] Lima EAV. Pulsed radiofrequency with multineedles: a therapeutic proposal for wrinkles, sagging, and periorbital pigmentation. Surg Cosmet Dermatol. 2015; 7(3): 223–6.

[28] Lima EVA. Association of microneedling with phenol peeling: a new therapeutic approach for sagging, wrinkles and acne scars on the face. Surg

Cosmet Dermatol. 2015; 7(4): 328–31.

[29] Lima EVA. Pulsed radiofrequency with multineedles for earlobe aging treatment. Surg Cosmet Dermatol. 2016; 8(4): 307–10.

[30] Lima EVA. Indução percutanea de colágeno com agulhas (IPCA®) associada a radiofrequência pulsada com multiagulhas (RFPM®) na condução de cicatrizes de acne deprimidas: protocolo de tratamento. Surg Cosmet Dermatol. 2017; 9(3): 234–6.

[31] Lina F, Yue Z, Chao L, et al. Skin tissue repair materials from bacterial cellulose by a multilayer fermentation method. J Mater Chem. 2012; 22: 12349–57.

[32] Nathan ST. Treatment of minor wounds from dermatologic procedures: a comparison of three topical wound care ointments using a laser wound model. J Am Acad Dermatol. 2011; 64:S8–15.

[33] Orentreich DS, Orentreich N. Subcutaneous incisionless (subcision) surgery for the correction of depressed scars and wrinkles. Dermatol Surg. 1995; 21(6): 543–9.

第二十三章

微针疗法与强脉冲光的
联合治疗

一、联合治疗的应用基础

随着每种治疗手段疗效的显现越来越为人所熟知，目前普遍倾向于应用联合治疗方案以获得最佳疗效。除此优势之外，联合治疗的应用还有助于缩短患者所需的术前准备及术后恢复时间。需要谨记应同时进行麻醉和皮肤准备，以确保符合治疗的安全性准则。目前，对于微针疗法的美白及肤质改善功效已经进行了大量且深入的研究。

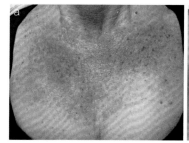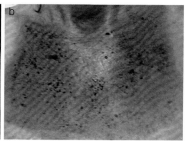

图23-1 （a）患者前胸区接受强脉冲光治疗后效果（540 nm，15 J/cm²，15 ms）；（b）同一患者前胸区接受中度损伤微针治疗后效果

图 23-1 所示为实施中度损伤建议的治疗终点。同时，强脉冲光（IPL）也能够淡化黑色素并且改善皮肤外观。在此，作者提出将上述两种疗法应用于面部、颈部及肢体等部位的联合治疗方案。通过医师评估以及患者自我评价，首例治疗案例的结果表明：相比于单一治疗，联合治疗方案所获得的疗效更为显著。此外，与单独应用强脉冲光相比，除了结痂脱落过程更自然、肤色均匀的速度更快以外，上述方案在术后皮肤的恢复速度方面亦更具优势。为了进一步优化疗效，作者认为还可考虑配合应用公认的维 A 酸制剂，操作流程详见下文描述。微针疗法对于瘢痕治疗的有效性也已得到证实。无论对于凹陷性瘢痕还是隆起性瘢痕，微针疗法均为其治疗选择带来了颠覆性的改变。对于新形成并伴随血管生成的隆起性瘢痕以及瘢痕疙瘩，均可选择应用强脉冲光联合微针疗法进行治疗。作者还将该联合治疗方案用于玫瑰痤疮患者，以及深度损伤微针治疗后头 7 天内出现非预期红斑反应的敏感性皮肤患者。

二、操作流程

对于皮肤光老化及瘢痕，建议使用微针疗法与强脉冲光的联合治疗方案。注意每种适应证所对应的治疗流程：

1. 治疗区麻醉与消毒　使用4%利多卡因脂质体进行局部麻醉，在治疗前1h将其涂抹于未经消毒的皮肤表面并充分按摩。臂部与手部的最大用量为60g，而面部与颈部则为30g（详见第十章中"Lima方案"部分）。

1h后使用2%氯己定对治疗区进行消毒。消毒操作最好安排在强脉冲光治疗后与微针治疗前即刻进行。

2. 联合治疗

（1）通常，强脉冲光治疗的实施须遵循设备制造商推荐的参数。原则上必须满足用于治疗黑色素或新生血管生成的相应波长、脉宽以及能量，具体视适应证而定。图23-1所示分别为患者前胸区接受强脉冲光治疗后（540 nm，15 J/cm²，15 ms）以及中度损伤微针治疗后的效果。图23-2所示为患者接受上述联合方案治疗前与治疗后30天的疗效对比。图23-3所示为采取相同的操作流程对另一名患者进行治疗前后的疗效对比。图23-4所示为采取相同的操作流程对前臂与手部治疗前后的疗效对比。面部的治疗终点与上述相似，如图23-5a所示。治疗结束时配合使用5%维A酸剥脱剂，以达到肤色的均匀（图23-5b）。

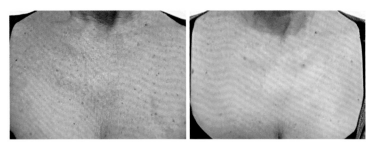

图23-2　患者前胸区接受上述联合方案治疗前与治疗后30天的疗效对比

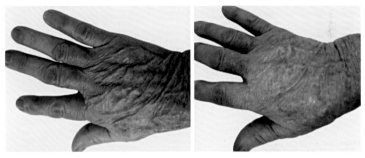

图23-3　采取相同的操作流程对另一名患者进行治疗前后的疗效对比

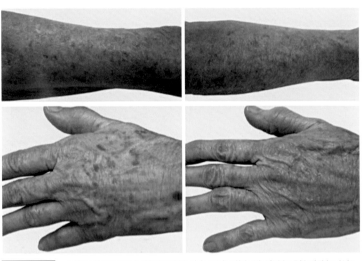
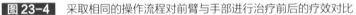

图23-4　采取相同的操作流程对前臂与手部进行治疗前后的疗效对比

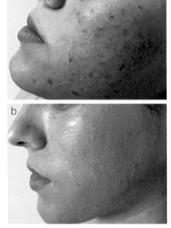

图23-5　（a）患者面部可见中度损伤的治疗终点；（b）治疗结束时配合使用5%维A酸剥脱剂，以达到肤色的均匀

（2）如需配合使用维A酸，应在中度损伤微针治疗后即刻实施。图23-6a所示为患者前臂接受上述联合治疗后的即刻疗效，而图23-6b所示为对同一部位配合使用5%维A酸剥脱剂后的疗效。治疗结束后7天可见该患者治疗区出现轻度脱屑（图23-6c）。为了获得最佳的治疗效果，建议将上述三种疗法安排于同次手术过程。该操作流程可应用于面部、颈部、前臂以及手部，并且均可获得显著疗效，如图23-7所示，可见一名患者接受单次治疗前与治疗后30天的疗效对比。

（3）如不需配合使用维A酸剥脱剂，则治疗后伴随的血清性渗出将自然凝固，其后30~40 min，即可在治疗区使用物理敷料。

（4）如果强脉冲光疗法对于所需治疗的患者并不适用，或患者的光老化症状较严重，则可选择88%苯酚进行替代，操作流程详见第二十四章。如选用上述治疗方案，治疗中应以条带状纱布敷用88%苯酚，随后进行中度损伤的微针治疗，并配合使用5%维A酸剥脱剂以结束治疗。

（5）对于可能存在新生血管的瘢痕，治疗时首先应实施浸润麻醉，随后进行强脉冲光治疗联合深度损伤的微针治疗。而对于增生性瘢痕或瘢痕疙瘩的治疗，可在微针治疗前配合实施曲安奈德进行局部封闭。

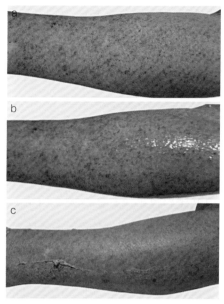

图23-6 （a）患者前臂接受强脉冲光联合微针疗法治疗后的即刻疗效；（b）对同一患者前臂配合使用5%维A酸剥脱剂后的疗效；（c）该患者在治疗结束后7天的疗效

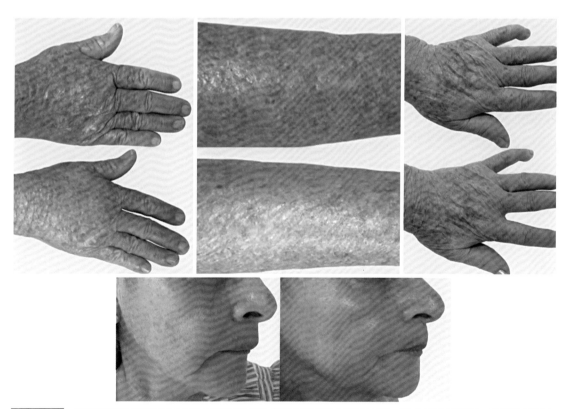

图23-7 患者接受治疗前与治疗30天后疗效对比（微针疗法联合强脉冲光、维A酸治疗手部、前臂及面部）

3. 术后护理　术后，建议在表皮再生后即开始使用有再生功效的软膏和（或）硅酮凝胶，并配合使用美白剂及防晒霜，此外还需严格防晒。由于该治疗方案会导致治疗区出现去表皮化状态，因此，必须采取一切必要的术后护理措施以避免并发症的发生，并确保获得更显著的疗效。

三、小结

根据作者的治疗经验，上述联合治疗方案可获得安全且显著的治疗效果。在微针治疗后即刻配合使用其他治疗手段，除了可优化对于肤色、质地及平整度的疗效，还可加速获得疗效、降低并发症发生的风险以及缩短患者术后恢复期。应重视术前准备及术后护理，并由训练有素的专业人员负责实施治疗操作。作者已对上述治疗的多种实施方式进行了测试，结果表明上文所建议的治疗操作流程最为安全，并且可重复性最高。

参考文献

[1] Bagatin E, Hassun K, Talarico S. Revisão sistemática sobre peelings. Surg Cosmet Dermatol. 2009; 1(1): 37–46.

[2] Bal SM, Caussian J, Pavel S, et al. In vivo assessment of safety of microneedle arrays in human skin. Eur J Pharm Sci. 2008; 35(3): 193–202.

[3] Fernandes D. Minimally invasive percutaneous collagen induction. Oral Maxillofac Surg Clin North Am. 2006; 17(1): 51–63.

[4] Fulton JE, Porumb S. Chemical peels - their place within the range of resurfacing techniques. Am J Clin Dermatol. 2004; 5(3): 179–87.

[5] Kadunc BV, Vanti AA. Avaliação da toxicidade sistêmica do fenol em peelings faciais. Surg Cosmet Dermatol. 2009; 1(1): 10–4.

[6] Lima EVA, Lima MMDA, Paixão MP, et al. Assessment of the effects of skin microneedling as adjuvant therapy for facial melasma: a pilot study. BMC Dermatol. 2017; 17: 14.

[7] Lima EA. Microneedling in facial recalcitrant melasma: report of a series of 22 cases. An Bras Dermatol. 2015; 90(6): 919–21.

[8] Lima EVA, et al. Induction of pigmentation through microneedling in stable localized vitiligo patients. Dermatol Surg. 2020; 46(13): 434–5.

[9] Lima EA. Microagulhamento em melasma facial recalcitrante: uma série de 22 casos. An Bras Dermatol. 2015; 90(6): 917–9.

[10] Lima EA, Lima M, Takano D. Microneedling experimental study and classification of the resulting injury. Surg Cosmet Dermatol. 2013; 5: 110–4.

[11] Lima EVA. Dermal tunneling: a proposed treatment for depressed scars. An Bras Dermatol. 2016; 91(5): 697–9.

[12] Lima EVA. Indução percutanea de colágeno com agulhas em cicatrizes após acidentes automobilísticos: correção cosmética e funcional. Surg Cosmet Dermatol. 2017; 9(2): 127–9.

[13] Lima EVA. Dermal tunneling (TD®): a therapeutic option for static glabellar wrinkles. Surg Cosmet Dermatol. 2016; 8(1): 42–5.

[14] Lima EVA. Pulsed radiofrequency with multineedles (RFPM®) in the treatment of atrophic stretch marks. Surg Cosmet Dermatol. 2016; 8(3): 242–5.

[15] Lima EA, Lima MA, Araújo CEC, Nakasawa YMM, Leal NC. Investigation on the use of 3% and 5% retinoic acid in peeling solution as a drug delivery agent after percutaneous induction of collagen with needles (IPCA®): safety profile and application protocol. Surg Cosmet Dermatol. 2018; 10(1): 21–6.

[16] Lima EAV. Pulsed radiofrequency with multineedles: a therapeutic proposal for wrinkles, sagging, and periorbital pigmentation. Surg Cosmet Dermatol. 2015; 7(3): 223–6.

[17] Lima EVA. Association of microneedling with phenol peeling: a new therapeutic approach for sagging,

wrinkles and acne scars on the face. Surg Cosmet Dermatol. 2015; 7(4): 328–31.

[18] Lima EVA. Pulsed radiofrequency with multineedles for earlobe aging treatment. Surg Cosmet Dermatol. 2016; 8(4): 307–10.

[19] Lima EVA. Indução percutanea de colágeno com agulhas (IPCA®) associada a radiofrequência pulsada com multiagulhas (RFPM®) na condução de cicatrizes de acne deprimidas: protocolo de tratamento. Surg Cosmet Dermatol. 2017; 9(3): 234–6.

[20] Lv YG, Liu J, Gao YH, et al. Modeling of transdermal drug delivery with a microneedle array. J Micromech Microeng. 2006; 16(11): 151–4.

[21] Nelson BR, Fader DJ, Gillard M, et al. Pilot histologic and ultrastructural study of the effects of medium-depth chemical facial peels on dermal collagen in patients with actinically damaged skin. J Am Acad Dermatol. 1995; 32(3): 472–8.

[22] Vandervoort L, Ludwig A. Microneedles for transdermal drug delivery; minireview. Front Biosci. 2008; 13(5): 1711–5.

[23] Vasconcelos NB, Figueira GM, Fonseca JCM. Estudo comparativo de hemifaces entre 2 peelings de fenol (fórmulas de Baker Gordon e de Hetter), para a correção de rítides faciais. Surg Cosmet Dermatol. 2013; 5(1): 40–4.

第二十四章

微针疗法与剥脱性治疗的
联合治疗

一、联合治疗的应用基础

　　剥脱性治疗对于皱纹、皮肤松弛症、色斑以及瘢痕等疾病的应用优势已得到广泛研究。研究表明，剥脱性治疗的疗效包括：增加Ⅰ型和Ⅲ型胶原纤维的合成，修复弹力纤维以及启动真皮层重塑。浓度不等的维A酸、三氯乙酸及苯酚等剥脱剂在单独应用时即可产生显著的疗效。苯酚的起效速度非常快，能够使得表皮层角蛋白迅速发生变性及凝固，从而获得比其他剥脱性治疗手段更为显著的临床效果，但其所需恢复期较长，通常会影响患者的日常生活（图24-1）。而微针治疗所需的术后恢复期较短。该疗法旨在制造大量微穿刺，从而触发炎症信号，并进一步刺激合成新生胶原，因此其也被称为经皮胶原诱导疗法。治疗开始时将出现皮肤屏障的完整性受损，以引起角质形成细胞分离及细胞因子释放，从而诱发真皮层血管扩张以及角质形成细胞迁移，最终实现对表皮层损伤的修复。

　　此时，成纤维细胞与角质形成细胞受到刺激，随后引发Ⅲ型胶原蛋白、弹力蛋白、黏多糖、蛋白聚糖的合成以及纤连蛋白基质的形成，从而使得胶原蛋白在表皮层基底膜带下方沉积。目前尚无相关文献报道

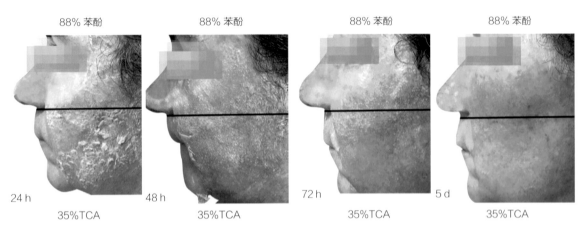

图24-1　患者面部分界线以上使用88%苯酚，分界线以下使用35%三氯乙酸（TCA），可见疗效对比

上述两种疗法的联合治疗，仅有其单独应用于相同适应证的疗效报道；究其原因，可能是由于微针治疗是基于对表皮层的部分保留，即仅对皮肤进行穿刺，而不像剥脱性治疗（如化学剥脱术）会造成表皮层的剥离（图 24-2）。作者对于上述联合治疗的应用已有 6 年，基于临床观察，当配合微针治疗使用诸如 35% 三氯乙酸（TCA）或 88% 苯酚等中效剥脱剂时，可明显缩短恢复期，从而使患者在接受治疗后得以及早复工，并且与单独应用上述剥脱剂相比，联合治疗可降低不良反应的发生风险。此外，还有临床证据表明，与单独应用微针疗法相比，其与剥脱术联合应用时通常可获得更为显著的临床改善效果。

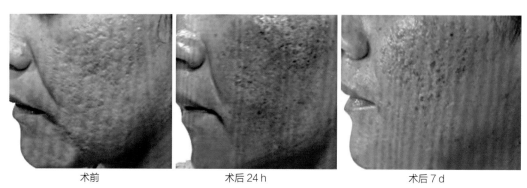

术前　　　　　　　　　　术后 24 h　　　　　　　　　　术后 7 d

图 24-2 患者接受微针治疗前后的疗效对比

二、术前准备

由于上述联合治疗方案可导致治疗区皮肤出现去表皮化状态，因此需要在治疗前采取相应的准备措施，以避免发生并发症并获得更显著的疗效。

1. 美白或祛斑功效性成分的使用　至少在治疗前 30 天开始使用具有美白或祛斑功效性成分。治疗区皮肤中黑色素含量越低，术后发生炎症后色素沉着的风险就越低。为了获得对于肤色、质地及亮度的均一改善效果，就必须在术前使治疗区皮肤保持肤色均匀。

2. 防晒霜的使用　必须在治疗后采取光保护措施，并且要让治疗区皮肤预先适应与其肤色一致的广谱防晒霜，从而确保疗效。皮肤组织在治疗后将变得易于光敏，因此更容易出现红斑和色素沉着。此外，建议在治疗后至少 45～90 天内应尽可能避免在诸如海滩、泳池、公园、山地、足球场等户外场合从事娱乐活动，以避免日光照射。

3. 恢复期　应确保患者在治疗后至少 7～10 天内避免户外活动。可正常进行室内活动，但应尽可能避免出席社交活动。出于安全考虑，建议患者在治疗后至少 3 个月内避免参加此类活动。

4. 针对单纯疱疹的预防性抗病毒治疗　建议在治疗前 48 h 即开始抗病毒治疗，并持续至表皮层完整再生，平均需 5～7 天。为了降低其易感性，不建议在角质形成细胞的完整性恢复之前终止抗病毒治疗。建议采取常规治疗剂量即可。

三、剥脱剂的使用

针对上述联合治疗，可配合使用特定的活性成分，以获得更好的外观改善疗效。

（一）浓度范围为3%～5%的维A酸

在局部麻醉下使用维 A 酸剥脱术后，建议即刻进行微针治疗。应选用针长 1.5 mm 的滚轮微针或笔式微针，治疗目标为制造中度损伤（详见第二章中"损伤程度的分类"部分），从而有助于活性成分的经皮渗透。应避免造成大量出血点，否则将减少维 A 酸与皮肤的直接接触。外用皮肤后，应使其保留 3 h。如果患者既往史提示其对该物质治疗的反应性较高，则可缩短至 2 h。最初 72 h 内可见轻度剥脱效果，但不会影响患者正常工作。建议次日即开始使用防晒霜和美白剂。也可安排夜间使用维 A 酸或其衍生物，这取决于个体的耐受度。

微针治疗后使用上述成分的安全性已在相关研讨会中进行过讨论。无论是否配合使用美白剂，3%～5% 的浓度范围均可获得较好的外观改善效果。作者近来的研究（Emerson Lima，2016 年）对于来自两处药房的维 A 酸溶液分别进行了无菌性检测。该研究中两种药液的使用条件一致，结果显示：无论采取何种储存温度条件（分别为冷藏或室温下）以及使用时间节点（分别为生产日期当天及出厂后 30 天、60 天或 90 天），均可观察到药液对于细菌增殖的抑制效果。此外，通过对其进行培养皿培养，作者还进一步证明上述剥脱剂药液已达到无菌要求，并具有抑菌力。因此，上述研究提出，即使在皮肤屏障因微针治疗而出现部分受损后，仍可将浓度范围为 3%～5% 的维 A 酸安全地配合应用于治疗之中。图 24-3 所示即为上述研究试验。图 24-4 所示为一名患者在接受微针疗法联合 5% 维 A 酸治疗后的疗效。

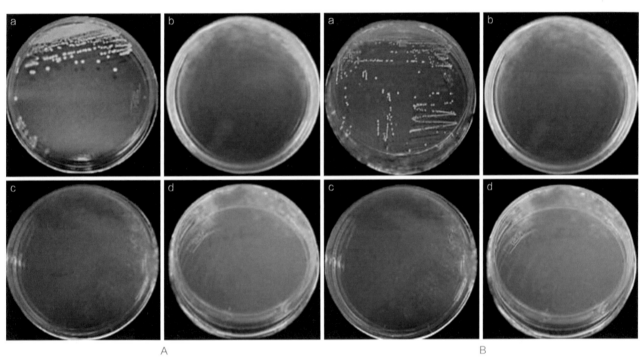

图 24-3　同一稀释度下，培养皿接种后即刻、第 1 h 以及第 2 h 的细菌生长情况。（A）金黄色葡萄球菌（a：接种于生理盐水的细菌生长情况；b：维 A 酸药液中接种后即刻的细菌生长情况；c：维 A 酸药液中接种后 1 h 的细菌生长情况；d：维 A 酸药液中接种后 2 h 的细菌生长情况）。（B）铜绿假单胞菌（a：接种于生理盐水的细菌生长情况；b：维 A 酸药液中接种后即刻的细菌生长情况；c：维 A 酸药液中接种后 1 h 的细菌生长情况；d：维 A 酸药液中接种后 2 h 的细菌生长情况）

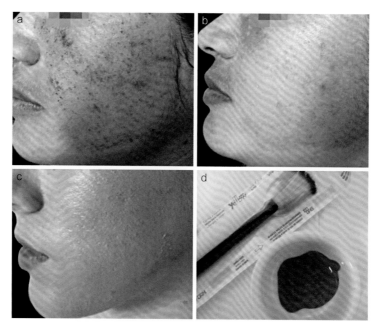

图 24-4（a）患者接受中度损伤治疗后的即刻疗效；（b）患者皮肤经生理盐水清洗后可于治疗区观察到均匀红斑；（c）患者接受 5% 维 A 酸有色药液治疗后的即刻疗效；（d）建议用于治疗的 5% 维 A 酸有色药液（无菌容器盛装）以及治疗刷

（二）浓度范围为15%～35%的三氯乙酸（TCA）

相比于单独应用三氯乙酸，其联合微针疗法的治疗中可观察到不良反应的发生风险降低，因此其治疗安全性更高。这种联合治疗方案针对面部的皮肤松弛症、皱纹、光老化以及浅层凹陷性瘢痕，能够获得显著且安全的治疗效果。建议在进行微针治疗前使用剥脱剂，否则可能导致非预期效果。为了提高患者舒适感，需要对治疗区皮肤整体实施浸润麻醉，并且可根据具体需求决定是否配合使用神经阻滞麻醉。预先以浸有 Jessner 溶液的半湿润纱布外敷于治疗区皮肤，有助于确保在三氯乙酸使用后出现均匀的脱屑。出现脱屑后，建议使用针长 1.5～2.5 mm 的微针以实施中度至深度损伤（详见第二章中"损伤程度的分类"部分）。治疗区应可见均匀的瘀点状出血点，但即便采用相同的损伤程度，对于未接受剥脱性治疗的区域也无法观察到上述治疗反应。对于多个需要接受治疗的面部区域，应逐一重复实施上述联合治疗，其操作流程为：首先进行剥脱性治疗，随后实施微针疗法。通常，联合治疗的应用范围应限于颏部与前额区域，而对于鼻背部、口周及眶周区域则应单独使用剥脱剂。治疗后使用干燥纱布以及 Micropore® 外科胶带作为治疗区的敷料，并保持外敷 12 h。其后，患者可居家洗澡时自行将其移除，并配合使用修复霜。为谨慎起见，此时不应使用局部或系统性抗生素。这不仅是因为该措施并不具备相关科学依据，而且根据目前所知，其可能引起细菌耐药，甚至可能导致交叉过敏，以致愈合过程延迟。表皮再生过程在治疗后 7～10 天完成，并且在此之前即已开始。治疗后可出现轻度红斑，通常会在 30 天内逐渐消退。一旦完成表皮再生且患者耐受性恢复，即可开始于夜间使用美白剂或祛斑剂，同时在日间配合使用广谱防晒霜（有色者为佳）。

（三）浓度为88%的苯酚

该溶液在此浓度下能够制造中度剥脱效果，并且其联合微针疗法能够获得显著而安全的治疗效果。在一项最近的研究中，作者报道了其对于 28 名诊断有皱纹、皮肤松弛症或颏部痤疮瘢痕的受试者，实施 88% 苯酚剥脱治疗后联合使用微针疗法的疗效评估。治疗操作流程同前，即：①监测并记录患者在治疗中的心率、血氧饱和度及血压；②以液体肥皂清除治疗区皮脂；③使用氯己定对治疗区进行消毒；④针对眶下神经及颏神经行神经阻滞麻醉，随后以 2% 利多卡因溶液与生理盐水的 1：3 混合液在颏部配合实施浸润麻醉（麻醉剂最大用量根据患者体重而定）；⑤将浸有 88% 苯酚的纱布外敷于皮肤，直至出现明显的霜白反应，随后即刻以针长 2.5 mm 微针实施治疗，即进行往复式操作，直至形成均匀的出血点；⑥对侧颏部重复上述治疗操作流程；⑦治疗结束后以纱布作为敷料外敷于治疗区皮肤，患者可于 24 h 后居家洗浴时自行将其移除，随后配合使用皮肤再生剂（每日 3 次）。图 24-5 ~ 24-14 所示为治疗后的疗效。

随后 15 天，对所有受试者进行随访检查，并嘱其填写针对术后恢复期的调查问卷，从而区分预期反应（如红斑、水肿等）和并发症（如炎症后色素沉着或感染）。此次随访期间，所有受试者均遵医嘱在 15 天内持续交替使用祛斑产品（配方为 0.05% 维 A 酸 + 4% 氢醌 + 0.01% 氟轻松）与皮肤再生产品，并且配合使用 SPF50 + 的有色防晒产品。随后，嘱受试者坚持于夜间使用耐受性好的祛斑剂。治疗结束 3 个月后，由研究者对受试者进行临床评价（根据四级量表分为"很好""好""一般"或"差"）以及图像评价（同一数码相机分别于治疗前即刻与治疗 3 个月后采集），同时嘱受试者完成疗效满意度调查问卷。在 27 名接受治疗的受试者中，有 12 名仅患有皱纹及皮肤松弛症，5 名仅患有痤疮瘢痕，其余 10 名则同时患有皱纹、肌肉松弛皮肤松弛症及痤疮瘢痕。根据 Fitzpatrick 皮肤分型，受试者的分型在 Ⅰ ~ Ⅲ级。结合临床及图像评价的结果，研究者认为所获得的疗效为"好至很好"。根据满意度调查问卷，100% 的受试者均对疗效表示满意。所有

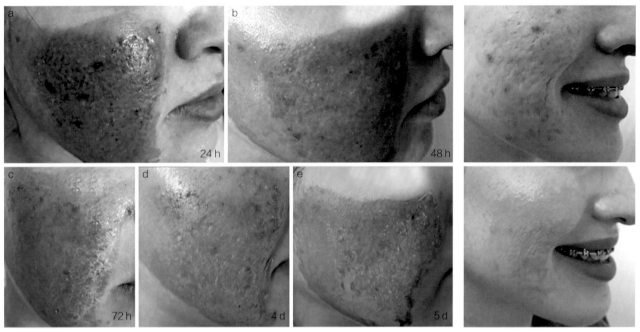

图 24-5 患者接受 88% 苯酚联合微针治疗后的疗效。（a）24 h 后；（b）48 h 后；（c）72 h 后；（d）4 天后；（e）5 天后

图 24-6 痤疮瘢痕患者接受 88% 苯酚联合微针治疗前后的情况对比

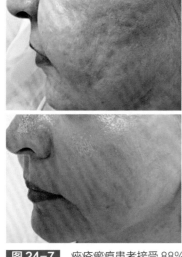
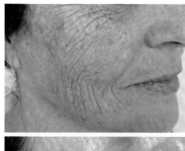
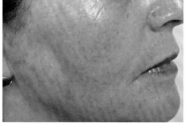
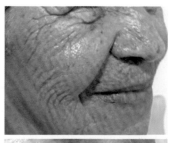
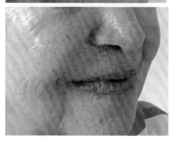

图 24-7 痤疮瘢痕患者接受 88% 苯酚联合微针治疗前后的情况对比

图 24-8 光老化患者接受 88% 苯酚联合微针治疗前后的情况对比

图 24-9 光老化患者接受 88% 苯酚联合微针疗法治疗前后的情况对比

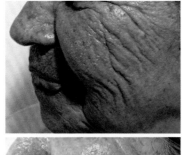
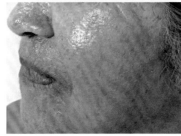
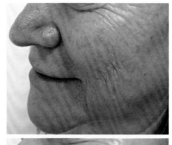
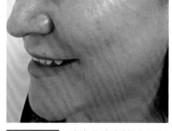
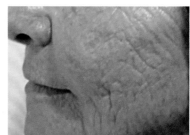
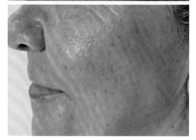

图 24-10 光老化患者接受 88% 苯酚联合微针治疗前后的情况对比

图 24-11 光老化患者接受 88% 苯酚联合微针治疗前后的情况对比

图 24-12 光老化患者接受 88% 苯酚联合微针治疗前后的情况对比

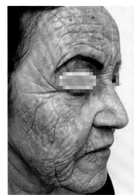
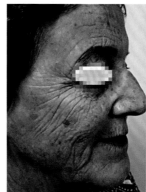
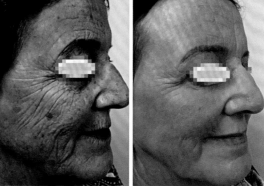

图 24-13 皱纹、皮肤松弛症及色素沉着症患者接受 88% 苯酚联合微针治疗前与治疗后 90 天的情况对比

图 24-14 皱纹及皮肤松垂患者接受 88% 苯酚联合微针治疗前与治疗后 90 天的情况对比

受试者均表示如有必要，他们愿意再次接受上述治疗。此外，受试者普遍认为治疗期间的疼痛感及不适感均可耐受。术中所记录的心率、血氧饱和度及血压基本平稳。受试者在术后 7～10 天即复工。治疗所致的中度水肿及红斑将持续存在 25～35 天，其间可使用有色防晒霜将其完全遮盖。28 名受试者中，有 7 名出现了轻度的炎症后色素沉着，并且在 30～45 天内借助祛斑产品得到恢复。研究表明，上述联合治疗方案对于接受治疗的 28 名患者均可起效，日后若出现具有相似适应证的其他疾病，他们将愿意再次接受相同的治疗。28 名受试者中有 13 名已在治疗后进行 24 个月的随访，并表现出令人满意的长期疗效。此外还观察到，相比于单独应用 88% 苯酚，联合微针疗法应用后的恢复期通常较短，并且后者所获得的改善效果亦较为明显。

四、联合治疗的禁忌证

上述联合治疗的禁忌证包括：

• 黄褐斑患者或既往观察到发生炎症后色素沉着倾向者：与单独应用微针疗法不同，配合使用剥脱剂时，往往可致黄褐斑加重，并且会诱发皮肤组织光敏，因此应提高警惕。

• 皮肤呈高反应性、红斑性及毛细血管严重扩张且伴随玫瑰痤疮或过敏体质者：此时仅可对患者实施微针治疗。针对患有黄褐斑同时伴有严重光老化者，可使用有色的维 A 酸剥脱剂，随后联合使用中度损伤的微针治疗。

• 日常生活中无法回避日光照射的患者。

• 根据 Fitzpatrick 皮肤分型，由于Ⅳ～Ⅵ级患者较容易发生炎症后色素沉着，因此即使仅对其进行浅层剥脱，通常也有可能出现非预期反应，而微针疗法有助于显著提升疗效。

五、剥脱剂的安全性及其来源

必须保证治疗中所用剥脱剂溶液的来源、储存方式及保质期均符合要求。由于其将直接影响疗效，因此需要格外注意所用剥脱剂的质量。包装标签上必须对其成分做出明确标注，以免错误使用。

六、操作流程

1. 患者评估　上述联合治疗的适用范围应限于皮肤分型为Ⅰ～Ⅲ级者。不建议对分型较高者使用，否则易引起一过性甚至持续性炎症后色素沉着。由于治疗区皮肤中黑色素含量越低，术后发生反黑的风险就越低，故而必须完善术前皮肤准备。因此，建议在治疗前 30 天即开始使用美白剂及防晒霜。

2. 器械准备　作者倾向于选用针数平均为 192 根、针长为 2.5 mm 的滚轮微针。治疗应在严格符合外科手术环境要求的操作间中进行，并由训练有素且符合资质的专业人员负责实施。注意不可忽视相关安全准则，包括无菌手套的使用、术野的消毒以及严格遵循无菌原则的治疗环境。

3. 治疗区皮肤消毒和麻醉　以 2% 氯己定进行消毒后，建议对眶下神经及颏神经行联合阻滞麻醉，并配合使用 2% 利多卡因溶液（不含血管收缩剂）与 0.9% 生理盐水的 1 : 2 混合液，用量根据所允许的活性成分最大剂量而定（详见第四章"镇痛与麻醉"）。为了减轻患者在术中的灼烧感以提升舒适度，可配合使用碳酸氢盐。

4. 剥脱性治疗　同时使用 35% 三氯乙酸（TCA）与 88% 苯酚，以获得常规的脱屑效果。由于其安全性较低且易于引发多种并发症（如肤色不均及凹陷性瘢痕），故不建议在微针治疗后使用上述剥脱剂。必须首先使用剥脱剂，随后再配合进行滚针治疗。计划使用 5% 维 A 酸剥脱剂时，在实施中度损伤的微针治疗后 30 ~ 40 min，可在治疗区皮肤观察到由于血清性渗出物凝固而形成的生物性敷料，此即剥脱剂的使用指征。

5. 手术过程　上述联合治疗中，滚轮微针的使用应遵循与单独使用微针疗法时相同的操作方法。应在实施剥脱性治疗后即刻进行微针治疗。在实施浸润麻醉后，一旦剥脱性治疗已完成，便可开始微针操作，以制造平行排列且相邻的微穿刺条带，其彼此间斜向交错，从而形成含有大量微通道的均匀瘀斑。由于麻醉剂的浸润及剥脱剂的作用，治疗区皮肤表面通常呈僵硬状态，有助于微针的滚动操作。10 ~ 20 min 后可见出血明显减少，并随之更替为浆液性渗出，治疗后最初的 6 ~ 8 h 内将逐渐消退。

6. 术后即刻护理　术后可见大量渗出物，因此应使用大量无菌纱布及 Micropore® 外科胶带作为伤口敷料，无需额外使用任何保湿剂。如前文所述，此时不推荐采用局部或系统性抗生素治疗。

7. 疗效展现与术后护理　治疗次日可见明显水肿。考虑到患者的舒适度以及术后护理措施的可行性，建议患者居家待治疗区皮肤可清洗后，即以低清洁力液体肥皂自行清除敷料，以免致敏。此后，建议使用有再生功效的软膏，直至完成上皮再生，平均需要 5 ~ 7 天，随后可使用美白霜和防晒霜。术后须严格坚持避光。如果皮肤科医生计划配合使用透明质酸等填充剂，建议将其安排在上述治疗结束至少 30 天后再进行，以确保水肿已完全消退。通常，在上述治疗 15 天后可安全应用肉毒毒素，但须注意不应与上述治疗同时进行。这是由于如果在水肿消退前使用肉毒毒素，则可能使其作用的肌肉范围扩散，从而导致不良反应。

8. 并发症　为了预防不良反应的发生，必须完善术前准备、规范手术操作并加强术后护理。由于患者在此期间易发生炎症后色素沉着，故术后护理措施应持续至痂皮完全自行脱落，以及水肿、血肿及红斑均已消退。有时也可能遗留持续性红斑，对此只需配合使用防晒霜和夜用型硅凝胶以起到保湿及避免瘙痒或脱屑的作用，即可使其得到缓解。

9. 疼痛与不适　虽然治疗中会造成深度损伤，但中度剥脱性治疗联合微针治疗并不会引起术后疼痛。如果患者在治疗结束 48 h 后出现疼痛，则须确认其是否存在继发性感染。

10. 疱疹的预防　由于上述联合治疗使用了剥脱性物质，并导致治疗区皮肤的去表皮化状态，因此必须在术后配合使用抗疱疹病毒药物。由于剥脱性治疗会造成表皮层的完全剥离，从而可能发生因角质形成细胞的完整性受损而导致的机会性感染；因此，建议采取常规剂量的预防性治疗，并且直至完成表皮再生（即角质形成细胞的完整性恢复）后方可停止。

七、小结

根据作者的临床经验，剥脱性治疗联合微针疗法是一种安全且有效的治疗方法。针对皮肤松垂、深层皱纹以及痤疮瘢痕等病症，上述联合治疗的应用能够获得显著的疗效。应加倍关注并重视术前准备及术后护理的实施，并由同时掌握两种疗法的专业人员负责进行治疗操作。作者已对上述联合治疗的多种实施方式进行试验，结果证实上文所建议的治疗操作流程最为安全，并且重复性最高。

参考文献

[1] Bagatin E, Hassun K, Talarico S. Revisão sistemática sobre peelings. Surg Cosmet Dermatol. 2009; 1(1): 37–46.

[2] Bal SM, Caussian J, Pavel S, et al. In vivo assessment of safety of microneedle arrays in human skin. Eur J Pharm Sci. 2008; 35(3): 193–202.

[3] Fernandes D. Minimally invasive percutaneous collagen induction. Oral Maxillofac Surg Clin North Am. 2006; 17(1): 51–63.

[4] Fulton JE, Porumb S. Chemical peels - their place within the range of resurfacing techniques. Am J Clin Dermatol. 2004; 5(3): 179–87.

[5] Kadunc BV, Vanti AA. Avaliação da toxicidade sistêmica do fenol em peelings faciais. Surg Cosmet Dermatol. 2009; 1(1): 10–4.

[6] Lima EVA, Lima MMDA, Paixão MP, et al. Assessment of the effects of skin microneedling as adjuvant therapy for facial melasma: a pilot study. BMC Dermatol. 2017; 17: 1–6.

[7] Lima EA. Microneedling in facial recalcitrant melasma: report of a series of 22 cases. An Bras Dermatol. 2015; 90(6): 919–21.

[8] Lima EVA, et al. Induction of pigmentation through microneedling in stable localized vitiligo patients. Dermatol Surg. 2020; 46(13): 434–5.

[9] Lima EA. Microagulhamento em melasma facial recalcitrante: uma série de 22 casos. Na Bras Dermatol. 2015; 90(6): 917–9.

[10] Lima EA, Lima M, Takano D. Microneedling experimental study and classification of the resulting injury. Surg Cosmet Dermatol. 2013; 5: 110–4.

[11] Lima EVA. Dermal tunneling: a proposed treatment for depressed scars. An Bras Dermatol. 2016; 91(5): 697–9.

[12] Lima EVA. Indução percutanea de colágeno com agulhas em cicatrizes após acidentes automobilísticos: correção cosmética e funcional. Surg Cosmet Dermatol. 2017; 9(2): 127–9.

[13] Lima EVA. Dermal tunneling (TD®): a therapeutic option for static glabellar wrinkles. Surg Cosmet Dermatol. 2016; 8(1): 42–5.

[14] Lima EVA. Pulsed radiofrequency with multineedles (RFPM®) in the treatment of atrophic stretch marks. Surg Cosmet Dermatol. 2016; 8(3): 242–5.

[15] Lima EA, Lima MA, Araújo CEC, Nakasawa YMM, Leal NC. Investigation on the use of 3% and 5% retinoic acid in peeling solution as a drug delivery agent after percutaneous induction of collagen with needles (IPCA®): safety profile and application protocol. Surg Cosmet Dermatol. 2018; 10(1): 21–6.

[16] Lima EAV. Pulsed radiofrequency with multineedles: a therapeutic proposal for wrinkles, sagging, and periorbital pigmentation. Surg Cosmet Dermatol. 2015; 7(3): 223–6.

[17] Lima EVA. Association of microneedling with phenol peeling: a new therapeutic approach for sagging, wrinkles and acne scars on the face. Surg Cosmet Dermatol. 2015; 7(4): 328–31.

[18] Lima EVA. Pulsed radiofrequency with multineedles for earlobe aging treatment. Surg Cosmet Dermatol. 2016; 8(4): 307–10.

[19] Lima EVA. Indução percutanea de colágeno com agulhas (IPCA®) associada a radiofrequência pulsada com multiagulhas (RFPM®) na condução de cicatrizes de acne deprimidas: protocolo de tratamento. Surg Cosmet Dermatol. 2017; 9(3): 234–6.

[20] Lv YG, Liu J, Gao YH, et al. Modeling of transdermal drug delivery with a microneedle array. J Micromech Microeng. 2006; 16(11): 151–4.

[21] Nelson BR, Fader DJ, Gillard M, et al. Pilot histologic and ultrastructural study of the effects of medium-depth chemical facial peels on dermal collagen in patients with actinically damaged skin. J Am Acad Dermatol. 1995; 32(3): 472–8.

[22] Vandervoort L, Ludwig A. Microneedles for transdermal drug delivery; minireview. Front Biosci. 2008; 13(5): 1711–5.

[23] Vasconcelos NB, Figueira GM, Fonseca JCM. Estudo comparativo de hemifaces entre 2 peelings de fenol (fórmulas de Baker Gordon e de Hetter), para a correção de rítides faciais. Surg Cosmet Dermatol. 2013; 5(1): 40–4.

第二十五章

真皮隧穿（DT）疗法的应用基础：皮下分离术™的革新疗法

一、概述

皮肤科常规治疗方法中，使用锐针以获得外观改善的疗法已变得越来越重要。Orentreich 等人首次报道了以刺激胶原合成为目的，将锐针用于治疗萎缩性瘢痕和皱纹的案例，此后这一被命名为"皮下分离术™"的治疗方法被临床广泛应用。其他学者在同样的操作原则下证实了他们的研究结果：受损的真皮层胶原被破坏并剥离，随后被新生的胶原纤维和弹力纤维所替代（图 25-1）。由于存在瘢痕，累及表皮层、真皮层和皮

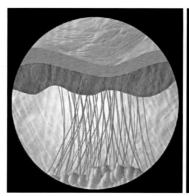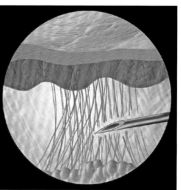

图 25-1 皮下分离术™中可见纤维束被破坏并产生皮肤松解

下组织层整体或单一的炎性改变将导致皮肤表面的肤色、弹性、质地及平整度发生变化，而上述结构均为锐针治疗的作用靶点。

不同研究者在其治疗操作中使用了各种不同特性的针头，包括 18 G、19 G、20 G 及 21 G 的 1.5 英寸 Nokor 针，其研究结果分别显示出特定的治疗优势。同时，Hexsel 与 Mazzuco 也报道了将锐针用于女性型脂肪代谢障碍外观的改善效果。术后即刻可见不良反应，如水肿、血肿、疼痛感或是迟发性炎症后色素沉着、皮肤凹陷的过度治疗以及纤维结节。当由经验丰富且训练有素的专业人员实施治疗时，通常可避免并发症的发生，或是对其给予完善的处理措施。DT 疗法借助新型治疗器械，遵循易于操作的治疗流程，可实现对于真皮层中纤维束的松解，并促进真皮 – 皮下组织交界处的凹陷性瘢痕发生转变。

二、真皮隧穿（DT）疗法的作用原理和操作技术

DT 疗法由皮肤科医生 Emerson Lima 研发（2017 年），并于第 70 届巴西皮肤病学会议（2015 年，圣保罗）首次向学界公布。该疗法独有的操作方法源于其作者 17 年来使用锐针进行美容治疗积累的临床经验。其操作流程如下文所述。

（一）操作流程

1. 器械准备　用于实施 DT 疗法的器械是一根无菌穿刺针，规格为 1.20 mm × 25 mm，18 G × 1″（图 25-2）。治疗应在严格符合外科手术环境要求的操作间中进行，并由训练有素且符合资质的专业人员负责实施。考虑到经过训练的专业人员对该疗法操作的重复性，在对大量患者使用上述器械进行治疗以考虑各种可能性后，作者精心制订了一种便于实施且不良反应风险较低的操作流程。

2. 第一步　开始时，待治疗区皮肤用亮绿或对消毒剂具有类似耐受性的染色剂进行标记，以便保留标记效果。治疗步骤的设计取决于所需治疗皮损的性质。对于面部皮肤凹陷，应沿其边缘标注 4 条直线以形成一个菱形平面（或是以相同方法标注出三角形或梯形），必须保证将凹陷整体包绕在其内（图 25-3）。

3. 治疗区皮肤消毒和麻醉　随后在上述菱形的 4 个角或所标注几何图形的顶点使用 2% 氯己定进行消毒，并且使用不含血管收缩剂的 2% 利多卡因进行麻醉。通常无需麻醉所标注图形的全部区域；然而，如果患者出现不适感，则应对全部治疗区进行麻醉。

4. 治疗操作方案设计　通过经表皮路径将 18 G 穿刺针刺入真皮层或其与皮下组织交界处平面的深度，以制造管道并使得纤维束断裂，在病变真皮层内形成线形隧道。使用针头进行往复式操作，从顶点开始（为便于教学而命名，即 A 点）穿刺至菱形的中心（即 B 点）（图 25-3）或其等效位点。随后，紧邻前者以相同的操作原则穿刺下一条隧道；为此，应沿同一穿刺孔进针，从而形成多个平行排列的水平出血带。在

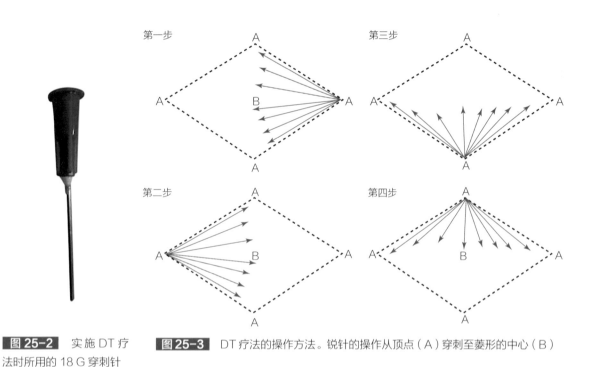

图 25-2　实施 DT 疗法时所用的 18 G 穿刺针

图 25-3　DT 疗法的操作方法。锐针的操作从顶点（A）穿刺至菱形的中心（B）

其余 3 个顶点进行相同操作，使得所形成的出血带彼此间交错，直到整个治疗区被剥离。基础操作方案可仅对 1/2 或 1/4 治疗区进行设计，具体取决于接受治疗的皮损。如果对于大范围治疗区，也可重复进行相同的方案设计（图 25-4）。

5. 手术过程　治疗区皮肤在术中将出现明显血肿。由于所用器械的尺寸，穿刺孔处可见大量出血，但可自行止血。通常，使用无菌棉垫按压可在数分钟内即实现止血。由于此时所用器械（18 G 穿刺针）的切割力有限，因此相比于上述皮下分离术™，其所制造的损伤较小。无需缝合穿刺洞孔。由于其为小于 1 mm 的连续性治疗方案，因此在治疗的第二阶段即已启动愈合过程（图 25-5）。

6. 术后即刻护理　建议使用无菌纱布与 Micropore® 外科胶带对治疗区皮肤进行封包以止血，使用常规敷料，无需外用任何药物。此时不需要使用局部或系统性抗生素，亦不建议采取冷敷或压迫疗法。最好保证血肿的消退以及术后的炎症反应遵循其自然修复过程（图 25-5）。

7. 疗效展现与术后护理　建议在治疗后最初 12～24 h 内清除敷料，并以清水以及清洁力较强的肥皂对治疗区皮肤进行消毒。无需保留治疗区封包的敷料。次日即可开始使用与肤色一致的广谱防晒霜，同时建议避光。尽管对浸润麻醉剂的吸收已完成，但是与治疗后即刻效果相比，此时的水肿反应往往更为显著。直到治疗后最初 48～72 h，水肿开始逐渐消退（图 25-6）。在治疗后第 5～7 天，仍持续存在非自发性血肿，但

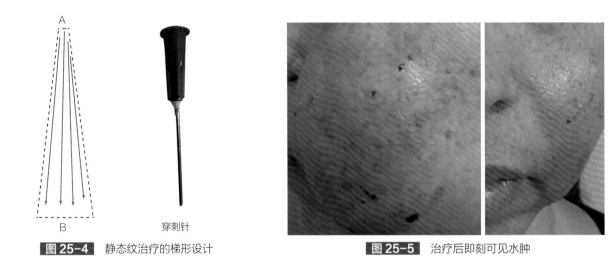

图 25-4　静态纹治疗的梯形设计

图 25-5　治疗后即刻可见水肿

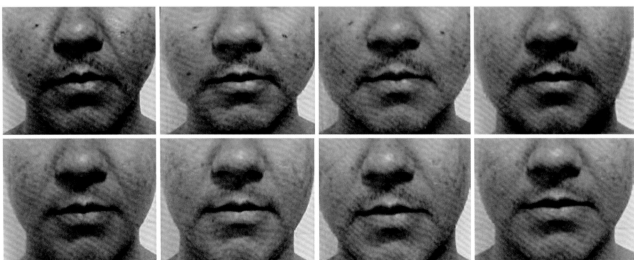

图 25-6　患者接受治疗后水肿及血肿的逐日变化情况

仅遗留轻度水肿。在此期间，必须坚持采取光保护措施。此外可能出现结节，平均在 30 天内可完全消退。通常，当治疗区为暴露部位（如面部）时，患者约在术后第 7 天可恢复工作。如果治疗区可被衣物覆盖，则患者于次日即可外出（图 25-7）。

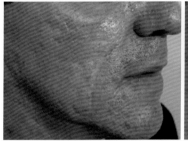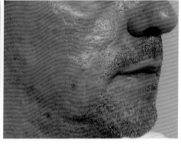

图 25-7 患者接受 DT 治疗前与治疗后 30 天的疗效对比

尽管目前已有多种治疗方案，但是对于凹陷性瘢痕、静态纹以及女性型脂肪代谢障碍的治疗依然非常困难。DT 疗法是一种针对上述疾病的新型外科治疗手段，其目的是对原有分离式疗法所取得的疗效进行优化，以制订能够被其他医生重复并应用于大多数患者的标准化治疗操作方法。对于 DT 疗法的结论如下：

• 遵循上述治疗操作方法，可实现对于凹陷性瘢痕、深层皱纹以及女性型脂肪代谢障碍的有效治疗。

• 其治疗效果显著，符合作者及患者的预期，因此建议将上述操作方法纳入针对凹陷性瘢痕的常规治疗手段之中。

• 患者在治疗中及治疗后出现的疼痛感与不适感符合预期的治疗反应。

• 治疗后未见明显并发症，因此可将其用于治疗其他患者。

建议进一步参考其他研究团队的疗效评估，以确认本书所述的疗效及结论。

（二）真皮隧穿（DT）疗法的优势

• 该疗法能够松解纤维束并刺激胶原合成，而不致剥离表皮层，有利于改善治疗区皮肤的质地及肤色。

• 相比于原有分离式疗法，接受该疗法治疗后的恢复期以及血肿消退时间通常较短，从而大大降低了不良反应的发生风险。

• 不同于脆性明显的瘢痕组织，治疗后皮肤的质地将得到改善，其状态更接近于出现皮损前的自然组织结构。

• 对于女性型脂肪代谢障碍的治疗，该疗法适用于所有皮肤类型和肤色的患者，并且其不仅可用于面部，还可用于皮脂腺密度较低的部位，如颈部、烧伤后瘢痕表面、腿部及臀部。

• 与费用高昂的治疗手段相比，该疗法成本较低。

（三）真皮隧穿（DT）疗法的不足

• 该疗法是一项技术依赖型治疗手段，要求操作者经过专门训练并具备对于皮肤的深入理解，并且能够对可能出现的并发症进行处理。

• 当对暴露部位（如面部）进行治疗时，治疗后需要一定时长的休工期，通常为 5 ~ 7 天。

• 治疗后所形成的血肿再吸收速度较慢，并且可能伴随疼痛感。因此，需要避光并坚持规律使用防晒霜。

• 医生需要在术前仔细评估患者身体状况，以及治疗方案可能导致的预期疗效，以避免误判预期。

三、小结

当治疗目的是松解纤维束并刺激胶原合成时，DT 疗法是一种创新且安全的治疗方法，而且适应证广泛，这使其成为皮肤科医生的另一种有效治疗手段。

参考文献

[1] Al-Dhalimi MA, Arnoos AA. Subcision for treatment of rolling acne scars in Iraqi patients: a clinical study. J Cosmet Dermatol. 2012; 11: 144-50.

[2] AlGhamdi KM. A better way to hold a Nokor needle during subcision. Dermatol Surg. 2008; 34: 378-9.

[3] Aust MC. Percutaneous collagen induction therapy: an alternative treatment for scars, wrinkles, and skin laxity. Plast Reconstr Surg. 2008; 121(4): 1421-9.

[4] Bal SM, Caussian J, Pavel S, et al. In vivo assessment of safety of microneedle arrays in human skin. Eur J Pharm Sci. 2008; 35(3): 193-202.

[5] Camirand A, Doucet J. Needle dermabrasion. Aesthet Plast Surg. 1997; 21(1): 48-51.

[6] Fabroccini G, Fardella N. Acne scar treatment using skin needling. Clin Exp Dermatol. 2009; 34(8): 874-9.

[7] Fernandes D, Massimo S. Combating photoaging with percutaneous collagen induction. Clin Dermatol. 2008; 26(2): 192-9.

[8] Goodman GJ. Postacne scaring: a review of its pathophysiology and treatment. Dermatol Surg. 2000; 26: 857-71.

[9] Hexsel DM, Mazzuco R. Subcision: a treatment for cellulite. Int J Dermatol. 2000; 39: 539-44.

[10] Lima EVA, Lima MMDA, Paixão MP, et al. Assessment of the effects of skin microneedling as adjuvant therapy for facial melasma: a pilot study. BMC Dermatol. 2017; 17: 1-6.

[11] Lima EA. Microneedling in facial recalcitrant melasma: report of a series of 22 cases. An Bras Dermatol. 2015; 90(6): 919-21.

[12] Lima EVA, et al. Induction of pigmentation through microneedling in stable localized Vitiligo patients. Dermatol Surg. 2020; 46(13): 434-5.

[13] Lima EA. Microagulhamento em melasma facial recalcitrante: uma série de 22 casos. Na Bras Dermatol. 2015; 90(6): 917-9.

[14] Lima EA, Lima M, Takano D. Microneedling experimental study and classification of the resulting injury. Surg Cosmet Dermatol. 2013; 5: 110-4.

[15] Lima EVA. Dermal tunneling: a proposed treatment for depressed scars. An Bras Dermatol. 2016; 91(5): 697-9.

[16] Lima EVA. Indução percutanea de colágeno com agulhas em cicatrizes após acidentes automobilísticos: correção cosmética e funcional. Surg Cosmet Dermatol. 2017; 9(2): 127-9.

[17] Lima EVA. Dermal Tunneling (TD®): a therapeutic option for static glabellar wrinkles. Surg Cosmet Dermatol. 2016; 8(1): 42-5.

[18] Lima EVA. Pulsed radiofrequency with multineedles (RFPM®) in the treatment of atrophic stretch marks. Surg Cosmet Dermatol. 2016; 8(3): 242-5.

[19] Lima EA, Lima MA, Araújo CEC, Nakasawa YMM, Leal NC. Investigation on the use of 3% and 5% retinoic acid in peeling solution as a drug delivery agent after percutaneous induction of collagen with needles (IPCA®): safety profile and application protocol. Surg Cosmet Dermatol. 2018; 10(1): 21-6.

[20] Lima EAV. Pulsed radiofrequency with multineedles: a therapeutic proposal for wrinkles, sagging, and periorbital pigmentation. Surg Cosmet Dermatol. 2015; 7(3): 223-6.

[21] Lima EVA. Association of microneedling with phenol peeling: a new therapeutic approach for sagging, wrinkles and acne scars on the face. Surg

Cosmet Dermatol. 2015; 7(4): 328–31.

[22] Lima EVA. Pulsed radiofrequency with multineedles for earlobe aging treatment. Surg Cosmet Dermatol. 2016; 8(4): 307–10.

[23] Lima EVA. Indução percutanea de colágeno com agulhas (IPCA®) associada a radiofrequência pulsada com multiagulhas (RFPM®) na condução de cicatrizes de acne deprimidas: protocolo de tratamento. Surg Cosmet Dermatol. 2017; 9(3): 234–6.

[24] Orentreich DS, Orentreich N. Subcutaneous incisionless (subcision) surgery for the correction of depressed scars and wrinkles. Dermatol Surg. 1995; 21(6): 543–9.

第二十六章

真皮隧穿（DT）疗法在
凹陷性瘢痕中的应用

一、真皮隧穿（DT）疗法在瘢痕中的应用

（一）真皮隧穿（DT）疗法在瘢痕中的应用基础

目前，尽管皮肤科已有多种针对瘢痕的治疗手段，但瘢痕治疗仍然非常困难。由于巴西皮肤外科令人瞩目的创新能力，巴西成为新型治疗手段发展的"沃土"。面对巴西国内种族的多样性，皮肤科医生应该对侵入性治疗手段可能导致的不良反应给予关注。此外，瘢痕形态结构的多样性也促使医生对其开展更广泛的研究（图 26-1；详见第十一章"微针疗法在痤疮瘢痕中的应用"中有关"痤疮瘢痕的形态分类法"的内容）。

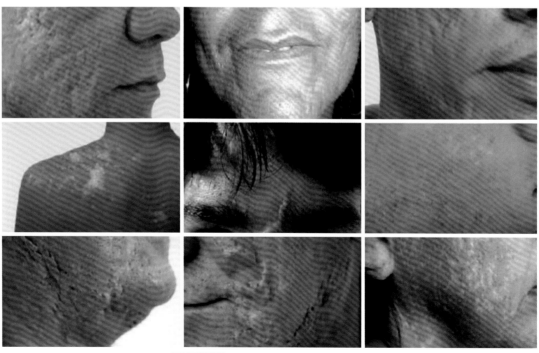

图 26-1 痤疮瘢痕形态结构的多样性

在皮肤科常规治疗方法中，使用锐针以获得外观改善的疗法已变得越来越重要。Orentreich 等人首次报道了以刺激胶原合成为目的，将锐针用于治疗萎缩性瘢痕和皱纹的案例，此后这一被命名为"皮下分离术™"的治疗方法被临床广泛应用。随后，其他学者对其所用锐针规格及术式加以改良，并逐渐发展出改良疗法。如先前章节中所述，DT 疗法即是受到这种分离技术的启发，遵循其治疗原理，即破坏纤维束并刺激胶原合成。因此，为了体现其独有的治疗操作方法以及所用治疗器械，特将该新型疗法命名为 DT® 疗法。炎症后痤疮瘢痕是皮肤科常见的主诉之一，即使动用所有先进的治疗手段，并且由符合资质的皮肤科医生实施治疗，对其的治疗仍然非常困难。DT 疗法的发明者

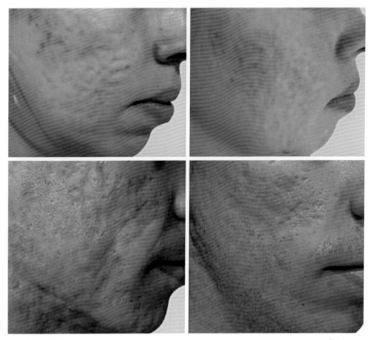

图 26-2 凹陷性痤疮瘢痕伴脂肪代谢障碍患者接受皮下分离术™ 治疗前后的对比

基于其 17 年痤疮瘢痕的治疗经验，曾借助锐针分离疗法治疗凹陷性瘢痕，获得了令人满意的外观改善效果（图 26-2）。为了获得标准化的治疗效果、对于不良反应的预防以及更加安全的术后恢复期，他研发出 DT 疗法这一治疗手段。

（二）真皮隧穿（DT）疗法在痤疮瘢痕中的应用原理和操作技术

DT 疗法的标准化治疗需遵循其独特的操作方法，以获得尽可能符合预期的疗效。该疗法可用于治疗囊肿型痤疮后常见的面部脂肪代谢障碍，并且对于继发于该疾病常见的颏部皮肤松弛症以及皱纹，均可通过该疗法加以改善（图 26-3）。

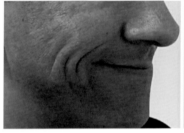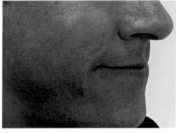

图 26-3 凹陷性痤疮瘢痕伴脂肪代谢障碍患者接受 DT 治疗后 60 天的情况

DT 疗法对于可扩张及不可扩张的凹陷性瘢痕均具有明确的适应证。后者通常需要配合联合治疗手段以改善隆起性瘢痕不规则的外观，从而对其进行分离。详见以下操作流程。

1. 操作流程

（1）器械准备：用于实施 DT 疗法的器械是一根无菌穿刺针，规格为 1.20 mm × 25 mm，18 G × 1″。治疗应在严格符合外科手术环境要求的操作间中进行，并由训练有素且符合资质的专业人员负责实施。考虑到经过训练的专业人员对该疗法的可重复性，在对大量患者使用上述器械进行治疗从而考虑各种可能性后，作者精心研发了一种易于实施且不良反应风险较低的操作流程。

（2）第一步：开始，待治疗区皮肤由亮绿或对消毒剂具有类似耐受性的染色剂进行标记，以便保留标记效果。治疗步骤的设计取决于所需治疗皮损的性质。对于凹陷性瘢痕，应沿其边缘标注 4 条直线以形成

一个菱形平面，必须保证将凹陷性皮损的整体包绕在其内。而对于面部痤疮瘢痕，通常需要在每个皮损区域标注不止一个菱形平面，从而将所有瘢痕均包绕于其内（图 26-4）。

（3）治疗区皮肤消毒和麻醉：随后在上述菱形的 4 个顶点使用 2% 氯己定进行消毒，并使用不含血管收缩剂的 2% 利多卡因进行麻醉。通常无需麻醉所标注图形内的全部区域；然而，如果患者出现不适感，则应对全部治疗区进行麻醉。

（4）治疗操作方案设计：通过经表皮路径将 18 G 穿刺针刺入真皮层平面的深

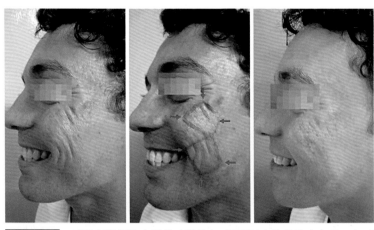

图 26-4 对患者进行动态评估（微笑），可见其皮肤松弛症表现。在对其囊肿型痤疮进行治疗后，计划通过 DT 疗法以改善其脂肪代谢障碍的外观表现。图示为患者在接受治疗后 60 天的情况

度，以制造管道并使纤维束发生断裂，在病变真皮层内形成线形隧道。使用针头进行往复式操作，从顶点开始（为便于教学而命名，即 A 点）穿刺至菱形的中心（即 B 点）（详见第二十五章"真皮隧穿（DT）疗法的应用基础"中图 25-3）或其等效位点。随后，紧邻前者以相同的操作原则穿刺下一条隧道；为此，应沿同一穿刺孔进针，从而形成多个平行排列的水平出血带。在其余 3 个顶点进行相同操作，使得所形成的出血带彼此间交错，直到整个治疗区被剥离。上述基础治疗操作方案的设计亦可减半实施，具体取决于需要治疗的皮损情况。如果对于大范围治疗区，则可重复进行相同方案的治疗。

（5）手术过程：治疗区皮肤术中会出现明显血肿。由于所用器械的规格，穿刺孔处可见明显出血点，其大小与所用器械直径相当，但可自行止血。通常，使用无菌棉垫按压数分钟内即可止血。由于此时所用器械（18 G 穿刺针）的切割力有限，因此相比于上述皮下分离术 ™，其所制造的损伤较小。无需缝合穿刺洞孔；由于其为创口小于 1 mm 的连续性治疗方案，因此在治疗的第二阶段即已启动愈合过程。

（6）术后即刻护理：建议使用无菌纱布与 Micropore® 外科胶带作为常规敷料对治疗区皮肤进行封包以止血，无需外用任何药物。由于手术过程的洁净度较高，根据美国食品和药品管理局（FDA）的指南，此时不需要采用局部或系统性抗生素等预防性治疗措施。亦不建议采取冷敷或热敷疗法。最好保证血肿的消退以及术后的炎症反应遵循其自然修复过程。此外，由于该疗法不会造成去表皮化状态，即不会造成表皮层的剥离，因此也不需要针对单纯疱疹的复发而额外使用预防性抗病毒治疗。

2. 疗效展现与术后护理　建议在治疗后最初 12 ~ 24 h 移除上述敷料，并且使用清水和清洁力较强的肥皂对治疗区进行清洗消毒。无需保留治疗区的封包敷料。次日即可开始使用有色的广谱防晒霜，同时建议避光。尽管对浸润麻醉剂的吸收已完成，但与治疗后即刻效果相比，此时的水肿反应往往更为明显。直到治疗后 48 ~ 72 h，水肿才开始逐渐消退。瘀斑的消退过程将持续至治疗后第 5 ~ 7 天，而此时仅遗留轻度水肿。在此期间，必须采取光防护措施。此外，可能出现结节，平均 30 天内可完全消退。通常，当治疗区为暴露部位（如面部）时，患者约在术后第 7 天可复工。如果治疗区可被衣物覆盖，则患者次日即可外出。

二、小结

关于 DT 疗法在改善痤疮瘢痕中的应用，可得出以下结论：

· DT 疗法用于改善痤疮瘢痕的治疗效果显著，同时符合作者与患者的预期，因此建议将其纳入痤疮瘢痕的常规治疗手段中。此外，作者还观察到肤质及肤色的改善，可能是由于真皮层重构进而刺激胶原合成所带来的疗效。

· 术后恢复期所观察到的水肿是治疗的限制因素之一。建议不要将治疗安排在临近患者参与社交活动之前或其必须在术后 7 日内复工的情况下。

· 患者在治疗中及治疗后出现的疼痛与不适符合预期的治疗反应。在术后恢复期，患者通常不会出现疼痛。但如果其在治疗结束 48 h 内出现疼痛，则须注意是否存在继发性感染。目前在作者的临床实践中尚未出现该并发症。

· 由于治疗期间表皮层得以保留，因此，治疗后若发生炎症后色素沉着，其并不属于并发症；但无论是否配合使用美白产品，均建议在术后第 5 天即可开始使用维 A 酸，以获得更好的疗效。

· 操作者必须对皮肤学知识有深入的理解并接受过专门的 DT 治疗训练，而且能对可能出现的并发症进行处理（图 26-5 ～ 26-7）。图 26-8 ～ 26-10 所示为接受 DT 治疗的患者。

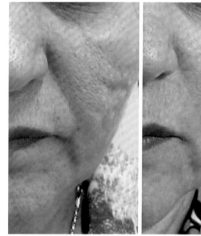

图 26-5 患者凹陷性瘢痕及面部沟槽在接受 DT 治疗前与治疗后 60 天的情况对比

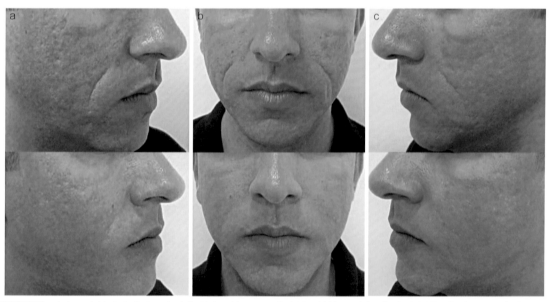

图 26-6 患者凹陷性痤疮瘢痕及脂肪代谢障碍接受 DT 治疗前后的情况对比。（a）右侧位；（b）正位；（c）左侧位

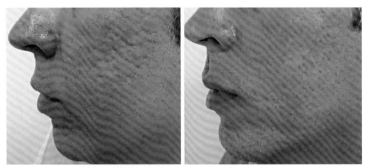

图 26-7 患者凹陷性痤疮瘢痕及脂肪代谢障碍接受 DT 治疗前后的情况对比

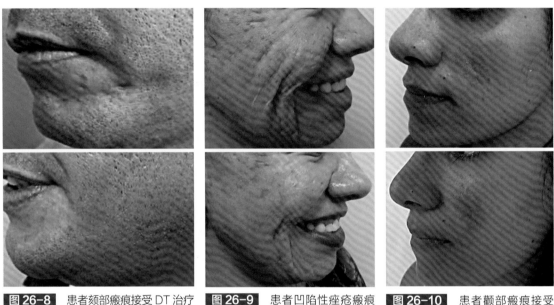

图 26-8 患者颊部瘢痕接受 DT 治疗前后的情况对比

图 26-9 患者凹陷性痤疮瘢痕及脂肪代谢障碍接受 DT 治疗前后的情况对比

图 26-10 患者颧部瘢痕接受 DT 治疗前后的情况对比

参考文献

[1] Al-Dhalimi MA, Arnoos AA. Subcision for treatment of rolling acne scars in Iraqi patients: a clinical study. J Cosmet Dermatol. 2012; 11: 144–50.

[2] AlGhamdi KM. A better way to hold a Nokor needle during subcision. Dermatol Surg. 2008; 34: 378–9.

[3] Aust MC. Percutaneous collagen induction therapy: an alternative treatment for scars, wrinkles, and skin laxity. Plast Reconstr Surg. 2008; 121(4): 1421–9.

[4] Bal SM, Caussian J, Pavel S, et al. In vivo assessment of safety of microneedle arrays in human skin. Eur J Pharm Sci. 2008; 35(3): 193–202.

[5] Camirand A, Doucet J. Needle dermabrasion. Aesthet Plast Surg. 1997; 21(1): 48–51.

[6] Fabroccini G, Fardella N. Acne scar treatment using skin needling. Clin Exp Dermatol. 2009; 34(8): 874–9.

[7] Fernandes D, Massimo S. Combating photoaging with percutaneous collagen induction. Clin Dermatol. 2008; 26(2): 192–9.

[8] Goodman GJ. Postacne scaring: a review of its pathophysiology and treatment. Dermatol Surg. 2000; 26: 857–71.

[9] Hexsel DM, Mazzuco R. Subcision: a treatment for cellulite. Int J Dermatol. 2000; 39: 539–44.

[10] Lima EA. Microagulhamento em melasma facial recalcitrante: uma série de 22 casos. Na Bras Dermatol. 2015; 90(6): 917–9.

[11] Lima EA, Lima M, Takano D. Microneedling

experimental study and classification of the resulting injury. Surg Cosmet Dermatol. 2013; 5: 110–4.

[12] Lima EA. Microneedling in facial recalcitrant melasma: report of a series of 22 cases. An Bras Dermatol. 2015; 90(6): 919–21.

[13] Lima EVA, Lima MMDA, Paixão MP, et al. Assessment of the effects of skin microneedling as adjuvant therapy for facial melasma: a pilot study. BMC Dermatol. 2017; 17: 1–6.

[14] Lima EVA. Dermal tunneling: a proposed treatment for depressed scars. An Bras Dermatol. 2016; 91(5): 697–9.

[15] Lima EVA. Indução percutanea de colágeno com agulhas em cicatrizes após acidentes automobilísticos: correção cosmética e funcional. Surg Cosmet Dermatol. 2017; 9(2): 127–9.

[16] Lima EVA. Dermal tunneling (TD®): a therapeutic option for static glabellar wrinkles. Surg Cosmet Dermatol. 2016; 8(1): 42–5.

[17] Lima EVA. Pulsed radiofrequency with multineedles (RFPM®) in the treatment of atrophic stretch marks. Surg Cosmet Dermatol. 2016; 8(3): 242–5.

[18] Lima EVA, et al. Induction of pigmentation through microneedling in stable localized vitiligo patients. Dermatol Surg. 2020; 46(13): 434–5.

[19] Lima EA, Lima MA, Araújo CEC, Nakasawa YMM, Leal NC. Investigation on the use of 3% and 5% retinoic acid in peeling solution as a drug delivery agent after percutaneous induction of collagen with needles (IPCA®): safety profile and application protocol. Surg Cosmet Dermatol. 2018; 10(1): 21–6.

[20] Lima EVA. Pulsed radiofrequency with multineedles: a therapeutic proposal for wrinkles, sagging, and periorbital pigmentation. Surg Cosmet Dermatol. 2015; 7(3): 223–6.

[21] Lima EVA. Association of microneedling with phenol peeling: a new therapeutic approach for sagging, wrinkles and acne scars on the face. Surg Cosmet Dermatol. 2015; 7(4): 328–31.

[22] Lima EVA. Pulsed radiofrequency with multineedles for earlobe aging treatment. Surg Cosmet Dermatol. 2016; 8(4): 307–10.

[23] Lima EVA. Indução percutanea de colágeno com agulhas (IPCA®) associada a radiofrequência pulsada com multiagulhas (RFPM®) na condução de cicatrizes de acne deprimidas: protocolo de tratamento. Surg Cosmet Dermatol. 2017; 9(3): 234–6.

[24] Orentreich DS, Orentreich N. Subcutaneous incisionless (subcision) surgery for the correction of depressed scars and wrinkles. Dermatol Surg. 1995; 21(6): 543–9.

第二十七章

真皮隧穿（DT）疗法在
静态纹及沟槽中的应用

一、真皮隧穿（DT）疗法在静态纹中的应用基础

对应肌肉组织未发生收缩活动时出现于特定部位（如前额、眉间及下面部）的皱纹被称为静态纹，通常难以获得改善。如果患者的皮肤较厚或皮脂分泌较旺盛，上述皱纹往往更加明显，甚至可能进展为难以恢复的瘢痕状态。皱纹累及层次越深、形成时间越长，就越难以获得令人满意的改善效果，故而治疗难度较大（图 27-1）。注射肉毒毒素对于动态纹具有良好的改善效果，尤其是上面部区域的动态纹；然而对于深层静态纹，其疗效却不尽如人意。对于皮肤较薄或纤维束尚未完全变性的患者，真皮填充剂（如透明质酸）联合肉毒毒素的治疗能够获得明显的治疗效果。此时需要预处理附着于此类皱纹底部的纤维束，使其断裂，以便上述联合治疗能发挥作用。作者的临床经验表明，如果忽视上述预处理，填充剂在注射后将穿插于上述纤维束之间，进而发生嵌顿，导致无法获得预期的外观改善效果。此外，亦有学者针对上述皱纹研发了"皮下分离术™"这一治疗手段。该疗法最初于 1995 年由 Orentreich 等人提出，其治疗原理基于纤维束的断裂以及炎症反应的触发，同时伴随出血，最终刺激新生胶原的合成。正如其对瘢痕的治疗（详见第二十六章），DT疗法也被用于改善静态纹。该疗法基于对皱纹底部的松解，随后此处将被血液填充，进而引起纤连蛋白的沉积以及新生胶原的合成，从而改善皱纹并提高皮肤表面的光滑度。联合肉毒毒素注射进行治疗时，可获得更为显著的外观改善效果。图 27-2 所示为 DT疗法联合肉毒毒素注射的治疗效果。

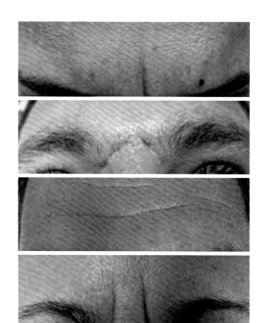

图 27-1 难治性深层静态纹

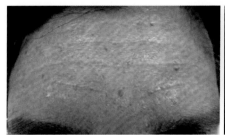
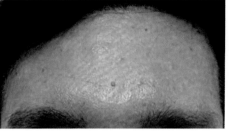

图 27-2 前额静态纹患者接受 DT 疗法联合肉毒毒素注射治疗前后的对比

二、操作流程

1. **患者评估** DT 疗法适用于静态纹的治疗。通常，由于皮肤松弛症而形成的皱纹对于肉毒毒素治疗的反应不明显。此类皱纹通常是由于皮肤自然老化进程或者痤疮、光老化及习惯性动作引起的真皮层与脂肪垫结构与功能的退行性变所致。皮肤的厚度、出油量以及肤色与静态纹的形成无关。DT 疗法可安全应用于所有类型的皮肤，特别是考虑到该治疗对表皮层的保护，不致造成去表皮化状态，因此治疗后发生炎症后色素沉着的风险也有所降低。

2. **器械准备** DT 疗法的实施是借助一根无菌穿刺针，规格为 1.20 mm × 25 mm，18 G × 1″（详见第二十六章）。

3. **第一步** 首先，使用亮绿染色剂对待治疗区进行标记。对于眉间纹，应沿其边缘标记直线以形成梯形或三角形，并使其尖端沿前后轴朝上，而其底部应与眉间连线呈 10°～30° 的锐角，具体取决于皱纹的范围（图 27-3）。图中虚线框应将皱纹整体包绕其中。针对口周纹与木偶纹的操作方法与此类似。

4. **治疗区皮肤消毒和麻醉** 在上述图形的每个顶点使用 2% 氯己定进行消毒，并使用不含血管收缩剂的 2% 利多卡因进行麻醉。通常不需要麻醉所标记图形的整个区域；然而，如果患者感到不适，则应对整个治疗区进行麻醉。

5. **治疗操作方案设计** 通过经表皮路径将 18 G 穿刺针刺入真皮层深度，以制造管道并使纤维束断裂，在皮损真皮层内形成线形隧道。使用针头进行往复式操作，从三角形的顶点开始，并穿刺至其底边。随后，紧邻前者以相同的操作原则穿刺下一条隧道；为此，应沿同一穿刺孔进针，平均形成 4 个平行排列的水平出血带；而对于前额静态纹进行治疗时，则仅需形成单一出血带（图 27-4）。

6. **手术过程** 治疗区皮肤术中会出现明显血肿（图 27-5）。由于所用器械的规格，穿刺孔处可见大量出血（主要发生于眉间区域），其范围与所用器械直径相当，但可以自行止血（图 27-6）。通常使用无菌棉垫按压数分钟即可止血。由于此时所用器械（18 G 穿刺针）

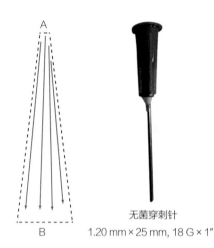

无菌穿刺针
1.20 mm × 25 mm, 18 G × 1″

图 27-3 针对线形静态纹的 DT 治疗操作方法

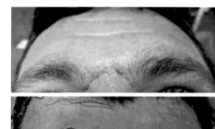
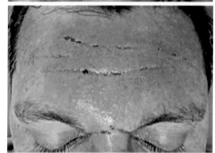

图 27-4 前额静态纹患者接受 DT 治疗后的即刻疗效

的切割力有限，故而相比于上述皮下分离术™，其所制造的损伤较小，因此无需缝合穿刺洞孔。由于其为创口小于 1 mm 的连续性治疗方案，因此在治疗的第 2 阶段即已启动愈合过程。

7. 术后即刻护理　此时出血已得到缓解，并易于止血。一般不使用纱布，而是以多层 Micropore® 外科胶带作为创口敷料。由于手术过程的洁净度较高，根据美国食品和药品管理局（FDA）的指南，此时不需要采用局部或系统性抗生素等预防性治疗措施。图 27-7 所示为接受 DT 治疗的患者。此外亦不建议采取冷敷或热敷疗法。最好保证血肿的消退以及术后的炎症反应遵循其自然修复过程（图 27-8）。

8. 术后护理　参考第二十六章"真皮隧穿（DT）疗法在凹陷性瘢痕中的应用"。

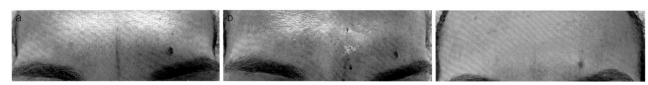

图 27-5　患者接受 DT 治疗的疗效显现。（a）治疗前；（b）眉间区域接受治疗后即刻；（c）治疗后 30 天

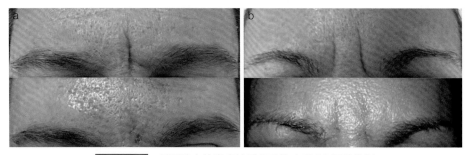

图 27-6　眉间静态纹患者接受 DT 治疗后 90 天的效果

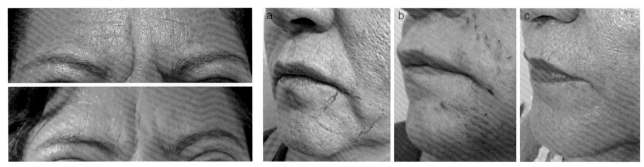

图 27-7　眉间静态纹患者接受 DT 治疗后 90 天的效果（案例图片由作者提供）

图 27-8　法令纹及口周纹患者接受 DT 治疗的疗效显现。（a）治疗前；（b）治疗后即刻；（c）治疗后 90 天

三、疗效展现

1. 真皮隧道（DT）疗法联合肉毒毒素注射　尽管市面上已有大量疗效显著的填充剂，而且用于刺激皱纹区胶原合成的疗法与技术也已相对完善，但在皮肤科的临床实践中，深层皱纹的治疗仍较困难。目前，肉毒毒素注射依然是动态纹治疗的金标准，而为了在此基础上获得更显著的治疗效果，DT 疗法应运而生，成为一种治疗皱纹的新型手术方法。选择上述联合治疗时，应遵循以下建议：

（1）针对眉间及前额静态纹实施联合治疗时，应先实施 DT 疗法，并遵循上文所述的操作流程。这是因为如果先选择注射肉毒毒素，将放松额肌和皱眉肌，进而导致 DT 治疗的水肿消退及血肿吸收延迟，从而造成患者的不适并降低治疗效果。

（2）DT 治疗结束后，应等血肿吸收且水肿消退后方可注射肉毒毒素。该过程时长在 15～30 天不等。水肿期间禁止进行肉毒毒素治疗，否则可能使其扩散范围增大，进而造成非预期的肌肉松弛以及治疗效果的不对称。

（3）不可在同一手术过程中同时实施 DT 疗法与肉毒毒素注射，可能引起不良反应，原因同上。

（4）对于存在时间较长且较深的皱纹，通常一次治疗无法解决问题。建议在两次 DT 治疗之间间隔 30 天。待水肿完全消退后，即可实施肉毒毒素的注射。

2. 真皮隧穿（DT）疗法联合填充剂注射　当选择进行 DT 疗法联合填充剂治疗时，应遵循以下建议：

（1）首先进行 DT 治疗，待水肿及血肿均完全消退后，方可开始填充剂的治疗。建议仅针对容量缺失严重的颏部进行治疗，并且在无治疗过度风险的情况下，方可将两种疗法安排在同一手术过程中实施。然而，为谨慎起见，最好在两种治疗之间间隔一段时间。

（2）对于口周、眼周或面上部区域进行治疗时，为避免发生治疗过度或治疗不足的情况，应在实施 DT 疗法与填充剂治疗之间保证平均 30 天的安全治疗间隔。总的时间间隔建议参考作者认为安全的平均时间间隔（即 30 天），以避免治疗过度或治疗不足。DT 治疗后所引发的急性炎症反应将使新生胶原蛋白得以成熟，而填充剂的使用可使患者获得更好的疗效。

（3）注意应进行两次上述联合治疗，以准确评估 DT 治疗的疗效。如果首次治疗所致损伤（即使仅为局部损伤）在治疗后持续存在，则应间隔 30 天后再次进行治疗。图 27-9 和图 27-10 所示为两名患者分别接受两次 DT 治疗以改善其法令纹及口周纹。图 27-11 所示为一名患者接受治疗 90 天和 12 个月后的疗效，可见在未配合使用其他治疗的情况下可获得长期疗效。

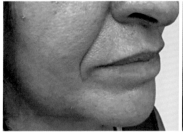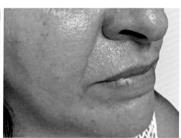

图 27-9　法令纹患者接受两次 DT 治疗的前后对比

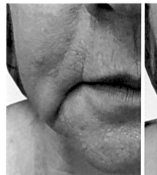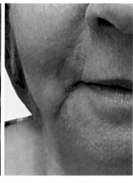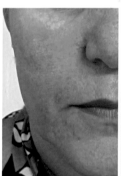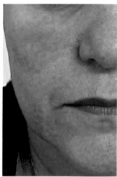

图 27-10　口周纹患者接受两次 DT 治疗的前后对比　　**图 27-11**　患者接受治疗后 90 天与 12 个月的效果，可见在未配合使用其他治疗的情况下可获得长期疗效

四、小结

对于静态纹的治疗，DT 疗法是一种安全且有效的治疗手段，联合使用其他疗法时能获得更好的治疗效果。由于其为一项技术依赖型治疗手段，因此，操作者必须经过专门训练，并对皮肤学知识有深入的理解。

[1] AlGhamdi KM. A better way to hold a Nokor needle during subcision. Dermatol Surg. 2008; 34: 378–9.

[2] Almeida ART, Marques ERMC, Kadunc BV. Rugas glabelares: estudo piloto dos padrões de contração. Surg Cosmet Dermatol. 2010; 2(1): 23–8.

[3] Balighi K, Robati RM, Moslehi H, et al. Subcision in acne scar with and without subdermal implant: a clinical trial. J Eur Acad Dermatol Venereol. 2008; 22: 707–11.

[4] Dubina M, Tung R, Bototin D, et al. Treatment of forehead/glabellar rhytide complex with combination of botulinum toxin and hyaluronic acid versus botulinum toxin a injection alone: a split face, rather-blinded, randomized control trial. J Cosmet Dermatol. 2013; 12(4): 261–6.

[5] Hexsel DM, Mazzuco R. Subcision: a treatment for cellulite. Int J Dermatol. 2000; 39: 539–44.

[6] Hexsel DM, Mazzuco R. Subcision: uma alternativa cirúrgica para a lipodistrofia ginóide (celulite) e outras alterações no relevo corporal. An Br Dermatol. 1997; 72: 1.

[7] Kim HS, Kim C, Cho H. A study on glabellar wrinkle patterns in Koreans. J Eur Acad Dermatol Venereol. 2014; 28(10): 1332–9.

[8] Lima EA. Microagulhamento em melasma facial recalcitrante: uma série de 22 casos. Na Bras Dermatol. 2015; 90(6): 917–9.

[9] Lima EA, Lima M, Takano D. Microneedling experimental study and classification of the resulting injury. Surg Cosmet Dermatol. 2013; 5: 110–4.

[10] Lima EA. Microneedling in facial recalcitrant melasma: report of a series of 22 cases. An Bras Dermatol. 2015; 90(6): 919–21.

[11] Lima EVA, Lima MMDA, Paixão MP, et al. Assessment of the effects of skin microneedling as adjuvant therapy for facial melasma: a pilot study. BMC Dermatol. 2017; 17: 1–6.

[12] Lima EVA. Dermal tunneling: a proposed treatment for depressed scars. An Bras Dermatol. 2016a; 91(5): 697–9.

[13] Lima EVA. Indução percutanea de colágeno com agulhas em cicatrizes após acidentes automobilísticos: correção cosmética e funcional. Surg Cosmet Dermatol. 2017a; 9(2): 127–9.

[14] Lima EVA. Dermal tunneling (TD®): a therapeutic option for static glabellar wrinkles. Surg Cosmet Dermatol. 2016b; 8(1): 42–5.

[15] Lima EVA. Pulsed radiofrequency with multineedles (RFPM®) in the treatment of atrophic stretch marks. Surg Cosmet Dermatol. 2016c; 8(3): 242–5.

[16] Lima EVA, et al. Induction of pigmentation through microneedling in stable localized vitiligo patients. Dermatol Surg. 2020; 46(13): 434–5.

[17] Lima EA, Lima MA, Araújo CEC, Nakasawa YMM, Leal NC. Investigation on the use of 3% and 5% retinoic acid in peeling solution as a drug delivery agent after percutaneous induction of collagen with needles (IPCA®): safety profile and application protocol. Surg Cosmet Dermatol. 2018; 10(1): 21–6.

[18] Lima EAV. Pulsed radiofrequency with multineedles: a therapeutic proposal for wrinkles, sagging, and periorbital pigmentation. Surg Cosmet Dermatol. 2015c; 7(3): 223–6.

[19] Lima EVA. Association of microneedling with phenol peeling: a new therapeutic approach for sagging, wrinkles and acne scars on the face. Surg Cosmet Dermatol. 2015d; 7(4): 328–31.

[20] Lima EVA. Pulsed radiofrequency with multineedles for earlobe aging treatment. Surg Cosmet Dermatol. 2016d; 8(4): 307–10.

[21] Lima EVA. Indução percutanea de colágeno com agulhas (IPCA®) associada a radiofrequência pulsada com multiagulhas (RFPM®) na condução de cicatrizes de acne deprimidas: protocolo de tratamento. Surg Cosmet Dermatol. 2017b; 9(3): 234–6.

[22] Orentreich DS, Orentreich N. Subcutaneous incisionless (subcision) surgery for correction of depressed scars and wrinkles. Dermatol Surg. 1995; 21(6): 543–9.

第二十八章

微针疗法联合射频微针治疗
在眶周/口周皱纹及
皮肤松弛症中的应用

一、高频脉冲电外科手术的基本概念

电外科手术（射频电外科手术）是指应用高频交流电通过切割、凝固造成组织热破坏的手术过程。需要强调的是，高频电外科手术是一种完全有别于电灼术的物理治疗方式。在电灼术治疗中，随着温度的升高，热能将从加热元件被动传递至活体组织，从而造成细胞内液失水以及蛋白质变性，最终导致细胞死亡。与此相反，在高频电外科手术治疗（切割和凝固）中，高频电流通过活体组织时会产生比电灼术更快的加热速度，进而导致细胞内液沸腾（温度超过 100 ℃），从而引起细胞膜膨胀并破裂（即细胞爆破），被称为"汽化效应"。由于上述过程非常相似，因此切忌混淆电灼术和高频电外科手术。后者是利用高频电流通过活体组织以获得诸如切割或凝固的特定手术疗效。

电外科手术元件通常由一个电流发生器和两个电极组成：一个是作用电极（亦称为电极笔），另一个是分散电极（亦称为电极垫）。所产生的电流通过作用电极从设备输送至患者身体，而后通过分散电极返回至设备。而在该回路中加入脉冲发生器的目的是在设备和脚踏之间设置电流（高频脉冲电外科手术）。脉冲发生器将以预设的周期（5～64 次/秒）中断电流。脉冲频率越高，在相同时间内作用于组织电流的中断次数就越多，反之亦然。切记需遵循皮肤的热弛豫时间，即电流通过组织后的即刻温度降低 50% 所需的时间。如此，电流的热效应即可得到控制，从而得以降低细胞温度并防止热量损伤累及邻近组织（横向热传导所致）。在电流模式控制电路中，脉冲发生器内置于脉冲计数元件。因此，脉冲电流的热效应将被大大减弱。

作者用于治疗的脉冲射频设备是 Wavetronic 5000®（ISO 13485：2016 EC 认证：CE 652850，图 28-1）。它具有两种射频脉冲模式，分别为脉冲

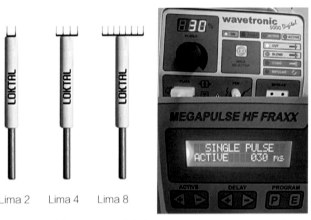

图 28-1 左图所示分别为 2 号、4 号、8 号 Lima 电极

串模式与单脉冲模式。在脉冲串模式下，脉冲电流在开启脚踏开关期间持续输出。而在单脉冲模式下，通常为单次输出能量参数固定的电流。本章及下一章中所述治疗方案的实施均使用 Wavetronic® 5000 设备，设定为单脉冲模式，功率状态（瓦）为 CUT 模式。为此，巴西的皮肤科医生 Emerson Lima 于 2013 年专门设计了嵌有多根针长 2.0 mm 细针电极的射频微针（MNR）疗法，从而在提升疗效精度的同时降低了并发症发生的风险。

二、射频微针（MNR）疗法的治疗原理

通过使用嵌有一组 8 个针头（直径 0.1 mm，针长 2.0 mm）的电极，设定的总能量被平分为 8 等份输出。借助合理配置的设备，即可同时实现每次 8 列直径为 0.1 mm 且深达 2.0 mm 的能量输出。因此，在确保表皮层完整性的同时能够对真皮层造成机械刺激以及热刺激，从而促进组织修复及胶原合成。对于面积较小的治疗区，可使用嵌有 8 根针头、4 根针头和 2 根针头的电极。上述电极以其发明者（巴西皮肤科医生 Emerson Lima）命名，分别称为 8 号、4 号和 2 号 Lima 电极（图 28-1）。该器械的发明旨在配合高能脉冲电流实施治疗，从而使微针刺激胶原合成的效果得到优化。图 28-2 ~ 28-5 为上述电极穿刺皮肤时作用方式的示意图。

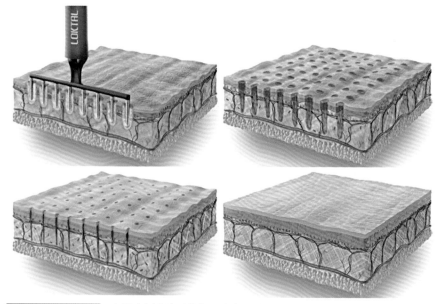

图 28-2~28-5 电极穿刺皮肤时的作用方式及其形成微损伤以刺激胶原合成的示意图

图 28-6 为 8 号 Lima 电极用于眼睑年轻化治疗的示意图。图 28-7 所示为放大 100 倍后的 8 号 Lima 电极。

射频微针（MNR）疗法的适应证包括：眶隔脂肪膨出与眶周皮肤松弛症、眶周色素沉着、面部静态纹、痤疮瘢痕、浅层皮肤松弛症、睑黄瘤、汗管瘤、手术后瘢痕以及膨胀纹等。嵌有多个针头的 Lima 电极旨在最大程度保护表皮层的前提下，对皮肤各层造成最轻度的损伤，并对真皮层产生最大程度的刺激。在发明这些嵌有精细针头的电极之前，作者无法实线标准化的治疗刺激，以至于所造成的损伤总是粗糙不均（图 28-8），进而增加了瘢痕以及炎症后色素沉着的风险。图 28-9 的组织病理学结果显示，8 号 Lima 电极针头所造成的损伤可跨越表皮层并抵达真皮深层。在眶周区域，针头能够触达轮匝肌并致其收缩，从而可对轻度眶隔脂肪膨出起到改善作用。

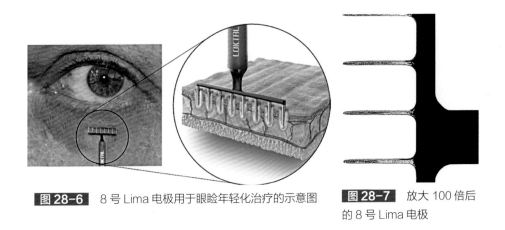

图 28-6 8 号 Lima 电极用于眼睑年轻化治疗的示意图

图 28-7 放大 100 倍后的 8 号 Lima 电极

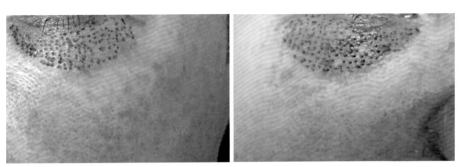

图 28-8 表皮剥脱性电极所制造的粗细不均的孔洞，可见无法获得均匀的疗效，并且对表皮层造成明显损伤

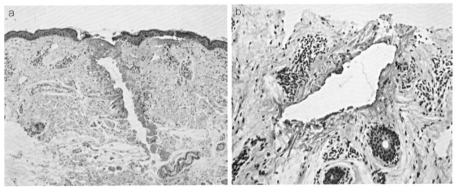

图 28-9 （a）射频微针（MNR）治疗后的眼睑水平切片。真皮层中的椭圆腔为 8 号 Lima 电极针头所致微通道管径。（b）MNR 治疗后的眼睑垂直切片。可见表皮层、真皮乳头层及网状层的连续性贯穿通道证实 8 号 Lima 电极所触达的深度（HE 染色，200×）（图片由 Nilceo Michalany 医生提供）

三、射频微针（MNR）疗法在眶周区域的应用

高频随机点阵能量作用于皮肤后，可通过对成纤维细胞的刺激而诱发胶原纤维和弹力纤维的合成，从而促进乳头层与网状层交界处的真皮再生，并通过诱发角质形成细胞的迁移以促进表皮再生。作为一种创新的治疗手段，射频微针疗法通过连接于射频电外科设备并由多根针头所组成的电极发射非剥脱性能量，从而达到皮肤年轻化的治疗目的。该疗法以精准的穿刺方式实施治疗，从而在刺激新生胶原合成的同时不致损伤汽化微粒的邻近组织，并对组织产生明显影响。Lima 电极为无菌器械，一次性使用，并且由于

其非常精细，通常在治疗结束后即完全报废，因此不建议重复灭菌使用。一项最近的临床研究（Emerson Lima，2015年）评估了射频微针疗法在眶周皮肤年轻化治疗中的有效性。该研究纳入了具有眶周老化表现的12名女性和7名男性，对其进行评估并在门诊环境下实施治疗。

在单次治疗前即刻及治疗后1个月，分别用相同的数码相机在相同的环境条件下进行图像采集与记录。治疗方法遵循前述的操作流程。患者接受射频微针疗法，治疗设备的功率状态设定为CUT功能，功率30 W，作用时间30 ms，并使用8号Lima电极对该研究中的每名受试者仅实施单次治疗，避免重叠。治疗实施范围仅限于眼睑的美学区域。对于上眼睑，治疗操作界线为上睑沟，而对于下眼睑则为距睫毛边缘2 mm处。治疗结束后，使用绷带以及Micropore® 外科胶带外敷于治疗区，次日即可移除。在术后恢复期，嘱受试者每日使用2次皮肤再生剂，并配合使用SPF 60防晒产品。根据Fitzpatrick皮肤分型，受试者的分型在Ⅱ~Ⅳ型。所有受试者均对疗效表示满意。2名未参与研究的皮肤科医生对于治疗前后图像进行对比评估，其中4名受试者的改善率达50%（好），8名受试者的改善率达75%（很好），另7名受试者的改善率达100%（非常好）。受试者对治疗过程中的疼痛感耐受性好，治疗后组织再生所需时间为5~7天，待水肿和血肿（于浸润麻醉所致）明显减轻后，受试者即可复工。治疗后受试者未诉感染、色素脱失、皮肤萎缩或损容性瘢痕形成。

19名受试者中，有11名在治疗后10~15天出现了轻度至中度的炎症后色素沉着，并在20~30天内通过使用美白产品消退。眶周区射频微针疗法的适应证及操作流程见下文。

（一）适应证

该疗法应用于眶周区域的适应证包括：轻度眶隔脂肪膨出、眶周皮肤松弛症以及静态纹。对于年轻患者，通过射频微针疗法在该区域进行美白治疗同样可获得满意的疗效。即使对于皮肤分型级别较高的患者，也能获得明显的治疗效果。因此，该疗法的适用范围不存在限制。对于色素沉着性病变，必须完善术前皮肤准备，以免发生炎症后色素沉着。至于如何选择配合使用的美白剂，则需由皮肤科医生自行判断，并需要考虑患者的耐受性。

（二）操作流程

基于对动物皮肤与人类皮肤的研究，皮肤科医生Emerson Lima于2015年提出了一套治疗操作流程，其对于皮肤松弛症、皱纹以及瘢痕治疗的疗效在随后得到证实。

1. 设备准备　该流程所用设备为Wavetronic 5000®（ISO 13485：2016 EC认证：CE 652850），参数设定为：CUT功能（功率状态），单脉冲模式（时间间隔），功率30 W，脉宽30 ms。将8号Lima电极连接于设备电极笔。

2. 治疗区皮肤消毒与麻醉　2%氯己定对治疗区皮肤进行消毒。面积较小的治疗区使用2%利多卡因（含肾上腺素）进行浸润麻醉，而大范围治疗区则需采用10 ml 2%利多卡因（不含肾上腺素）+ 20 ml 0.9%生理盐水 + 3 ml 8.4%碳酸氢钠组成的麻醉药液进行麻醉。

3. 治疗过程　将8号Lima电极轻放于皮肤上，启动脚踏开关，多根针头刺入皮下2.0 mm，即穿透角质层及表皮层并抵达真皮层。针对眶周区治疗时，电极可触及轮匝肌。从组织收缩的角度来看，疗效的改善程度与针头所造成微通道的密度成正比。穿刺孔的间距越短，疗效就越好，同时治疗区组织中平均累积的热效应也越强。穿刺孔的密度与水肿和出血的严重程度以及穿刺孔的闭合时间成正比。因此，建议操作者在尚未熟练治疗操作之前应尽量谨慎，并加倍关注患者的治疗反应。治疗区皮肤应保持干燥。当其湿度较高时，皮肤对于微针穿刺的阻力将会有所增加。因此，建议在术中保持治疗区皮肤干燥，并持续清除出血及渗出。

穿刺孔的分布密度越高，微针治疗的刺激作用就越大，但并发症（如色素沉着及微溃疡形成）的发生风险也将相应增加。穿刺孔之间的安全间距大约为 1 mm。切记微针不可重叠穿刺，应保持以单次能量输出造成一行穿刺孔。微针穿刺重叠将导致皮肤出现裂纹，甚至可能造成瘢痕而影响美观。在治疗过程中，若针头难以穿刺，则应以生理盐水浸润的纱布或精细的刷子对其进行清洁。下文将对射频微针疗法用于每种疾病的操作流程进行描述。该疗法已被用于眶周和口周区域的治疗，适应证包括：线状静态纹、皮肤松弛症、凹陷性和萎缩性瘢痕以及膨胀纹等。

4. 术后清洁电极　治疗结束后清洁电极以清除其上残留物，否则可能因此而影响治疗效果，甚至引起并发症。建议使用少量生理盐水浸润的棉纱，在设备电源打开以及脚踏开关开启的情况下，将针头轻轻地穿过棉纱，直至清洁完毕。

5. 术后即刻护理　使用无菌的 Micropore®外科胶带作为敷料，无需额外使用任何保湿剂。由于手术过程的洁净度较高，根据美国食品和药品管理局（FDA）的指南，此时不需要采用局部或系统性抗生素等预防性治疗措施。建议在随后数日配合使用

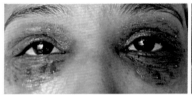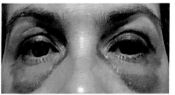

图 28-10　治疗后即刻与治疗后 5 天的效果对比

冷敷或热敷疗法。此外，亦不建议局部或系统性应用皮质类固醇激素以抑制自限性炎症反应的预期效果。图 28-10 所示分别为治疗后即刻与治疗 5 天后的疗效。

6. 疗效展现与术后护理　治疗后次日即可以清水和肥皂洗去敷料，同时建议使用具有再生功效的软膏，持续时间平均为 5～7 天。待表皮再生完成后可使用美白霜和广谱防晒霜。建议尽可能避光。随后数日可见明显的水肿和血肿（图 28-11）。根据作者的临床经验，一般在治疗后 5～7 天，患者即可复工。其后无需继续使用绷带。但如果仍有少量渗出液残留，则可保留绷带并注意更换。图 28-12 所示为治疗后第 7天的血肿吸收情况。图 28-13 所示为眶周皱纹及皮肤松弛症在治疗前与治疗 30 天后的效果对比。图 28-14所示为患者接受射频微针疗法前与治疗 60 天后的效果对比。

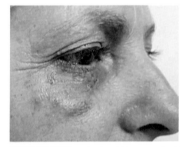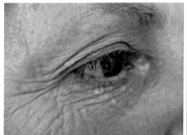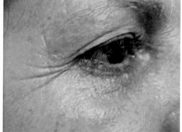

图 28-11　治疗后数日可见明显的水肿和血肿

图 28-12　治疗后第 7 天的血肿吸收情况

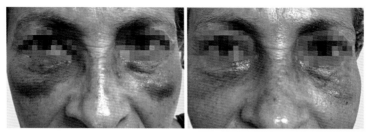

图 28-13 眶周皱纹及皮肤松弛症在治疗前与治疗后 30 天的效果对比

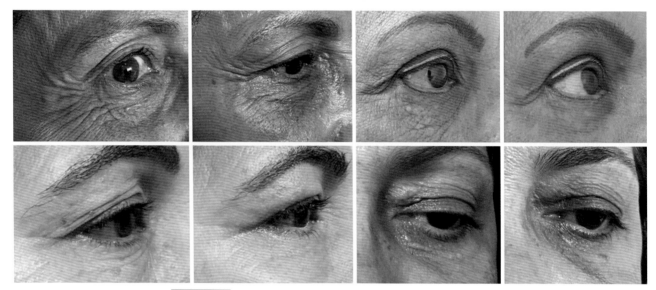

图 28-14 患者接受射频微针疗法前与治疗后 60 天的效果对比

四、射频微针（MNR）疗法在口周区域的应用

（一）治疗原理

内源性和外源性的老化过程将造成面部皮肤容量的显著减少，包括骨吸收、肌肉量下降、脂肪再分布以及韧带松弛，皮肤就像信封一样包裹着上述所有结构，也将因此而失去弹性及紧致度，导致出现松弛与下垂，并伴随细纹以及深层皱纹。真皮层和表皮层均会发生退行性变化，而时间因素和氧化应激反应的影响将使其进一步加重。剥脱性治疗（如中度和深度的化学剥脱术）可显著刺激胶原合成，从而改善皱纹与皮肤松弛，改善皮肤表面的质地、亮度与肤色，并且明显改善光老化的表现。此外，将其联合皮肤磨削术（如化学磨削法）进行应用，也可获得很好的疗效。图 28-15 所示为皮肤磨削术联合剥脱剂的治疗或单独应用其中任一疗法所获得的疗效。然而，正如第一章中所述，上述治疗的问题在于术后恢复的时间较长且易导致皮肤光过敏，还易造成炎症后色素沉着和光敏性增加，从而增加发生并发症（如增生性瘢痕、持续性红斑及肤色不均等）的风险。

如前面章节所述，射频微针疗法的目的是制造局部皮肤损伤，以避免剥离表皮层，从而保留损伤相邻微区域的完整性，有利于缩短术后恢复期并降低并发症发生的风险。由于静态纹累及的层次较深并呈僵化状态，故其治疗通常较困难。而射频微针疗法在刺激胶原合成的同时不致造成去表皮化状态，其通过多针 Lima 电极联合脉冲射频的应用，对表皮层和真皮层进行穿刺。因此，即使对于光老化皮肤中弹性组织变性所致的深层皱纹（其病理状态通常类似于深层瘢痕，治疗较为困难），也可通过该疗法获得改善。图 28-16 所示为患者接受射频微针治疗前与治疗后即刻的对比，图 28-17 所示为对于深层皱纹实施射频微针治疗 30 天后的疗效。而基于相同的治疗原理，针对薄而松弛的皮肤，射频微针疗法也能获得明显的外观改善效果。该疗法旨在重塑皮肤表面外观，改善皮肤皱纹和松弛，并以新生组织替代受损的真皮层和表皮层。此外，射频微针疗法还可松解浅层及深层皱纹的底部，并且使由于老化而失去支撑性的皮肤区域恢复容量。该疗法是遵循作者设计的治疗方案，并借助特定的电极，即 8 号、4 号或 2 号 Lima 电极。应根据需要治疗皱纹的长度和宽度选择合适的电极规格。图 28-18 所示为深层皮肤沟槽患者接受射频微针治疗 45 天后的疗效。图 28-19 所示为接受单次射频微针治疗后的细纹改善效果。

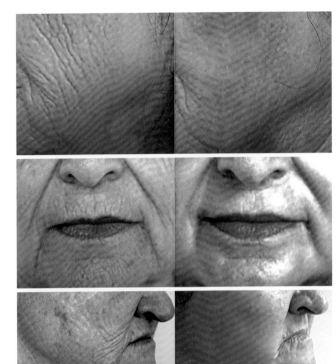

图 28-15 皮肤磨削术联合 35% 三氯乙酸（TCA）剥脱治疗的效果

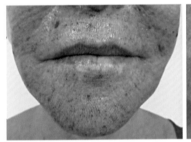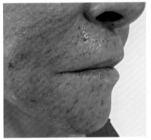

图 28-16 患者接受射频微针治疗前与治疗后即刻的效果对比

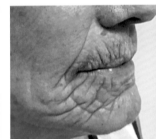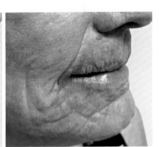

图 28-17 对于深层皱纹实施射频微针治疗 30 天后的疗效

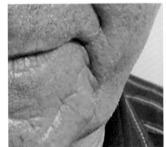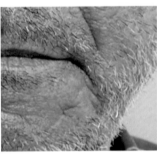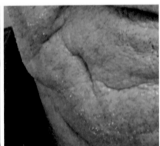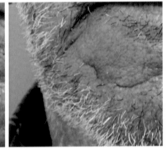

图 28-18 深层皮肤沟槽患者接受射频微针治疗 45 天后的疗效

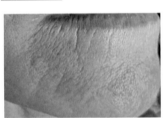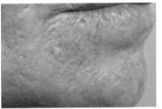

图 28-19 接受单次射频微针治疗后的细纹改善效果

（二）操作流程

1. 术前皮肤准备　遵循前文所述的指导原则。年龄较大患者的皮肤弹力组织变性程度较严重，对针头穿刺所产生的阻抗力较大。对于皮肤较厚、皮脂腺密度较高者的深层皱纹，通常需要实施多次治疗。建议将电极以 90° 置于患者皮肤表面，无需施加压力，否则将对脆弱的针头造成损毁。

2. 术前标记　需要预先对待治疗的皱纹进行标记界定，以免治疗区皮肤因浸润麻醉而变形。

3. 治疗区麻醉　采取浸润麻醉。建议使用 2% 利多卡因溶液（不含血管收缩剂）和 0.9% 生理盐水的 1∶1 混合液，不得超过所允许的活性成分最大剂量（详见第四章"镇痛与麻醉"）。使用 2% 氯己定将麻醉药清除。

4. 治疗过程　对 Wavetronic 5000® 设备进行设定：CUT 功能（功率状态），单脉冲模式（时间间隔），功率 30 W，脉宽 30 ms。随后将 8 号、4 号或 2 号 Lima 电极的针头垂直放置于待治疗皱纹，电极通常与其保持平行。多根针头应完全覆盖治疗区。治疗中可见轻度出血，但无需对其进行干预。治疗结束 10 min 后，可见出血明显减少，并继之以浆液性渗出，在治疗后 4 h 内将逐渐消退。

治疗应在严格符合外科手术环境要求的操作间中进行，并由训练有素且符合资质的专业人员负责实施。切记不可忽视相关安全性准则，包括无菌手套及无菌手术单的使用，以及严格遵循无菌原则的治疗环境。

5. 术后护理　治疗结束后，使用绷带以及 Micropore® 外科胶带外敷于治疗区，次日即可移除。通常无需配合使用纱布，但如果渗出严重，则应直接将其外敷于皮肤。次日即可移除敷料，并建议每日使用两次具有再生功效的乳膏，直到治疗后第 7 天方可开始使用防晒霜和美白霜。图 28-20 所示为深层皮肤沟槽患者接受 2 次射频微针治疗后 90 天的显著改善效果。图 28-21 所示为患者接受射频微针治疗改善静态纹及颈部皮肤松弛症。

6. 联合治疗　如果皮肤科医生希望联合透明质酸填充治疗，建议至少在射频微针治疗 15 天后进行，从而确保水肿已经完全消退。通常，在上述治疗 15 天后可安全应用肉毒毒素，须注意不应与上述治疗同时进行。这是由于如果在水肿消退前使用肉毒毒素，则可能使其作用的肌肉范围扩大，从而导致不良反应。

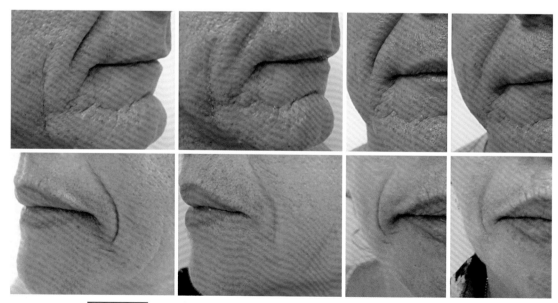

图 28-20　深层皮肤沟槽患者接受两次射频微针治疗后 90 天的显著改善效果

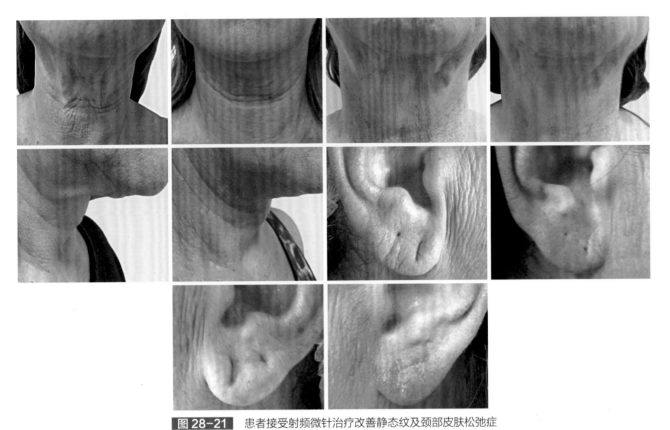

图 28-21 患者接受射频微针治疗改善静态纹及颈部皮肤松弛症

如果患者存在适应证，可在同一治疗过程中联合应用真皮隧穿（DT）治疗和微针治疗。

7. 并发症　只要采取合理的术前皮肤准备，并遵循建议采取严谨的术后护理措施，通常不会发生并发症。最常见的并发症是炎症后素色沉着。

五、小结

对于求美者来说，眶周区域的老化症状是其常见主诉之一。微创手术如透明质酸填充、肉毒毒素注射、激光美白和嫩肤治疗等，都有其局限性，特别是对于皮肤松弛症和静态纹的治疗。而对于患者（尤其是年轻患者）而言，通常难以接受因上述病症而进行手术治疗。对于轻度皮肤松弛症和皱纹患者，以新生胶原替代原有光老化受损胶原的治疗方法通常能够显著改善上述区域的外观。借助特定电极的射频微针疗法在近年来得到了深入发展及研究。作者基于其在过去 4 年的疗效观察认为，射频微针疗法能够获得非常满意的治疗效果，并得出以下结论：

• 对于眶周区域的年轻化治疗，尤其是在不适用或不希望以传统手术方法进行治疗时，射频微针是一种值得尝试的治疗方法，并且其对于薄而松弛且皱纹较多的皮肤，通常能够获得较好的疗效。借助本章所述的治疗方法及电极可重复获得显著的疗效。此外，治疗后几乎不会发生不良反应，因此，作者建议将这一新型疗法纳入针对该区域治疗的常规手段之中。

而对于深层皱纹，多数治疗方法疗效甚微，并且在单独应用时通常难以获得改善效果。出于对安全性以及术后恢复时间的考虑，不致造成完全去表皮化状态的疗法已得到了越来越多的临床应用。因此，作者建议将射频微针疗法联合肉毒毒素和填充剂进行治疗。作者总结如下：

- 对于多种类型和形态的皱纹，射频微针疗法是一种值得尝试的治疗方法。
- 必须对上述皮肤表现有深刻的认知，从而确保该疗法在单独应用或联合应用时均可获得显著的治疗效果。
- 该疗法的术后恢复期短，并且几乎不会发生不良反应，因此建议将其纳入针对该区域治疗的常规手段之中。
- 虽然炎症后色素沉着可逆转，但仍需重视对其的预防，务必完善术前皮肤准备及术后护理。

参考文献

[1] Aust MC. Percutaneous collagen induction therapy: an alternative treatment for scars, wrinkles, and skin laxity. Plast Reconstr Surg. 2008; 121(4): 1421–9.

[2] Bal SM, Caussian J, Pavel S, Bouwstra JA. In vivo assessment of safety of microneedle arrays in human skin. Eur J Pharm Sci. 2008; 35(3): 193–202.

[3] Brody HJ. Trichloracetic acid application in chemical peeling, operative techniques. Plast Reconstr Surg. 1995; 2(2): 127–8.

[4] Bagatin E, Hassun K, Talarico S. Revisão sistemática sobre peelings. Surg Cosmet Dermatol. 2009; 1(1): 37–46.

[5] Bravo BS, Rocha CR, Bastos JT, et al. Comprehensive treatment of periorbital region with hyaluronic acid. J Clin Aesthet Dermatol. 2015; 8(6): 30–5.

[6] Camirand A, Doucet J. Needle dermabrasion. Aesthet Plast Surg. 1997; 21(1): 48–51.

[7] Cohen KI, Diegelmann RF, Lindbland WJ. Wound healing: biochemical and clinical aspects. Philadelphia: WB Saunders Co; 1992.

[8] Fathi R, Pfeiffer M, Tsoukas M. Minimally invasive eyelid care in dermatology: medical, laser, and cosmetic therapies. Clin Dermatol. 2015; 33(2): 207–16.

[9] Fioramonti P, Fallico N, Parisi P, et al. Periorbital area rejuvenation using carbon dioxide therapy. J Cosmet Dermatol. 2012; 11(3): 223–8.

[10] Fabroccini G, Fardella N. Acne scar treatment using skin needling. Clin Exp Dermatol. 2009; 34(8): 874–9.

[11] Fernandes D. Minimally invasive percutaneous collagen induction. Oral Maxillofac Surg Clin North Am. 2006; 17(1): 51–63.

[12] Fernandes D, Massimo S. Combating photoaging with percutaneous collagen induction. Clin Dermatol. 2008; 26(2): 192–9.

[13] Lima EA. Microagulhamento em melasma facial recalcitrante: uma série de 22 casos. Na Bras Dermatol. 2015; 90(6): 917–9.

[14] Lima EA, Lima M, Takano D. Microneedling experimental study and classification of the resulting injury. Surg Cosmet Dermatol. 2013; 5: 110–4.

[15] Lima EA. Microneedling in facial recalcitrant melasma: report of a series of 22 cases. An Bras Dermatol. 2015; 90(6): 919–21.

[16] Lima EVA, Lima MMDA, Paixão MP, et al. Assessment of the effects of skin microneedling as adjuvant therapy for facial melasma: a pilot study. BMC Dermatol. 2017; 17: 1–6.

[17] Lima EVA. Dermal tunneling: a proposed treatment for depressed scars. An Bras Dermatol. 2016; 91(5): 697–9.

[18] Lima EVA. Indução percutanea de colágeno com agulhas em cicatrizes após acidentes automobilísticos: correção cosmética e funcional. Surg Cosmet Dermatol. 2017; 9(2): 127–9.

[19] Lima EVA. Dermal Tunneling (TD®): a therapeutic option for static glabellar wrinkles. Surg Cosmet Dermatol. 2016; 8(1): 42–5.

[20] Lima EVA. Pulsed radiofrequency with multineedles (RFPM®) in the treatment of atrophic stretch marks. Surg Cosmet Dermatol. 2016; 8(3): 242–5.

[21] Lima EVA, et al. Induction of pigmentation through microneedling in stable localized Vitiligo patients. Dermatol Surg. 2020; 46(13): 434–5.

[22] Lima EA, Lima MA, Araújo CEC, Nakasawa YMM, Leal NC. Investigation on the use of 3% and 5% retinoic acid in peeling solution as a drug

delivery agent after percutaneous induc-tion of collagen with needles (IPCA®): safety profile and application protocol. Surg Cosmet Dermatol. 2018; 10(1): 21-6.

[23] Lima EAV. Pulsed radiofrequency with multineedles: a therapeutic proposal for wrinkles, sagging, and periorbital pigmentation. Surg Cosmet Dermatol. 2015; 7(3): 223-6.

[24] Lima EVA. Association of microneedling with phenol peeling: a new therapeutic approach for sagging, wrinkles and acne scars on the face. Surg Cosmet Dermatol. 2015; 7(4): 328-31.

[25] Lima EVA. Pulsed radiofrequency with multineedles for earlobe aging treatment. Surg Cosmet Dermatol. 2016; 8(4): 307-10.

[26] Lima EVA. Indução percutanea de colágeno com agulhas (IPCA®) associada a radiofrequência pulsada com multiagulhas (RFPM®) na condução de cicatrizes de acne deprimidas: protocolo de tratamento. Surg Cosmet Dermatol. 2017; 9(3): 234-6.

[27] Orentreich DS, Orentreich N. Subcutaneous incisionless (subcision) surgery for the correction of depressed scars and wrinkles. Dermatol Surg. 1995; 21(6): 543-9.

第二十九章

微针疗法联合射频微针治疗
在瘢痕中的应用

一、射频微针（MNR）疗法在瘢痕中的应用基础

炎症、外伤和手术均可导致形成不同特征的瘢痕，以及肤色和肤质的改变，并且皮肤由于牵拉还会导致组织的暴露和畸形。囊肿型痤疮通常会造成难治性瘢痕。炎性细胞因子的破坏作用会引起真皮层和皮下组织层的破坏以及表皮层的损伤，不仅会导致皮肤松弛症及浅层和深层的皱纹，还会导致凹陷性、隆起性或萎缩性瘢痕以及色素缺失或色素沉着（图 29-1）。上述瘢痕的多态性多见于严重且长期反复的炎性痤疮患者，也使其成为一种难治性的疾病。因此，我们需要针对上述皮损进行准确评估，通过对其形态结构的检查，从而提出差异化的治疗措施以改善不同类型的瘢痕皮损（详见 2013 年 Bogdana Kadunc 和 Ada Trindade 提出的瘢痕形态分类法）。

对于同一患者，通常需要借助多种疗法的联合治疗来获得最佳的治疗效果。针对症状较严重的患者，建议采取手术方法治疗（如皮下分离术 ™、微量植皮术、磨削术、切除术以及剥脱性治疗）。图 29-2 ~ 29-4 所示为患者接受上述治疗后的改善效果。如前所述，剥脱性治疗（如化学剥脱术或光学疗法）能够在剥离表皮层的同时刺激胶原合成。与此相反，射频微针疗法则能够在保留该结构的同时促进新生胶原合成。

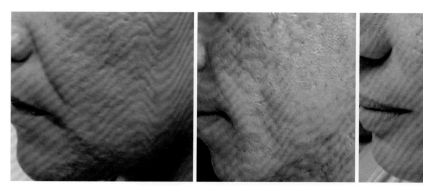

图29-1　3 名患者由于自然老化过程而加重其痤疮瘢痕

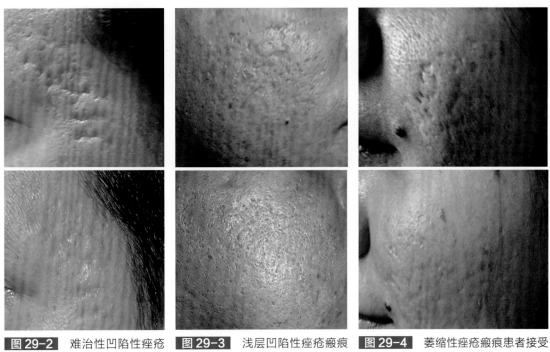

图29-2 难治性凹陷性痤疮瘢痕患者先后接受2次88%苯酚治疗，治疗间隔为30天

图29-3 浅层凹陷性痤疮瘢痕患者接受皮肤磨削术治疗

图29-4 萎缩性痤疮瘢痕患者接受微量植皮术治疗

即使瘢痕的范围较大，累及层次较深，微针治疗也会对其产生效果。而对于层次较浅、范围较小的瘢痕，所获得的疗效将更为显著。

射频微针疗法对于隆起性、萎缩性、凹陷性以及着色不均的瘢痕均可产生治疗效果。治疗后的改善程度因人而异，取决于上述皮损的严重程度。粗略地说，可将瘢痕纤维束断裂所产生的效果比作因绳索断裂而导致网格枕头的表面恢复平整的效果。与皮下分离术™（治疗方式为摆动式操作）或者真皮隧穿（DT）疗法（治疗方式为往复式操作）类似，微针疗法与射频微针疗法通过穿刺表皮层和真皮层，从而对治疗区纤维化组织造成局部破坏。对于年龄较大的患者，内源性老化以及光老化将加重瘢痕的外观。面部皮肤松弛以及脂肪再分布也将加重其对患者外观的影响。假如患者接受治疗去除了多余皮肤，改善了皮肤松弛症及皱纹，治疗后的皮肤必然将呈现出良好的外观，这也就意味着其经历了组织更新重建，即基于胶原及血管新生所获得的治疗效果。

虽然填充剂治疗可使陈旧的炎症损伤区的容量得到恢复，但需预先对每处瘢痕进行针对性治疗，否则填充剂治疗无法获得满意的疗效。当瘢痕中存在纤维束时，填充剂会发生嵌顿，无法充分发挥其作用而获得满意的治疗效果，甚至会造成治疗区外观极不自然。因此，无论治疗任何特征及形态分类的痤疮瘢痕，均建议治疗方案中首先进行微针疗法和（或）DT疗法，其后配合实施射频微针疗法。作者在痤疮瘢痕治疗领域已有长达20年的临床经验，其间始终伴随探索性治疗，包括使用射频仪器以及将脱毛针用于凹陷性瘢痕的治疗。

图29-5所示为患者接受上述治疗方案后的疗效（2006年）。值得注意的是，目前射频微针疗法的设备具备单脉冲随机点阵能量输出功能，因此其安全性更高，所获得的疗效也更符合预期效果。

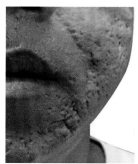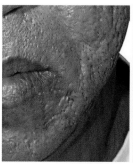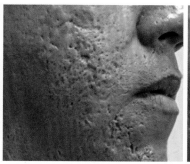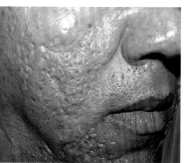

图 29-5 凹陷性瘢痕患者接受随机射频治疗

二、射频微针（MNR）疗法对于瘢痕的适用性

射频微针疗法旨在促进受损皮肤再生，通过新生组织替代受损的真皮层和表皮层。此外，射频微针疗法还可使皮损内对邻近皮肤造成垂直或水平牵拉作用的纤维束发生断裂。因此，与瘢痕相邻的健康皮肤边缘得以暴露，某些情况下还可使治疗区皮肤的功能得以改善。射频微针疗法所独有的治疗方法和治疗设备由皮肤科医生 Emerson Lima 研发，他具有超过 20 年的射频治疗临床研究经验，他自行研发了以特定电极实施治疗的操作流程。射频微针疗法的实施需借助于 8 号、4 号或 2 号 Lima 电极（详见第二十八章）。对于治疗所用电极的选择，需基于瘢痕的形态特征而定。上述电极包含针长 2.0 mm 的针头，足以穿透表皮层并触达真皮层，从而对其造成损伤。图 29-6 所示为一名难治性凹陷性痤疮瘢痕患者接受单次射频微针治疗的前后对比，可见患处表皮层在治疗后得到恢复（图 29-7）。

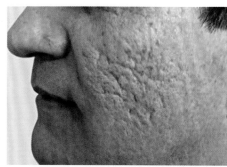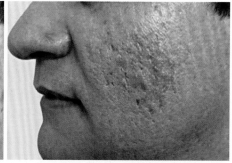

图 29-6 难治性凹陷性痤疮瘢痕患者接受单次射频微针治疗的前后对比，可见患处表皮层在治疗后得到恢复

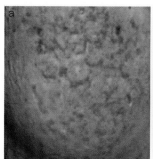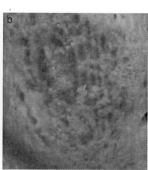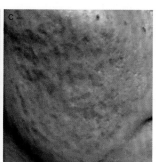

图 29-7 （a）治疗前；（b）治疗后 30 天，可见在治疗区仍存在治疗所致损伤；（c）治疗后 90 天，可见新生胶原蛋白的合成

三、操作流程

以下为基于作者及团队的临床经验和既往研究评估所制定的治疗操作流程，旨在获得标准化且可重复的疗效。

1. 患者评估　应基于其形态特征对瘢痕做出评估。凹陷性瘢痕对射频微针疗法的治疗反应最显著。即便是难治性瘢痕，其对于射频微针疗法也同样可产生良好的治疗反应。治疗前务必使用美白剂和防晒霜以完善皮肤准备。对于范围越大、层次越深的瘢痕，疗效则越不明显。应基于瘢痕的形态及特征选用 2 号、4 号或 8 号 Lima 电极。瘢痕的硬度和颜色也会影响治疗效果。对于年龄较大的患者，其皮肤弹力组织变性程度较高，针头穿刺时所遇到的阻力也较大。建议将电极以 90° 置于患者皮肤表面，无需施加压力。与胸部或背部的瘢痕相比，射频微针治疗通常对面部瘢痕效果更好；而前者往往需要接受更多次治疗，并且更加注意治疗操作过程，才能获得与后者相同的疗效。治疗应在严格符合外科手术要求的环境下进行，并且需要遵循前文中建议的所有安全措施。

2. 设备要求　为了确保射频微针治疗的有效性与安全性，并获得预期疗效，务必在治疗中使用 FRAXX 设备以及 2 号、4 号或 8 号 Lima 电极。不建议使用其他类型的电极或在其他设备中使用上述电极，以免增加发生严重并发症的风险。如上文所述，作者已对射频微针疗法进行了大量测试，并认为只要遵循该治疗操作流程，该疗法便是一种重复性高的有效治疗手段。

3. 标记待治疗瘢痕的边界　如果在环境灯光下或手术灯下均无法清晰辨识瘢痕，则建议用白色记号笔整体标记瘢痕，以免其因浸润麻醉而发生变形。

4. 麻醉　通常，患者对于局部麻醉的治疗耐受性较差，因此建议采取浸润麻醉。应使用 2% 利多卡因与 0.9% 生理盐水的 1 : 1 混合溶液，以免超过所允许的活性成分最大剂量（详见第四章"镇痛与麻醉"）。

5. 系统性治疗　2% 氯己定消毒并对治疗区进行麻醉后，将 FRAXX 设备设定为：CUT 及单脉冲模式，平均功率 30 W，脉宽 30 ms。对于小于 2.5 mm 的瘢痕，建议采用 2 号 Lima 电极。范围较大的瘢痕则需要选用 4 号 Lima 电极方可起效。对于线状瘢痕，则最好选择 8 号 Lima 电极进行治疗。建议仅实施单次治疗，以避免治疗重叠，并且确保穿刺孔的平均间距为 1 mm。针头穿刺应完全覆盖治疗区皮肤。治疗中可见轻度出血，但无需对其进行干预。治疗结束 10 min 后，可见出血明显减少，并继之以浆液性渗出，在治疗后 4 h 内将逐渐消退。

6. 术后即刻护理　治疗后无需使用纱布，使用绷带以及 Micropore® 外科胶带作为敷料即可，并于次日移除。不建议使用局部或系统性抗生素。术后恢复期建议每日使用 2 次皮肤再生剂，并配合使用 SPF60 防晒霜。不建议使用冷敷或热敷疗法。最好确保治疗后瘀斑以及炎症反应的消退均遵循其自然过程。此外，亦不建议局部或系统性应用皮质类固醇激素以抑制自限性炎症反应的预期效果。建议在对首次治疗的疗效变化进行评估后（即首次治疗结束后至少 30 天），方可决定实施第 2 次或第 3 次治疗。一般认为再次进行治疗的间隔时间应为 90 天。

7. 美白霜的使用　建议在表皮再生完成后（即治疗后 24~48 h 内）使用美白霜，持续时间为 2~7 天，取决于所治疗瘢痕的类型。皮肤科医生需充分了解上述疗效的展现过程并具备合格的诊疗资质，并持续密切监测患者病情的变化。

8. 疗效展现与术后护理　治疗结束后当日或次日，患者居家后在淋浴过程中浸湿敷料并自行将其移除，同时可使用低清洁力皂液清洁治疗区，以免刺激致敏。当治疗区面积较小时，在治疗后当日即可使用防晒霜，且无需配合使用具有再生功效的软膏。而当治疗区面积较大时，则建议配合使用具有再生功效的软膏，直到表皮再生完成。在治疗后当日即可开始使用美白霜，实际情况取决于患者的耐受性。建议尽可能避光。术后恢复期可见中度的水肿和血肿。通常，患者大约在术后第 5 天即可复工；而如果治疗区皮肤可由衣物覆盖时，则在最初 24 h 内即可复工。图 29-8 所示为患者接受射频微针治疗的情况。

9. 联合治疗　如果皮肤科医生希望联合透明质酸填充进行治疗，建议在射频微针治疗后至少 15 天方可进行，从而确保水肿已完全消退。通常，在上述治疗后 15 天即可安全应用肉毒毒素，但须注意不应与上述治疗同时进行。这是因为如果在水肿消退前使用肉毒毒素，则可能使其作用的肌肉范围扩大，从而导致不良反应。如果患者存在适应证，可在同一治疗过程中联合应用 DT 治疗和微针治疗。

10. 并发症　并发症多属于预期治疗反应，如水肿、瘀斑、一过性炎症后色素沉着以及一过性红斑等。只要采取合理的皮肤术前准备措施，并遵循建议实施严格的术后护理措施，而且由训练有素且符合资质的人员实施操作，射频微针疗法本身对于改善痤疮瘢痕而言是一种安全且可重复性应用的治疗手段。

11. 疼痛与不适　术后恢复期通常不会出现疼痛与不适。根据作者的临床经验，患者通常无疼痛的主诉；但一旦出现，特别是在治疗后 48 h 内，则须确认是否存在继发性感染。通常无需在术后采取镇痛或抗炎治疗，但在不存在其他加重症状因素的前提下，如果患者主诉有不适感，则建议配合口服安乃近（1 g/6 h）。

12. 疱疹预防　由于微针疗法不属于剥脱性治疗，即不会造成表皮层的完全剥离以致诱发病毒感染（疱疹病毒需在角质形成细胞完整性受损的情况下繁殖），因此无需常规采取此类预防措施。但是，如果由于某些原因（通常为手术应激）而导致频繁出现复发性单纯疱疹病毒感染的情况，则必须采取相应的预防性治疗措施。

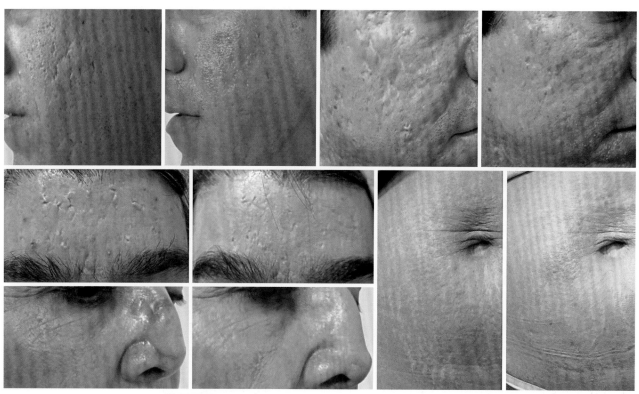

图 29-8　患者接受单次射频微针治疗前与治疗后 90 天的对比

四、小结

为了获得最佳的治疗效果，可以将射频微针疗法与目前用于瘢痕治疗的大量治疗手段进行联合应用。出于对安全性以及术后恢复时间的考虑，不致造成完全去表皮化状态的疗法已得到了越来越多的临床应用。作为一种借助特定电极实施的治疗手段，射频微针疗法在近年来得到了深入的发展及研究。基于其在眶周老化症状、膨胀纹及皱纹的治疗领域所获得的治疗效果，作者认为可将其纳入瘢痕的治疗手段之中。作者得出以下结论：

- 对于各种类型的瘢痕治疗，射频微针疗法是一种值得尝试的治疗方法。
- 对于瘢痕的发生机制必须有深入的了解，从而确保该疗法在单独应用或联合应用时均可获得显著的治疗效果。
- 通过借助本书中详尽描述的治疗方法及电极，可重复获得显著的治疗效果。
- 该疗法的术后恢复期短，并且几乎不会发生不良反应，因此建议将其纳入瘢痕治疗的常规手段之中。
- 虽然术后并发的炎症后色素沉着多为一过性，但仍需引起重视，建议以美白剂完善术前皮肤准备，并在术后待表皮再生完成后即刻恢复使用。
- 由于该疗法为一项技术依赖型治疗手段，因此，操作者必须经过专门的治疗培训，并且具备扎实的基础知识，以确保获得最佳的治疗效果。

参考文献

[1] Aust MC. Percutaneous collagen induction therapy: an alternative treatment for scars, wrinkles, and skin laxity. Plast Reconstr Surg. 2008; 121(4): 1421–9.

[2] Bal SM, Caussian J, Pavel S, Bouwstra JA. In vivo assessment of safety of microneedle arrays in human skin. Eur J Pharm Sci. 2008; 35(3): 193–202.

[3] Brody HJ. Trichloroacetic acid application in chemical peeling, operative techniques. Plast Reconstr Surg. 1995; 2(2): 127–8.

[4] Camirand A, Doucet J. Needle dermabrasion. Aesthet Plast Surg. 1997; 21(1): 48–51.

[5] Cohen KI, Diegelmann RF, Lindbland WJ. Wound healing: biochemical and clinical aspects. Philadelphia: WB Saunders Co; 1992.

[6] Fabroccini G, Fardella N. Acne scar treatment using skin needling. Clin Exp Dermatol. 2009; 34(8): 874–9.

[7] Fernandes D, Massimo S. Combating photoaging with percutaneous collagen induction. Clin Dermatol. 2008; 26(2): 192–9.

[8] Fernandes D. Minimally invasive percutaneous collagen induction. Oral Maxillofac Surg Clin North Am. 2006; 17(1): 51–63.

[9] Lima EVA, Lima MMDA, Paixão MP, et al. Assessment of the effects of skin microneedling as adjuvant therapy for facial melasma: a pilot study. BMC Dermatol. 2017; 17: 1–6.

[10] Lima EA. Microneedling in facial recalcitrant melasma: report of a series of 22 cases. An Bras Dermatol. 2015; 90(6): 919–21.

[11] Lima EVA, et al. Induction of pigmentation through microneedling in stable localized vitiligo patients. Dermatol Surg. 2020; 46(13): 434–5.

[12] Lima EA. Microagulhamento em melasma facial recalcitrante: uma série de 22 casos. Na Bras Dermatol. 2015; 90(6): 917–9.

[13] Lima EA, Lima M, Takano D. Microneedling experimental study and classification of the resulting injury. Surg Cosmet Dermatol. 2013; 5: 110–4.

[14] Lima EVA. Dermal tunneling: a proposed treatment for depressed scars. An Bras Dermatol. 2016; 91(5): 697–9.

[15] Lima EVA. Indução percutanea de colágeno com agulhas em cicatrizes após acidentes automobilísticos: correção cosmética e funcional. Surg Cosmet Dermatol. 2017; 9(2): 127–9.

[16] Lima EVA. Dermal tunneling (TD®): a therapeutic option for static glabellar wrinkles. Surg Cosmet Dermatol. 2016; 8(1): 42–5.

[17] Lima EVA. Pulsed radiofrequency with multineedles (RFPM) in the treatment of atrophic stretch marks. Surg Cosmet Dermatol. 2016; 8(3): 242–5.

[18] Lima EA, Lima MA, Araújo CEC, Nakasawa YMM, Leal NC. Investigation on the use of 3% and 5% retinoic acid in peeling solution as a drug delivery agent after percutaneous induction of collagen with needles (IPCA®): safety profile and application protocol. Surg Cosmet Dermatol. 2018; 10(1): 21–6.

[19] Lima EAV. Pulsed radiofrequency with multineedles: a therapeutic proposal for wrinkles, sagging, and periorbital pigmentation. Surg Cosmet Dermatol. 2015; 7(3): 223–6.

[20] Lima EVA. Association of microneedling with phenol peeling: a new therapeutic approach for sagging, wrinkles and acne scars on the face. Surg Cosmet Dermatol. 2015; 7(4): 328–31.

[21] Lima EVA. Pulsed radiofrequency with multineedles for earlobe aging treatment. Surg Cosmet Dermatol. 2016; 8(4): 307–10.

[22] Lima EVA. Indução percutanea de colágeno com agulhas (IPCA®) associada a radiofrequência pulsada com multiagulhas (RFPM®) na condução de cicatrizes de acne deprimidas: protocolo de tratamento. Surg Cosmet Dermatol. 2017; 9(3): 234–6.

[23] Orentreich DS, Orentreich N. Subcutaneous incisionless (subcision) surgery for the correction of depressed scars and wrinkles. Dermatol Surg. 1995; 21(6): 543–9.

第三十章

微针疗法在不同种族皮肤
类型的应用

一、概述

　　黑色素含量是肤色的主要决定因素。相比于浅色皮肤，深色皮肤黑素小体中的含量要高出两倍。此外，后者的酪氨酸酶活性也更高，从而产生更多的黑色素，并在暴露于紫外线（UV）时出现相应应答反应。

　　例如，与高加索人相比，对非裔患者进行治疗时，最明显的疗效差异基于其黑色素含量的差异。当针对瘢痕、膨胀纹、橘皮组织、皱纹、皮肤松弛症及色斑等病症选择治疗手段，以及进行治疗前皮肤准备时，皮肤科医生需在治疗中及治疗后格外关注不同种族皮肤类型的特质，从而避免并发症的发生。值得注意的是，在巴西这样的人种混合国家，大多数人口是来自不同种族，即使对于不易发生并发症的皮肤类型，治疗也总是可能导致非预期的效果。

　　即使采用由 Thomas Fitzpatrick 所提出的最传统的皮肤光反应分型（Ⅰ～Ⅵ型），也无法完全囊括巴西现存所有种族的差异性范围。表皮层是黑色素储集之处，因此，能够使皮肤中的黑色素储存位置（表皮层）得以保留的治疗手段即可降低不良反应的发生风险。剥脱性治疗会造成表皮层的完全剥离，通常会对特定种族皮肤类型造成更大的肤色不均及瘢痕形成风险；因此，应特别注意对其进行治疗前的评估。对于光学治疗方法而言亦然。

　　目前的治疗手段旨在制造局部皮肤损伤，从而保留损伤相邻微区域的完整性，有利于缩短术后恢复期并降低并发症的发生风险。CO_2 点阵激光即为上述治疗手段之一；然而，由于其所产生的热损伤，该疗法仍较易导致肤色不均的发生。

二、微针疗法

　　微针疗法有助于刺激胶原合成，而不会造成如剥脱性治疗所致的去表皮化状态，并且不会产生光热作用。在该治疗中，表皮层和真皮层仅被穿刺而不会被剥离。图 30-1 所示为一例因面部难治性凹陷性瘢痕而接受单次深度损伤（根据 Emerson Lima 的损伤分类，2013 年）微针治疗的患者。图 30-2 所示为同一例患者在接受治疗后 4 年的疗效维持情况。

深层皱纹的形成源于光老化皮肤中的弹性组织变性，通常类似于难治性深层瘢痕，此时同样可使用微针治疗对其加以改善。微针有助于改善常见于深层静态纹的僵硬状态（例如口周、眶周及前额区域的皱纹），特别是对于皮肤较厚、皮脂腺密度较高者以及吸烟者。

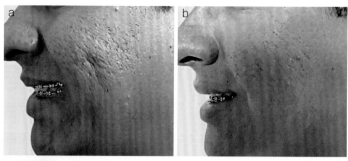

图 30-1 患者接受微针治疗前（a）与治疗后 30 天（b）的情况对比

在治疗瘢痕时，这些针头能够在瘢痕底部造成微穿刺，从而改善其外观并使异常胶原蛋白变性，有助于合成新生胶原以及新生血管。对于凹陷性瘢痕，即使其范围较大、层次较深，也会对微针治疗产生反应。而对于层次越浅、范围越小的瘢痕，所取得的治疗效果也就越好。

有时可能需要配合使用其他治疗手段对瘢痕底部以及深层皱纹进行剥离。真皮隧穿（DT）疗法能够在保持表皮层完整性的同时对纤维束进行破坏。该疗法是皮下分离术™的革新疗法，在治疗中使用其独有的器械以及操作方法。

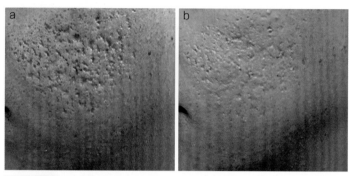

图 30-2 患者接受微针治疗前（a）与治疗后 4 年（b）的情况对比

图 30-3 和图 30-4 所示分别为针对膨胀纹和痤疮瘢痕患者进行单次 DT 治疗。

微针疗法对于隆起性瘢痕同样奏效。治疗后的改善程度存在不确定性，取决于皮损的严重程度，即皮损越轻，所获得的改善效果就越显著。此时，为了进一步改善疗效，可在同一手术操作过程中谨慎应用强脉冲光（IPL）疗法联合微针疗法，并且在联合治疗前配合注射皮质类固醇激素。图 30-5 所示为乳晕周围瘢痕疙瘩患者接受上述联合治疗的前后对比。图 30-6 所示为针对瘢痕、黄褐斑及炎症后色素沉着单独应用微针治疗后患者的改善效果。

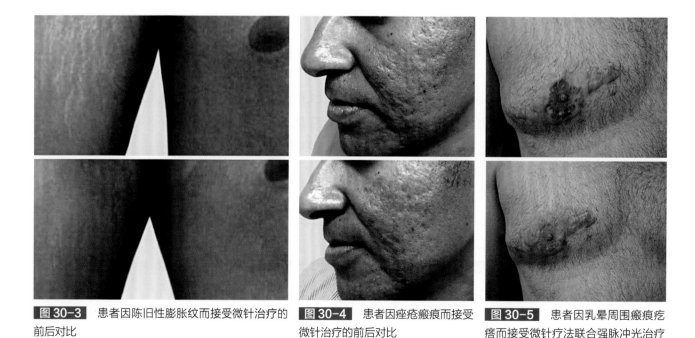

图 30-3 患者因陈旧性膨胀纹而接受微针治疗的前后对比

图 30-4 患者因痤疮瘢痕而接受微针治疗的前后对比

图 30-5 患者因乳晕周围瘢痕疙瘩而接受微针疗法联合强脉冲光治疗的前后对比

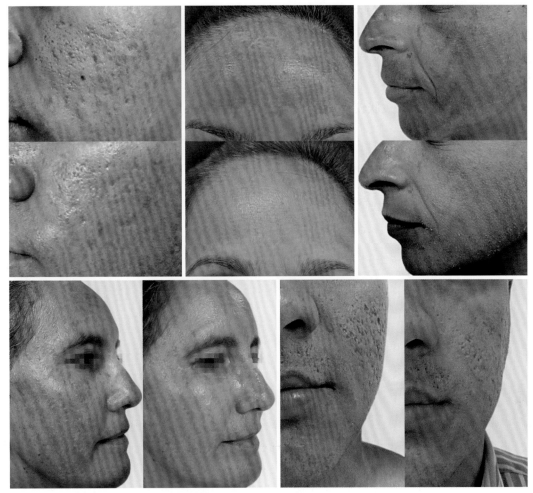

图 30-6 患者接受微针治疗的前后对比

三、射频微针脉冲治疗

射频疗法联合微针疗法对于不同种族皮肤类型的有效性已得到证实。尽管光热作用会增加肤色不均的发生风险，但该疗法所产生的分级脉冲能量仍然具有较高的安全性。通过使用美白霜，即可使加热所致反黑现象在术后短时间内得到恢复。图 30-7 所示为一名非裔患者因颈部皮肤松弛症在接受射频微针（MNR）治疗前、治疗后即刻以及治疗后 60 天的情况，图 30-8 所示为患者仅接受射频微针治疗后 45 天的情况。

射频微针治疗使用直径为 100μm、长度为 2 mm 的电极，其以单脉冲功能偶联于 Wavetronic 5000 设备，功率为 30～45 W（切割功率），并在 30～45 ms 内释放。由 Emerson Lima 设计的电极嵌有 2 根、4 根或 8 根针头，分别命名为 Lima 2 号、4 号和 8 号（图 30-9）。图 30-10 所示为患者因眶周皮肤松弛以及色素沉着而接受射频微针治疗的前后对比。

为实施上述疗法，操作流程可参考前述章，包括合适的治疗环境、麻醉、器械准备、术前皮肤准备、手术过程以及术后护理等方面的细节。图 30-11 所示为患有脂肪代谢障碍、痤疮瘢痕以及黄褐斑且病史超过 30 年的患者接受微针疗法联合 DT 疗法前与治疗后 45 天的情况对比。图 30-12 所示为患者因萎缩性瘢痕接受射频微针治疗的前后对比。

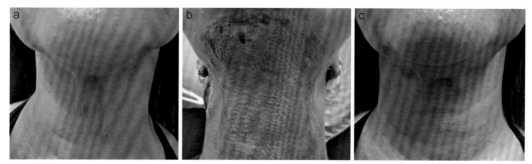

图30-7　（a）患者在接受治疗前可见其颈部皮肤松弛症表现；（b）患者接受治疗后即刻疗效；（c）患者接受射频微针治疗后60天的疗效

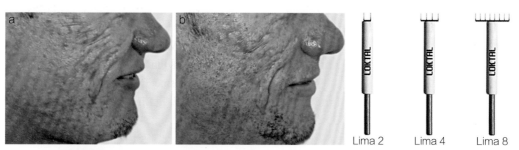

图30-8　患者接受单次射频微针治疗的前后对比　　**图30-9**　Lima电极

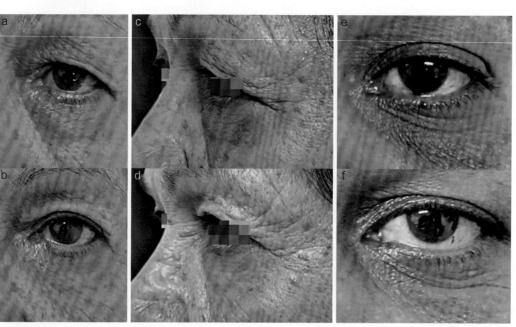

图30-10　患者因眶周皮肤松弛以及色素沉着接受射频微针治疗前（a，c，e）、治疗后（b，d，f）对比

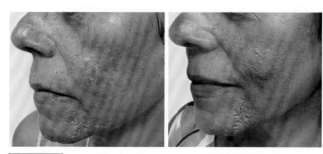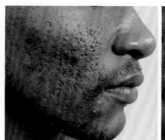

图30-11　患者接受真皮隧穿（DT）疗法联合微针疗法的前后对比　　**图30-12**　患者因萎缩性瘢痕接受射频微针治疗的前后对比

参考文献

[1] Aust MC. Percutaneous collagen induction therapy (PCI) - an alternative treatment for scars. Wrinkles Skin Laxity. Plast Reconstr Surg. 2008; 121(4): 1421–9.

[2] Bal SM, Caussian J, Pavel S, Bouwstra JA. In vivo assessment of safety of microneedle arrays in human skin. Eur J Pharm Sci. 2008; 35(3): 193–202.

[3] Brody HJ. Trichloroacetic acid application in chemical peeling, operative techniques. Plast Reconstr Surg. 1995; 2(2): 127–8.

[4] Camirand A, Doucet J. Needle dermabrasion. Aesthet Plast Surg. 1997; 21(1): 48–51.

[5] Cohen KI, Diegelmann RF, Lindbland WJ. Wound healing: biochemical and clinical aspects. Philadelphia: W.B. Saunders Co; 1992.

[6] Fabroccini G, Fardella N. Acne scar treatment using skin needling. Clin Exp Dermatol. 2009; 34(8): 874–9.

[7] Fernandes D, Massimo S. Combating photoaging with percutaneous collagen induction. Clin Dermatol. 2008; 26(2): 192–9.

[8] Fernandes D. Minimally invasive percutaneous collagen induction. Oral Maxillofac Surg Clin North Am. 2006; 17(1): 51–63.

[9] Lima EVA, Lima MMDA, Paixão MP, et al. Assessment of the effects of skin microneedling as adjuvant therapy for facial melasma: a pilot study. BMC Dermatol. 2017; 17: 1–6.

[10] Lima EA. Microneedling in facial recalcitrant melasma: report of a series of 22 cases. An Bras Dermatol. 2015; 90(6): 919–21.

[11] Lima EVA, et al. Induction of pigmentation through microneedling in stable localized vitiligo patients. Dermatol Surg. 2020; 46(13): 434–5.

[12] Lima EA. Microagulhamento em melasma facial recalcitrante: uma série de 22 casos. Na Bras Dermatol. 2015; 90(6): 917–9.

[13] Lima EA, Lima M, Takano D. Microneedling experimental study and classification of the resulting injury. Surg Cosmet Dermatol. 2013; 5: 110–4.

[14] Lima EVA. Dermal tunneling: a proposed treatment for depressed scars. An Bras Dermatol. 2016; 91(5): 697–9.

[15] Lima EVA. Indução percutanea de colágeno com agulhas em cicatrizes após acidentes automobilísticos: correção cosmética e funcional. Surg Cosmet Dermatol. 2017; 9(2): 127–9.

[16] Lima EVA. Dermal Tunneling (TD®): a therapeutic option for static glabellar wrinkles. Surg Cosmet Dermatol. 2016; 8(1): 42–5.

[17] Lima EVA. Pulsed radiofrequency with multineedles (RFPM®) in the treatment of atrophic stretch marks. Surg Cosmet Dermatol. 2016; 8(3): 242–5.

[18] Lima EA, Lima MA, Araújo CEC, Nakasawa YMM, Leal NC. Investigation on the use of 3% and 5% retinoic acid in peeling solution as a drug delivery agent after percutaneous induction of collagen with needles (IPCA®): safety profile and application protocol. Surg Cosmet Dermatol. 2018; 10(1): 21–6.

[19] Lima EAV. Pulsed radiofrequency with multineedles: a therapeutic proposal for wrinkles, sagging, and periorbital pigmentation. Surg Cosmet Dermatol. 2015; 7(3): 223–6.

[20] Lima EVA. Association of microneedling with phenol peeling: a new therapeutic approach for sagging, wrinkles and acne scars on the face. Surg Cosmet Dermatol. 2015; 7(4): 328–31.

[21] Lima EVA. Pulsed radiofrequency with multineedles for earlobe aging treatment. Surg Cosmet Dermatol. 2016; 8(4): 307–10.

[22] Lima EVA. Indução percutanea de colágeno com agulhas (IPCA®) associada a radiofrequência pulsada com multiagulhas (RFPM®) na condução de cicatrizes de acne deprimidas: protocolo de tratamento. Surg Cosmet Dermatol. 2017; 9(3): 234–6.

[23] Orentreich DS, Orentreich N. Subcutaneous incisionless (subcision) surgery for the correction of depressed scars and wrinkles. Dermatol Surg. 1995; 21(6): 6543–9.